中西醫結合・全球首創・世界第一

無針針灸療法

脈沖調製中頻健康寶典

- 傳承古法針灸之奧
- 引用今日科學之術
- 量身訂做打造健康

合谷

主治：感冒、顏面神經麻痺、中風偏癱、頭痛、牙痛……。

曲池

主治：中風、偏癱、高熱、蕁麻疹、高血壓、扁桃腺炎、吐瀉。

湧泉

主治：便秘、小便不利、昏眩、休克、高血壓、下肢癱瘓、精神分裂症。

神門

主治：心悸、失眠、健忘、癡呆、精神分裂。

主治：急性腰扭傷、坐骨神經痛、中風偏癱、膝關節痛。

內庭

主治：急慢性腸炎、胃痛、牙痛、三叉神經

足三里

主治：神經衰弱、急慢性胃炎、腸炎、中風偏癱、消化性潰瘍、蘭尾炎。

內關

主治：心痛、心悸、胸悶、嘔吐、高血壓、胃痛、休克、痙攣。

委中

主治：急性腰扭傷、坐骨神經痛、中風偏癱、膝關節痛。

大椎

主治：頸項強痛、發熱、感冒、支氣管炎、

U0144393

Likon HANS

contents

目錄

應用篇

contents

全球最佳鎮痛利器的搖籃

集元公司(漢鍶科技)

集元公司(漢鍶科技)在神經科學有關疼痛領域之鑽研以及神經刺激器之研究製造工作已有十餘年，其中代理了新加坡溫氏集團之榮譽製品Likon、HANS，在北京成立了M.E.T研究室，更與北京大學醫學院神經科學研究所共同研發最具科學理論的最新神經刺激器，在韓濟生教授（中國科學院院士，當今世界最權威的生理神經學大師）的領導主持下，數十年來投入了龐大的人力、物力，已將理論的、臨床的與先進電子科技結合製成了Likon、HANS的第二代、第三代，它是經由動物實驗進而施用於人體，證明療效顯著，已受醫界肯定認同。

本公司自一九九一年至今已六度邀請韓濟生教授蒞台演講發表論文，同時亦邀請趙志奇教授（中國疼痛醫學會副理會長）朱秀媛教授（協和醫科大學）等國際知名學者前來演講，中央研究院、台大醫學院、陽明醫學院、中國醫藥學院、高雄醫學院、榮總、長庚、秀傳、敏盛等教學醫院皆曾數度參加發表專題的學術研討會，對針刺麻醉之機理做了最科學的詮釋，奠定了針灸療法的學理地位。

本公司本著專業的服務精神，提供優質產品並持續傳揚神經科學等科研新知，在國內頗具知名度。其中尤以「中頻調製儀」最負盛名，該產品在研究單位、復健科、疼痛科、神經科、家醫科，已普受採用，療效更是高居同類產品之冠，不僅為傳統療法之輩所酷愛，專業人員之採用已超千人之上。十五年來本公司在既有基礎上不斷的精研創新，從效能的提昇到操作之簡易都漸臻成熟，充分發揮了調制中頻特有、應有的功能,更具體表現了韓氏神經化學止痛的效果，可謂當今全球最佳的鎮痛利器。

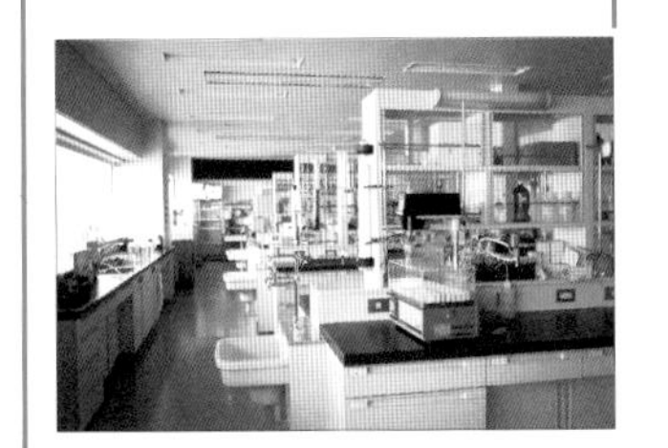
利康實驗室

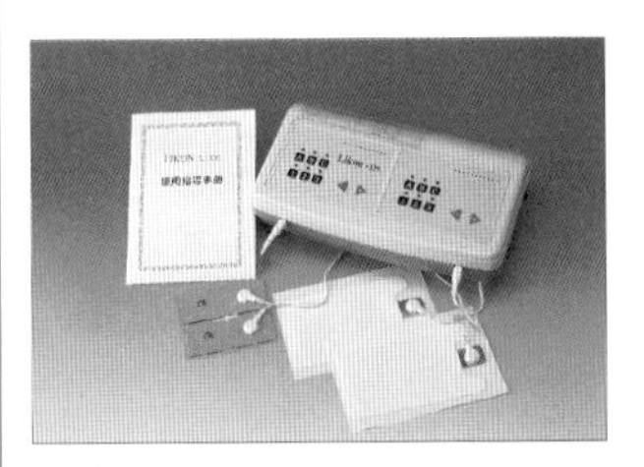
利康Likon L-320

「中頻調制儀」除了具有鎮痛奇效外，舉凡我國傳統醫學、民俗療法之針灸、推拿、按摩等療效也都同時具備，是個人與家庭必備之良伴，勢必為所有人的健康，提供最大的貢獻。尤其現今社會型態急速遷易，追求物質文明享受，相對衍生了諸多慢性病，因而浪費了龐鉅的社會醫療資源，而個人的時間、體力、健康更被消弭於無形，長此以往，危害至深且大！調制中頻電療，這種被讚譽為〝無針針灸〞的神奇療法，便成了護衛你我的健康，提升你我生活品質的最佳利器！最佳方案！

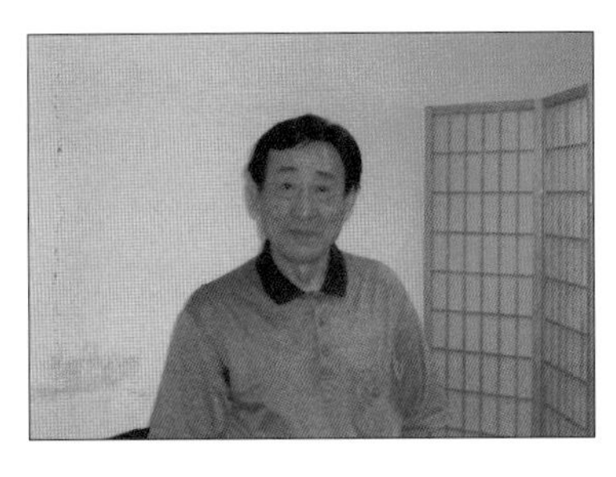
總經理

張瑞彬

中頻調制儀的創生者

韓濟生教授簡歷

韓濟生，男，漢族，1928年7月生于浙江肖山，北京醫科大學生理學教授，1953年畢業於上海醫學院醫學系。在大連醫學院生理高級師資班進修後，先後在哈爾濱醫科大學、北京衛生幹部進修學院、北京中醫學院、北京醫學院等單位任教，1979年2月由講師直接晉升為正教授，1983-93年任北京醫科大學生理教研室主任，1987年任北京醫科大學神經科學研究中心主任。主講生理學和高級神經生理學課程。

韓教授所擔任的社會工作計有:國務院學位委員會第二、三、四屆學科評議組成員(1985-)；國務院科技名詞審定委員會委員(1995-)；中國博士後科學基金會理事會(李政道任名譽理事長)醫學組組長(1990-);衛生部醫療衛生國際交流中心理事會理事(1990-);北京神經科學學會理事長(1988-95);中華醫學會疼痛學會主任委員(1992);中國生理學會常務理事(1989-)及副理事長(1994-);中國神經科學學會副理事長(1996)。並擔任《生理科學進展》雜誌主編(1986-)，美國針灸協會〝Acupuncture《針灸》〞雜誌主編(1995-)，及《國際神經科學雜誌》、《國際神經科學方法學雜誌》、《亞太藥理學雜誌》、《中國藥理學報》、《中國生理科學雜誌(英文版)》等雜誌的編委。

自1965年開始從事針灸原理研究，1972年以來從中樞神經化學角度系統研究針刺鎮痛原理。發現針刺可動員體內的鎮痛系統，釋放出阿片肽、單胺類神經遞質等，發揮鎮痛作用；不同頻率的電針可釋放出不同種類阿片肽，針效的優劣取決於體內鎮痛和抗鎮痛兩種力量的消長。在國內外雜誌及專著上發表論文300餘篇。主編《中樞神經介質概論》(1977 / 1980)、《針刺鎮痛的神經化學原理》(1987)、《生理學多選題匯編》(1995)、英文生理教科書《Human Physiology》(1989)、《神經科學綱要》(1993)，150萬字，獲國家教委科技圖書特等獎等著作。並曾獲國家自然科學獎一次，衛生部甲級獎三次，乙級獎二次，國家中醫藥局二等獎一次，國家教委一等獎二次，二等獎一次，北京市科技進步一等獎一次。培養了博士33名，碩士16名，博士後7名，進修生50餘名。1992年被授予北醫大〝桃李獎〞。1984年被評為國家級有突出貢獻的科學家。1995年被評為北京市先進工作者。1993年入選中國科學院院士。

1979年起接連獲邀到24個國家和地區100餘所大學和研究機構講學。多次擔任國際學術會議主席，現任世界衛生組織科學顧問。另獲國際腦研究組織與美國神經科學基金會聯合頒發的〝傑出神經科學工作者獎學金〞(1985－86)，且被選為瑞典德隆皇家學會國際會員(1987－)，國際疼痛研究會(IASP)教育委員會委員和中國分會主任委員(1990)，國際麻醉性藥物研究學會(INRC)執委會委員(1990-92)。連續12年獲美國國立衛生研究院科研基金，用以研究針灸原理。

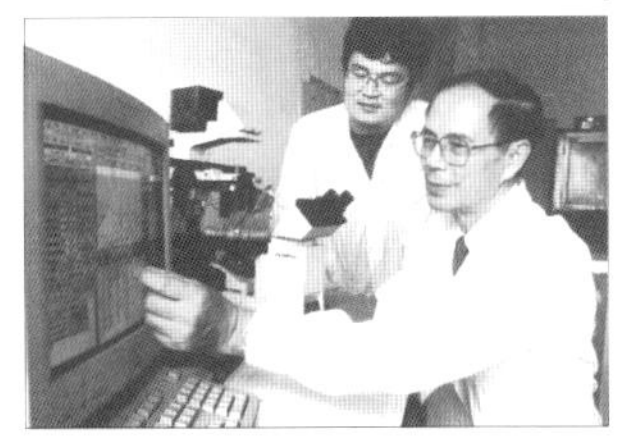

韓教授在實驗室指導研究。

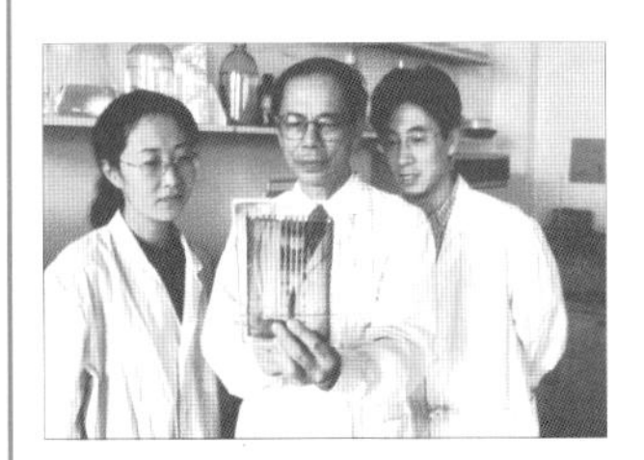

韓教授與研發人員共同討論。

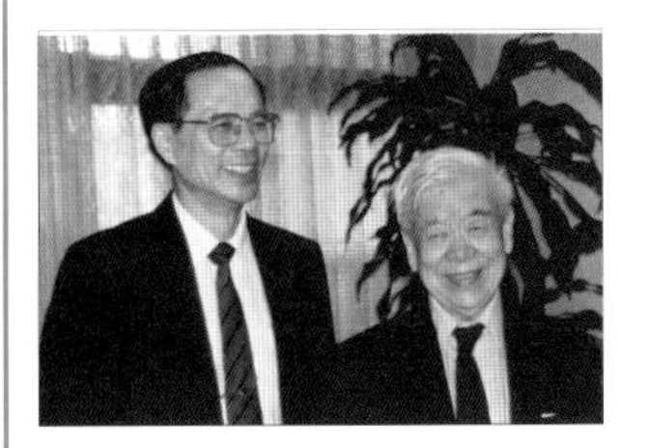

與已故院長吳大猷(右)合影。

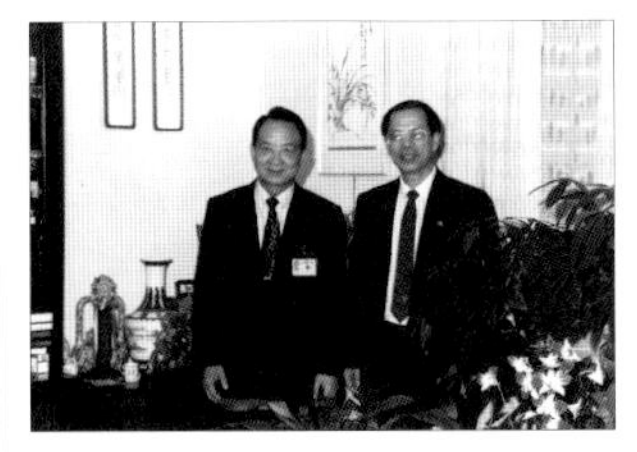

韓教授與曾任榮總院長姜必寧(左)合影。

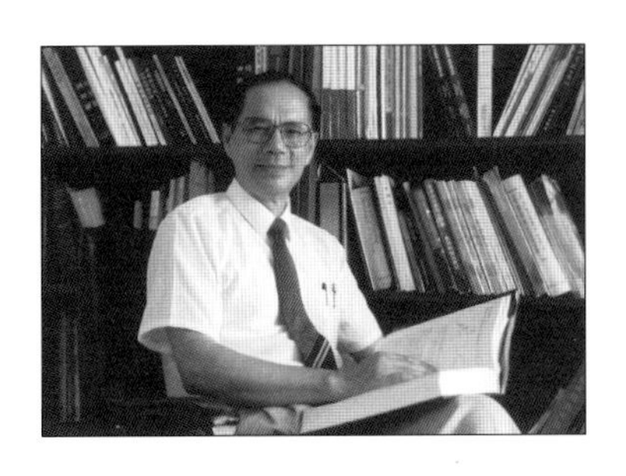

中頻調制儀的研發者

韩济生

集元公司(漢鍶)之榮譽顧問

陳建成 陽明大學 醫學士

- 台大 醫工博士
- 振興復健醫學中心 復健科主治醫師

劉燦宏 台大醫學院 醫學士

- 台北市立萬芳醫院 復健科主治醫師
- 台北市立萬芳醫院三樓 肥胖控制中心主任

戴世然 台北市立體育專科

- 日本中京大學體育學部
- 台北市立體育學院運動科學研究所 碩士
- 教育部定講師
- 亞運金牌×2
- 其他國際性田徑比賽共105金牌
- 自強體育獎章（銀賀獎NO：135）
- 自強體育獎章（銀賀獎NO：199）

陳俊忠博士 陽明大學醫學士

- 美國德州理工大學 碩士
- 美國維吉尼亞大學 運動醫學博士
- 美國哈佛大學流行病學交換學者
- 國立陽明大學運動健康科學研究中心主任
- 國立陽明大學物理治療學系教授
- 衛生署職場員工根楛d促進試辦研究計劃主持人
- 前：陽明大學物理治療系主任
- 國立體育學院運動科學研究所所長兼教授
- 國立體育學院運動技術系主任
- 上班族身心操推廣計劃主持人

陳信穎 高學醫學大學復健科主任

- 日本國立東北醫大研究員
- 中華民國復健專科醫師
- 屏東人愛醫院醫教主委
- 高學醫學大學＆台北醫學大學兼任助理教授
- 前：高醫復健科主任
- 左訓中心運動傷害醫師

薛澤杰 台大醫學院

- 成大醫學工程碩士
- 前：成大醫學院附設醫院復健部主任

林伯威　台北醫學大學醫學士

- 台北醫學大學碩士
- 明新科技大學幼保系講師
- 新光醫院兼任主治醫師
- 台北市立萬芳醫院復健科主任

劉富康　美國佛羅里達大學博士

- 國防醫學院副教授
- 振興復健醫學中心復健部主任
- 陽明大學運動科學研究中心顧問醫師
- 中華民國復健醫學秘書長

游振弘　中山醫學大學醫學士

- 中華民國復健專科醫師
- 台灣老年醫學會
- 台灣肥胖醫學會
- 前：台北馬偕、新光醫院主治醫師
- 現：生長聯合診所復健科主任（板橋四川路）

邱俊傑　中國醫藥學院醫學士

- 台北市立萬芳醫院主治醫師
- 台大醫院復健部兼主治醫師

李武波　台大醫學院復健醫學士

- 中國醫藥學院醫學士
- 前：秀傳紀念醫院復健科主任
- 彰化基督教醫院復健科主任
- 中華民國復健醫學會理事

魏大森　彰化基督教醫院復健科主任

- 教育部 定助理助教

李良明　台北醫學大學外科兼任副教授

- 書田泌尿科特約醫師
- 台北市立萬芳醫院泌尿科主任
- 前：台北市立陽明醫院主治醫師
- 國立陽明大學外科兼任副教授
- 美國拜勒醫學臨床研究員

蔡清霖　醫學博士

- 中華關節重建醫學會理事長
- 中華骨質疏鬆醫學會秘書長
- 中華奧會運動醫學委員會副主委
- 中華民國86年十大傑出醫師
- 美國史丹福大學醫學中心研究員
- 台大骨科教授
- 台大一般骨科主任

王賢和　紐約州立大學博士

- 中華民國內科專科醫師
- 中華民國高壓氧醫學專科醫師
- 衛生署職業病診療醫師
- 國軍基隆醫院主任

王維慶　陽明醫學

- 中華民國內科專科醫師
- 國防醫學院臨床講師
- 台中榮總特約醫師

楊哲銘　台北醫學大學醫學士

- 美國印第安那大學法學博士
- 台北市立萬芳醫院行政副院長

符振中　財團法人振興復健醫學中心醫療副院長

- 財團法人振興復健醫學中心胸腔外科主任

胡非力　國際外科院士

- 中華民國外、泌尿、家醫專科醫師
- 外科部主任（國軍桃園總醫院）

郭翠玟　美國紐約大學物理治療碩士

- 台灣省物理治療師公會監事
- 弘光技院物理治療系講師
- 彰基醫院復健科物理治療組長

黃美涓　台灣大學醫學士

- 長庚醫院復健分院院長

世界認證・品質保證

全國千家以上醫療院所採用，有效率高達95.4%

美國FDA（食品藥品管理局）認可

德國GS・TUV（中央標準局）審核通過

中華民國專利證發明第124832號專利權

中華民國衛生署醫器輸006952許可證

北京市衛生局鑑定核可證

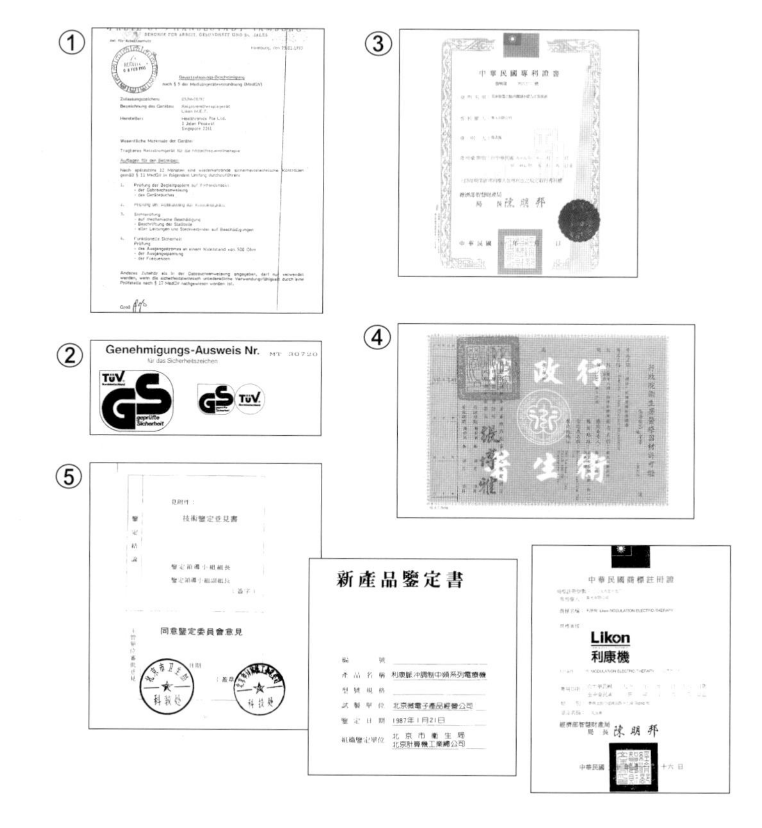

例如：台大醫院、馬偕醫院、花蓮慈濟醫院、長庚醫院、台北醫學院、三軍總醫院、萬芳醫院、宏恩醫院、中華民國籃球協會、郵政醫院、體總林口訓練中心、省立桃園醫院、台中榮總復健科、中國醫藥學院、仁愛醫院、北港媽祖醫院、國立成功大學附設醫院、高雄醫學院、高雄中央健保局、廣濟中醫院………等

壹.利康Likon L-320的特點

■ **攜帶方便：**

本產品獨特設計輕巧精緻，無論居家、出國、外出旅遊或辦公室，隨時都可使用。

■ **清潔衛生：**

利康Likon與肌膚接觸的墊片，使用過後皆可更換，衛生無虞不會有媒介傳染的擔心。

■ **操作簡便：**

隨機附贈詳細說明書及指導手冊，任何人皆能操作使用。

■ **用途廣泛且可復健保健：**

利康Likon適用於理療、復健，對一般消腫、止痛、消炎有立竿見影的神效，又能促進血液循環，恢復血管功能神經系統，並有按摩推拿作用，促進汗腺分泌，有舒緩身心，對降壓、安眠有幫助。利康Likon臨床證明，對急性軟組織損傷、骨質增生、骨刺、肌肉損傷、五十肩、坐骨神經痛、風濕痛、腰酸背痛、神經痛關節炎、中風復健等疾病有良好的改善效果。

貳.利康Likon L-320的功能

■ **產品性能和結構**

本脈衝調制中頻電療機採用脈衝技術設計，克服了一般正旋振盪中頻機的弊病，並提供了新的治療波組，本機輸出是脈沖調制中頻電流。它綜合了低頻電療和中頻電流在治療中各自的優點，有良好的興奮組織細胞的生理動力作用，中頻電流在人體所呈現的阻抗較低，電流易通過體表深入組織，皮感舒適。輸出經隔離變壓器，使用安全，無副作用。

■ **主要性能：**

1.中頻載波，波形：指數波，頻率：2000HZ ~8000HZ。

2.調制低頻，波形：脈沖多形波頻率0.5HZ ~ 150HZ。

3.調制方式：連調，斷調，變調，起伏，按摩組合調制。

4.輸出劑量：90 ~ 180Vp-P

■ **產品用途和使用效果**

本產品適用於理療、復健，具有鎮痛，消炎，消腫，促進局部血液循環，血管功能恢復，神經系統的恢復，實現電按摩作用，促進汗腺乳腺分泌，降壓，安眠，對內臟的平滑肌具有改善增強張力作用。

本機自1982年始進行臨床療效觀察，經過四年、十多個單位、398例病人臨床治療，証明對急性軟組織損傷、骨質增生、肌肉勞損、坐骨神經痛、肩周炎等數種疾病有良好的治療作用。止疼、消腫作用明顯，總有效率達到95.4%。

本產品在精益求精的原則下，於1994年更臻完備成熟，在頻率、波形、波幅之掌握與變化，刺激作用與時間，充分發揮了二次調制的功能，對療效的提升，(尤指頑固慢性病，深部組織損傷，當然急性病可立竿見影)與穴位保健、美容，有最佳的貢獻，相信對人類健康的幫助，是直接有效的最新方法(結合中、西醫學)。

參.Likon L-320機器使用操作說明

一、如何操作機器:

A、電源打開。(機器電源開關在機器的右側)

B、將電極片貼至患處及電極線插入輸出孔。

C、選18個波組功能鍵其中一個鍵後按【十】鍵即可。

D、如何使用機器上【十】 鍵輕按第一下係確定所選的波組，輕按第二下以後係增加波組的強度。(輕按【十】鍵5~6下，才會有一個綠燈亮)

E、機器上【一】鍵係減弱強度及關機。

二、何時給機器充電及如何充電?

A、當機器沒有電時，功能鍵會亂跳並發出響聲，此時請充電。

B、新機器要使用前**先行充電4~5小時**，再使用。

C、為了使機器隨時有電，可以在使用時插電，也可以在使用後關機充電，完全沒電時須充電4~5小時。

D、充電時，將充電器的輸入線插在機器後方的輸入孔，並將充電器的插頭插入插座即可。

充電時**電源燈要亮**，才能表示正在充電，否則要檢查充電器或電源座是否接觸不良。

三、本機器係雙輸出可以一人單獨或二人同時使用。但若只使用其中一邊時，將另外一邊按〝1〞波組，再按【＋】一下即可。不然機器每隔數秒便會有鈴響提示。

四、機器若正常使用時不導電怎麼辦?

A、請查電極片的黏度。

(正常使用：小片貼布可以用上30~50次，大片貼布可以用20~30次。)

不黏時請更新(屬於消耗品)，本公司有出售。

B、檢查**電極線**的輸出頭有否鬆落及不良。

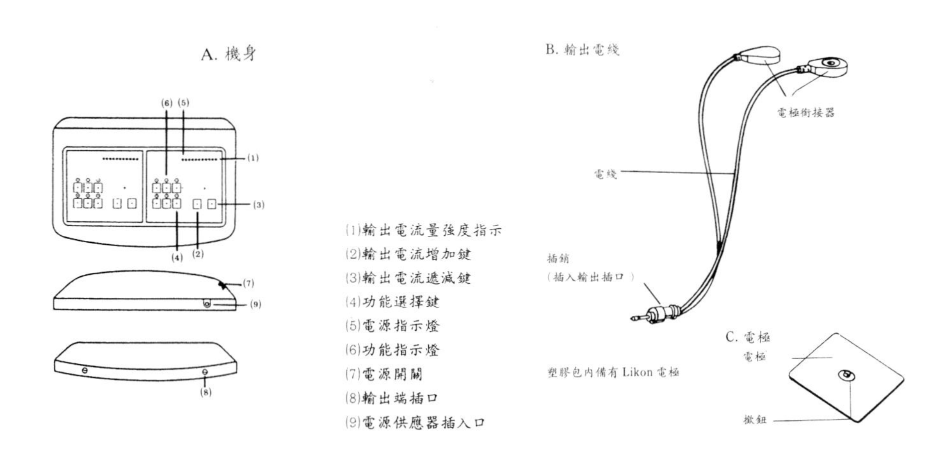

備註:若機器或操作上有問題歡迎來電洽詢服務專線: 02-2517-1380

肆.利康Likon L-320機器如何充電及保養

◎ 延長電池使用時效:(電池功能，公司給予一年保證)

一、沒電時請馬上充電。

二、長時間(一個月以上)不使用時，**請先充完電後再收納入原手提包內**。

三、機器要常使用。

◎ 機器沒電情況如下:

一、使用中若有**連續聲音**出現和機器上**功能鍵會亂跳**，即表示電力不足，此時請馬上作充電的動作及關掉電源開關。

二、使用中若有異狀(非常態)。例:一邊可使用另一邊不可使用。

◎ 充電方法及充電時間:

一、請使用本公司附帶於機器中的充電器。

二、機器右後方有充電孔請插入充電器。充電器的插頭請插入家中的電源座。(其他國家220V本公司另有售)

三、充電時**電源要關機**。

四、充電時**電源燈要亮**。(才能表示正在充電)

五、充電時間需**4~5小時**。（充電完畢後請將充電器拔掉）

伍.使用步驟流程

一、先將電極片(貼布)貼於患處(痛點)或穴位。

二、將電極線扣在電極片(貼布)上及電極線插在機器的輸出孔內。

三、打開機器**右側**的電源開關。

四、選好波組(例:A1或B3)之後再按【＋】(機器上【＋】鍵係增加強度。)

五、加量時請按【＋】(輕按【＋】鍵5-6下，才會有一個綠燈亮，係微調。)

六、**減量**時請按【－】(機器上【－】鍵係減少強度及關機鍵。)

七、電療時間到後，會自動結束，結[illegible]會有音樂響，此時可按【－】或直接關機，再選其他波組繼[illegible]休息。

八、使用時欲**更換**波組請按【[illegible]歸零)後，在依第四點操作。

九、使用時需**中斷**時請先按【－】(按至波組歸零或直接關開關即可)。

十、左右兩邊輸出孔可以同時使用二處(痛點)或不同人使用(此係獨立分開控制強弱及可選不同波組)，但若只使用其中一邊時，請將另外一邊按1波組，再按【＋】一下即可。

陸.特設18個波組的說明

一、各波組(處方)所標示者為主治之參考，可將電極片置於痛點及穴位。

二、各波組皆可達促進局部深部組織，提高新陳代謝、血液循環，促進神經再生之功能，請善加靈巧搭配使用。如各種宿疾之治療，請詳閱各章說明，多加臨摩驗證，將對Likon L-320更加認識，而成為愛用的受惠者。

鍵名	A	B	C	A1	A2	A3	C1	C2	C3	1	2	12	3	B1	B2	B3	B12	B23
功能	音頻一	音頻二	音頻三	鎮痛一	鎮痛二	鎮痛三	穴位一	穴位二	穴位三	韓氏鎮痛	慢性鎮痛一	慢性鎮痛二	脛骨保健	按摩一	按摩二	按摩三	按摩四	按摩五
時間(分鐘)	15	15	15	15	15	15	15	15	15	15	15	10	15	15	15	15	20	20

化解全身酸痛有神效

利康Likon L-320施用於阿是穴（痛點）深具療效

阿是穴即痛點或稱壓痛點,它是中醫針炙理療相當重要的穴位，阿是穴與一般穴位的固定性不同，是活動的，經常也因痛感而移位。

痛點的形成係因肌肉、筋膜、韌帶、軟組織、血管或神經細胞損傷所致，過度勞累、強大壓力、生活失調也常引發局部或全身酸痛，甚而五臟六腑發生狀況也會在其反射區引發痛感。中醫認為疼痛的產生是因經脈氣血阻滯所致，故有“痛則不通”的說法，而西醫則認為破壞了正常的生理組織，當然會因微血管的破裂而腫脹、瘀積代謝物，使之軟組織粘黏，肌肉僵硬甚而纖維化，痛感於焉而發。本產品即調制中頻，其電流能作用到人體的深層部位，可引起疏通經脈之氣活血化瘀、驅風散寒、促進氣血的運行，經脈之氣，得以通暢“通則不痛”達到治療目的，又本產品傳承了理療文獻有意義、有效果的頻率，經數十年不斷的鑽研、更修正波形、波幅能有更好的掌握，其中設有十八組，足可供廣泛應用，有消炎、消腫、鎮痛作用，並有鬆解粘黏作用，能促進血液循環功能的恢復，促進神經功能的恢復，對肌肉彈性功能的恢復皆有極佳的效果。

頸椎

利康Likon L-320施用頸椎可緩解相關疾病

【症狀】

1. 神經衰弱、不眠症、神經系統疾病、半身不遂、眩暈。
2. 頭痛、斜頸、頸部扭傷、尿毒症。
3. 聾、鼻病、眼疾、肩部酸痛。
4. 三叉神經痛、胃痙攣、牙齒疾病、耳疾、扁桃腺炎等。
5. 頸部扭傷、支氣管性氣喘、喉頭疾病。
6. 甲狀腺腫、哮喘、巴塞多病(突眼性甲狀腺腫)
7. 動脈硬化、頸部扭傷、胃痛、支氣管炎、上肢疾病。

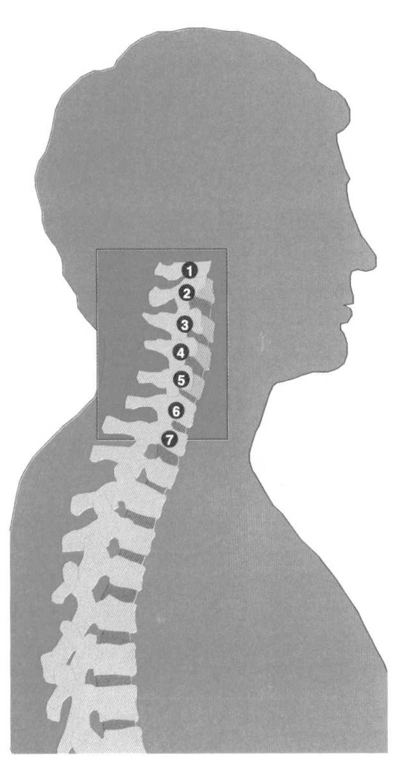

【建議處方】

1 A 2 A1 3 B 4 1 5 C3

胸椎

利康Likon L-320施用胸椎可緩解相關疾病

【症狀】

❶ 胸肌、頭部疾病、血壓亢進症、心臟內外膜炎、肺氣腫。

❷ 心臟病、動脈硬化、乳汁缺乏症。

❸ 肺結核、肺炎、肺氣腫。

❹ 肝臟病、胃酸過多或缺乏症、糖尿病、黃疸肩部酸痛。

❺ 胃病、痢疾、惡寒。

❻ 胃病、血栓、腎臟病、肋肩神經痛、消化不良等。

❼ 胃病、胃潰瘍、食欲不振。

❽ 肝臟病、糖尿病、消化不良。

❾ 下肢麻痺、膽結石、運動不足而引起的內臟疾病。

❿ 腎臟病、風濕病、貧血、心臟瓣狹窄症。

⓫ 糖尿病、充血、小便失禁、痢疾。

⓬ 熱病、白帶。

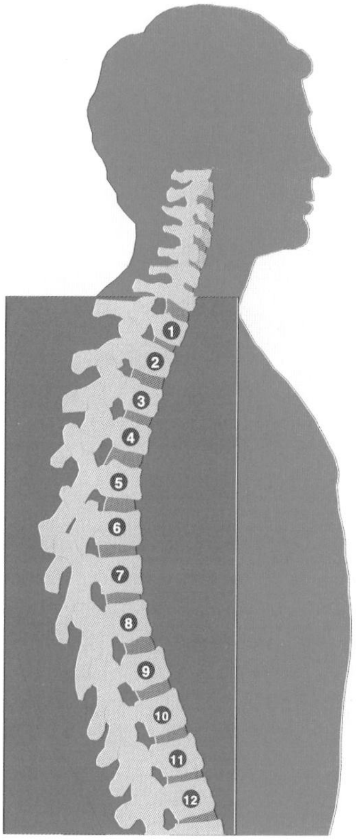

【建議處方】

❶C ❷B1 ❸B2 ❹B23 ❺C3

腰椎、抵尾椎

利康Likon L-320施用腰椎、抵尾椎可緩解相關疾病

【症狀】

① 胃腸病、便祕、神經性疲勞、皮膚炎。

② 貧血、不孕症、肝臟病。

③ 卵巢病症、月經不順、子宮病症、生殖器病症、尿道炎。

④ 便祕、腰痛、坐骨神經痛、膝蓋關節病症。

⑤ 痔瘡、風濕局部麻痺、腰腿寒冷、直腸出血、子宮病症。

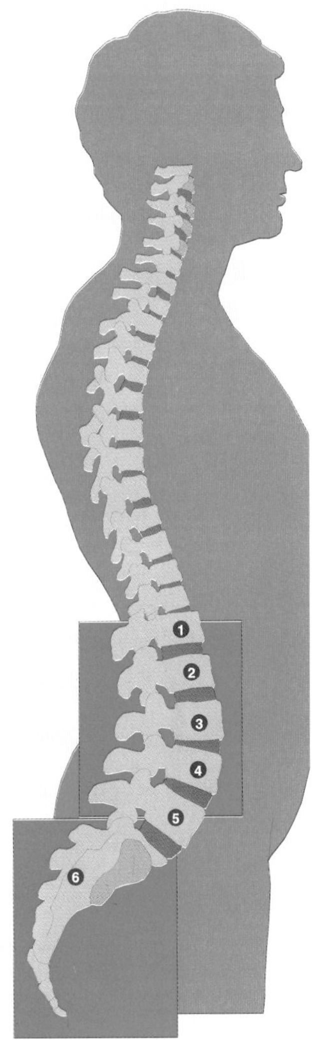

【建議處方】

①A3 ②B12 ③B23 ④C1

⑤12

【症狀】

⑥ 膀胱、直腸、生殖器疾病、坐骨神經痛、神經系統疾病。

【建議處方】

①B2 ②3 ③1

脛骨保健療法

利康Likon L-320可緩解相關疾病

【症狀】

1. 頭穴：頭、眼、耳、鼻、口、牙
2. 頸穴：頸、咽、甲狀線、氣管上、食管上
3. 上肢穴：肩、肘、手腕、氣管上、食管上
4. 心肺穴：心、肺、胸、背、氣管上、食管上
5. 肝穴：肝、膽
6. 胃穴：胃、脾、胰
7. 十二指腸穴：十二指腸、結腸右曲
8. 腎穴: 腎、大腸、小腸
9. 腰穴: 腰、臍周、大腸、小腸
10. 下腹穴: 下腹、子宮、膀胱、直腸、闌尾、卵巢、陰道、尿道、肛門、抵尾椎
11. 腿穴: 腿、膝
12. 足穴: 足、踝

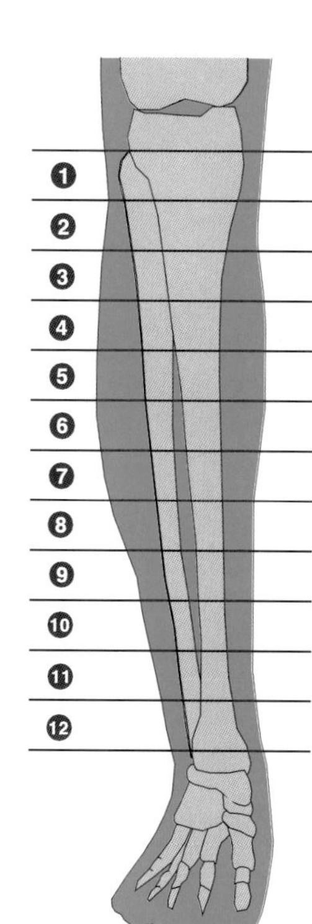

【建議處方】

1. 3 2. C 3. 或其他波組之處方,把握有感傳即是正確。

【說明】

- 脛骨療法保健，為我國傳統醫學之精華，唯因穴位深藏，一般針灸師多不易施治，故漸被忽略不用，今因利康Likon L-320之研發成功集結了中、西醫多年的臨床實驗，証實效果奇佳，敬請多予施用，享受健康的人生。

常用穴道取位法

■我國針灸是採用〝同身寸位〞法，通常稱之〝同身寸〞。

此單位並非一般尺寸大小，而係根據每個人自己的手指寬度為單位，因為每個人手指粗細不同，

在這裡所說的尺寸，如圖：

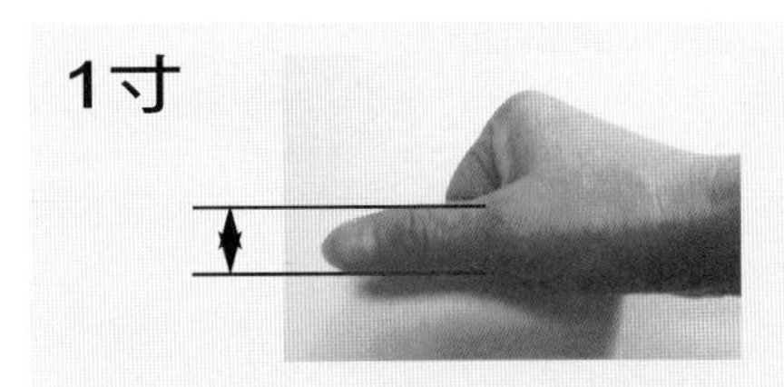

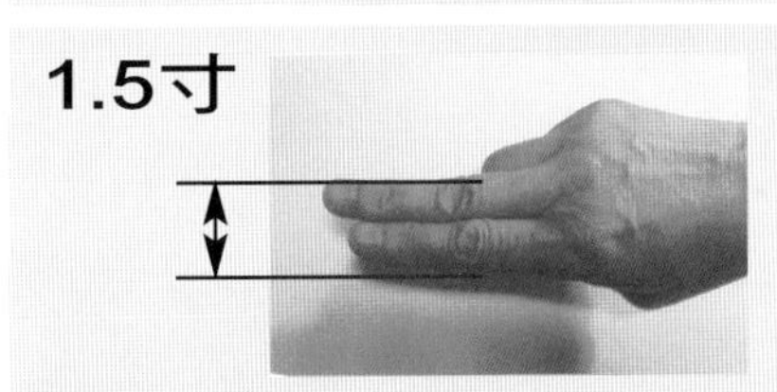

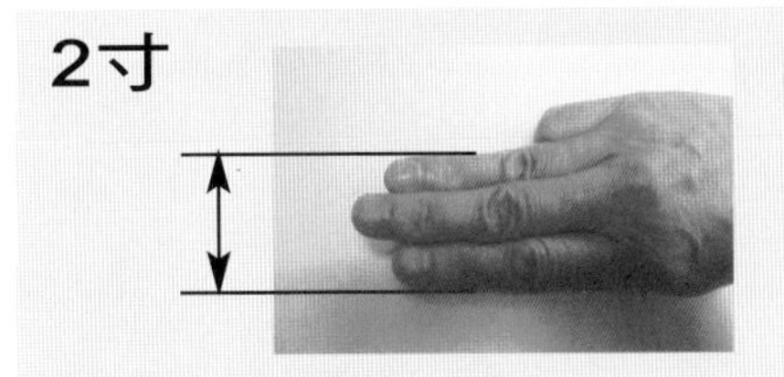

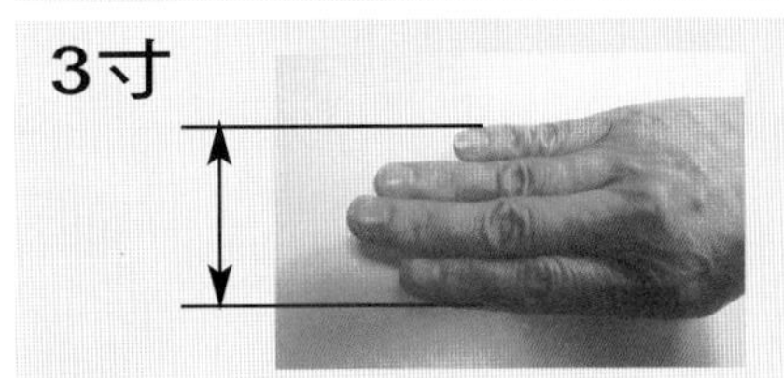

01

勞宮穴

取穴 握拳時中指指指向手掌處。

作用 促進上肢血液循環。

【勞宮】穴名由來解釋

〝勞〞勞動,〝宮〞指宮殿。這指掌心為心神所居住的地方,當手屈指中指尖所觸即為本穴。

每日治療二次
10~20次
為一療程

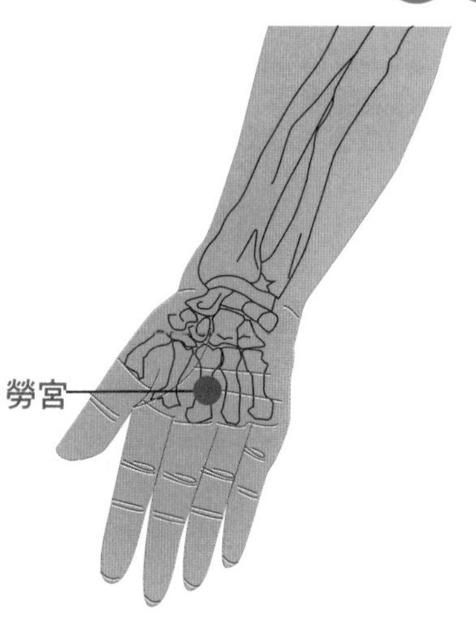

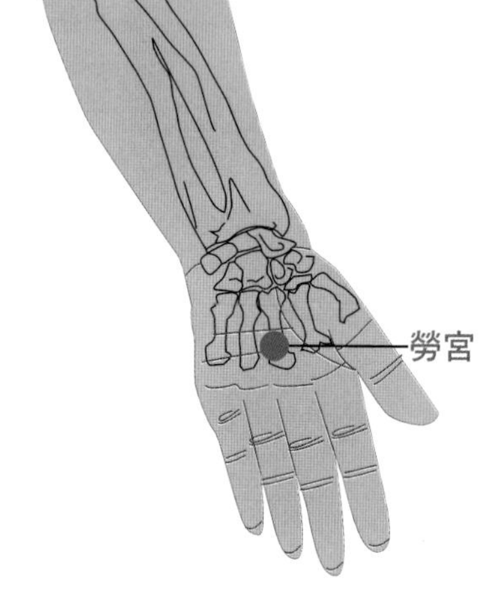

02

湧泉穴

取穴 腳底心，屈足趾時呈凹陷處。

作用 促進下肢血液循環，醒腦寧神，降壓。

【湧泉】穴名由來解釋

〝湧〞指水向上冒，〝泉〞泉水。本穴為腎經井穴，比喻脈氣從足底出來的情況。

每日治療二次
10~20次
為一療程

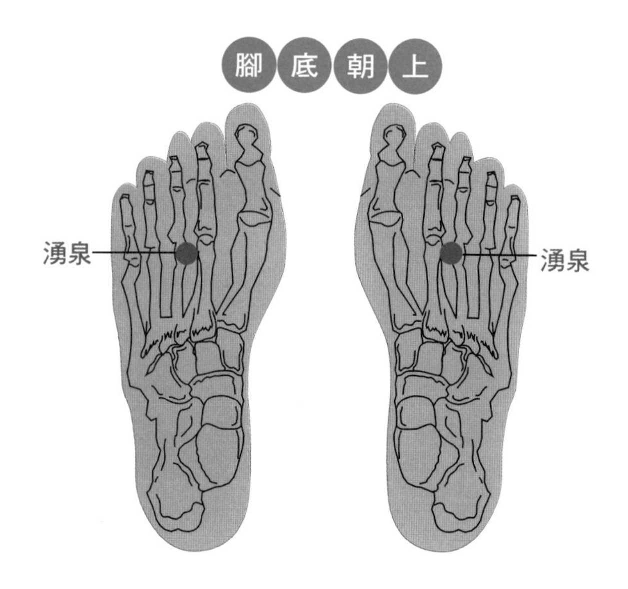

03 合谷穴

取穴 第一、二掌間併合時呈降起處。

作用 抑制發炎，解清熱鎮痛，頭面循環。

【合谷】穴名由來解釋

"合"會合，"谷"三谷。因此穴在拇、食指相合處，形如山谷之中間。故稱合谷。

每日治療二次
10~20次
為一療程

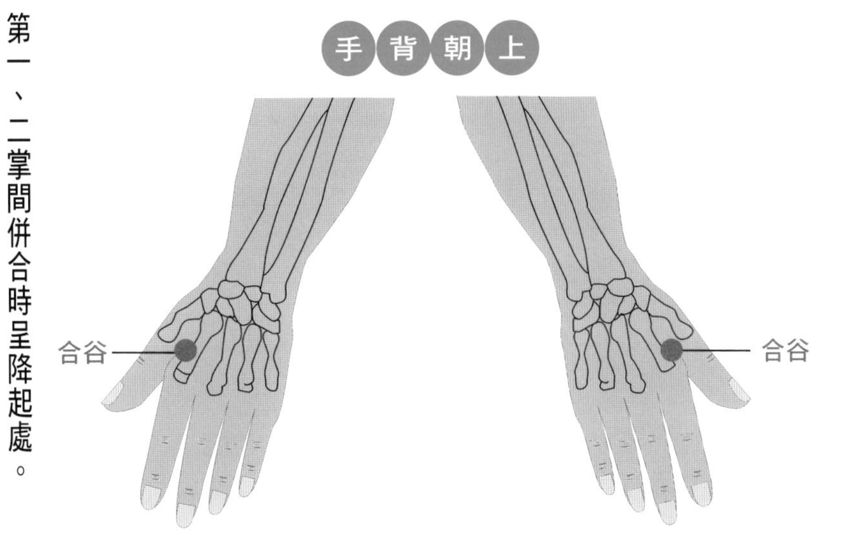

04 曲池穴

取穴 屈肘部，在肘橫紋側端凹陷處。

作用 美容要穴，皮膚癢，解表，清熱，頭面循環。

【曲池】穴名由來解釋

"曲"灣曲，"池"水池。屈曲肘部橫紋端處出現凹陷，形似淺淺的水池，又本穴為手陽明大腸經的合穴，氣血會合之處，似水流匯入池中。

每日治療二次
10~20次
為一療程

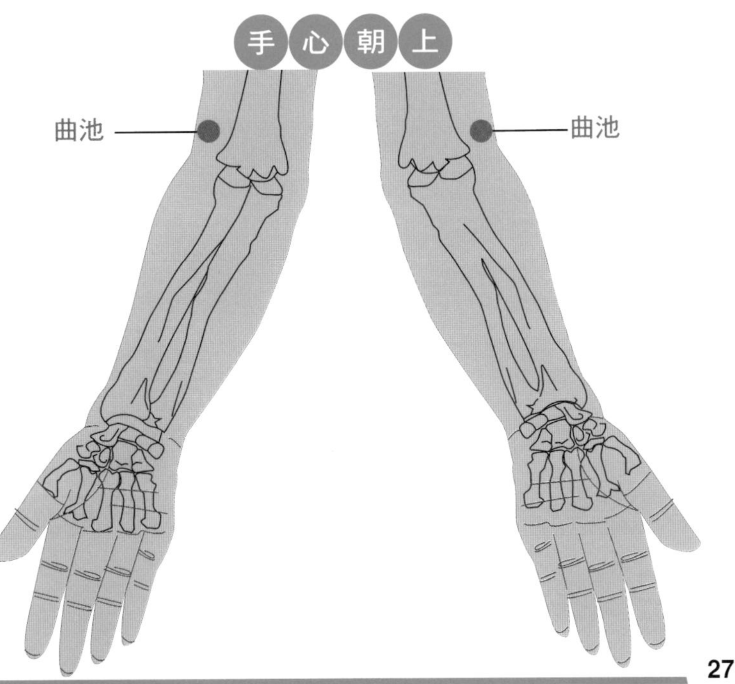

05

內關穴

取穴　腕上二吋之距離中間之處。

作用　寧心・安神・寬胸・合胃・調整血壓。

【內關】 穴名由來解釋

〝內〞指內側，因穴位居於前臂內側面，〝關〞指出入要地。故本穴主要治療內臟疾病。

每日治療二次
10~20次
為一療程

手心朝上

內關

06

神門穴

取穴　腕橫紋上尾指下。

作用　安眠，清腦。

【神門】 穴名由來解釋

〝神〞神名，心臟神，〝門〞門戶，本穴為心經之原穴，乃神所出入之門戶。故名。

每日治療二次
10~20次
為一療程

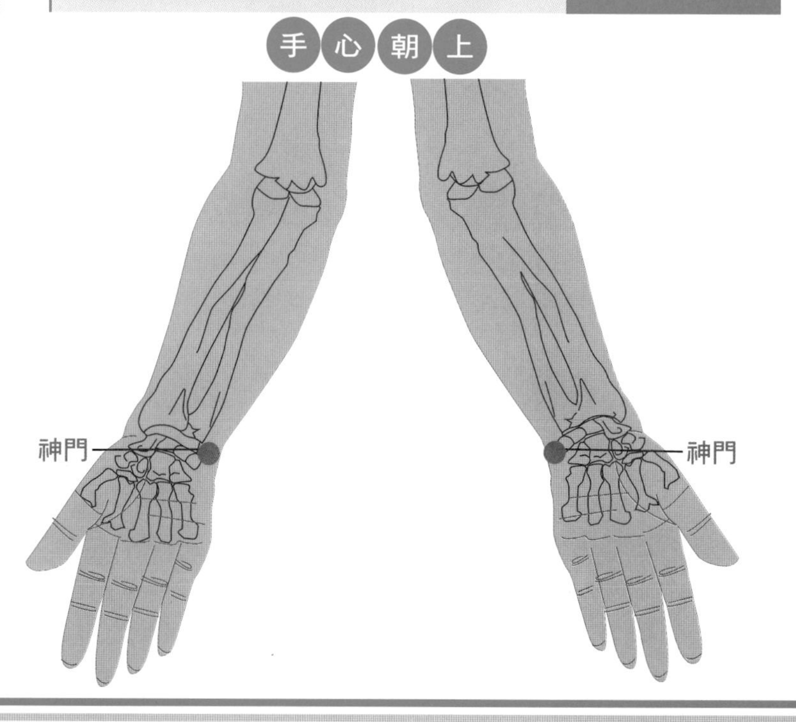

07

足三里穴

取穴 外膝眼下四手指之距離。

作用 調理腸胃，強化胃臟功能增抵抗力。

【足三里】穴名由來解釋

〝足〞足部，〝里〞吋的意思。因本穴在膝下三吋，所以稱足三里，與手三里相對應。

每日治療二次
10~20次
為一療程

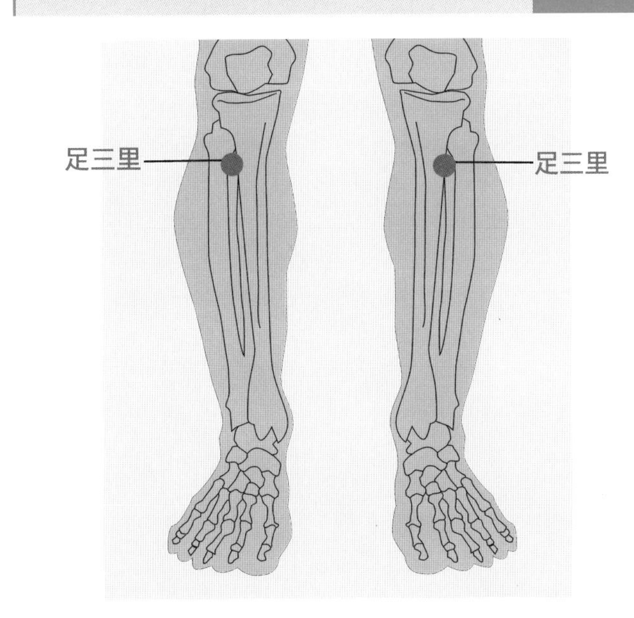

08

豐隆穴

取穴 外膝眼與外裸尖之中央處。

作用 合胃，化痰，安神。

【豐隆】穴名由來解釋

〝豐〞豐滿，〝隆〞隆起。該穴所在位置肌肉豐滿有隆起，另原指雷聲，為雷神的名字，和列缺穴原指像閃電一樣用來命名。

每日治療二次
10~20次
為一療程

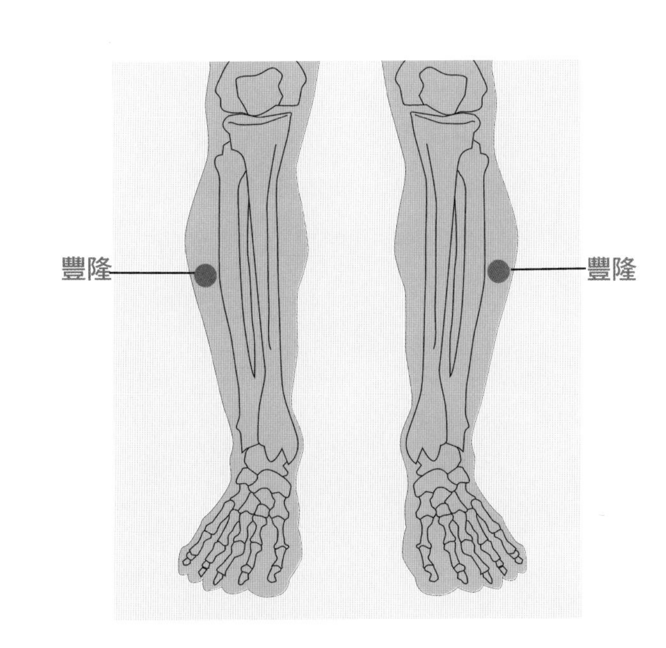

09

三陰交穴

取穴

內裸中點上四手指處。

作用

健脾，疏肝，益腎，婦女病。

【三陰交】 穴名由來解釋

〝三陰〞指足部三條陰經（肝經、脾經、腎經），〝交〞交會處。該穴是足部三條陰經交會的地方。

每日治療二次
10~20次
為一療程

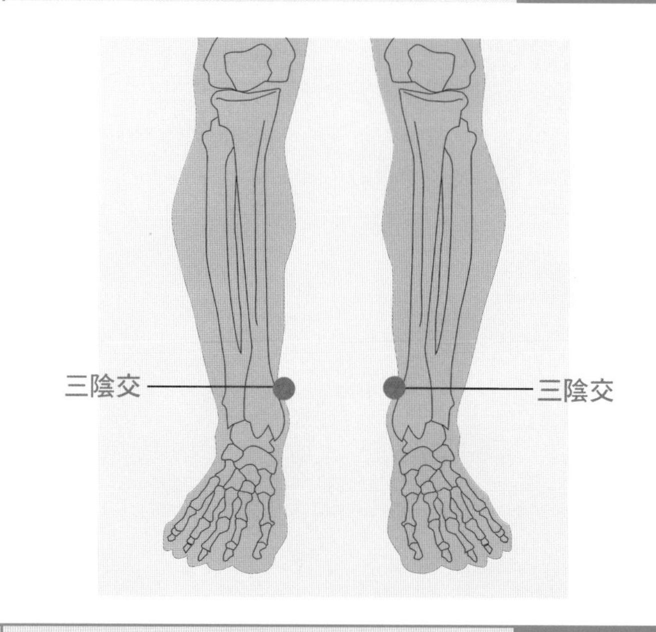

10

腎俞穴

取穴

平肚臍背面離正中1.5吋。

作用

益腎氣，利腰膝。

【腎俞】 穴名由來解釋

〝腎〞腎臟，本穴為腎臟之氣轉輸之處，可治療所有腎臟之疾病。固名腎俞。

每日治療二次
10~20次
為一療程

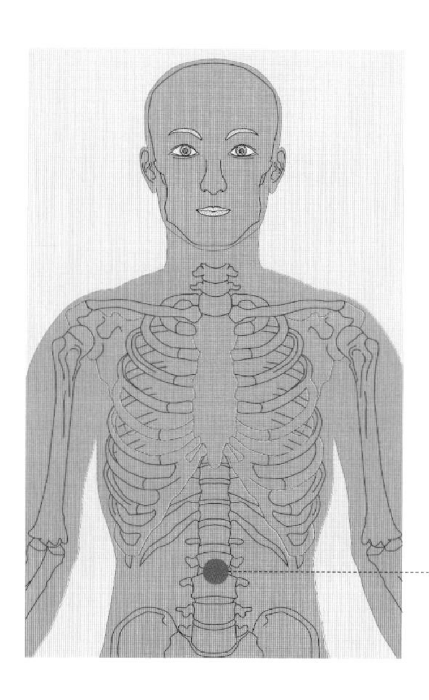

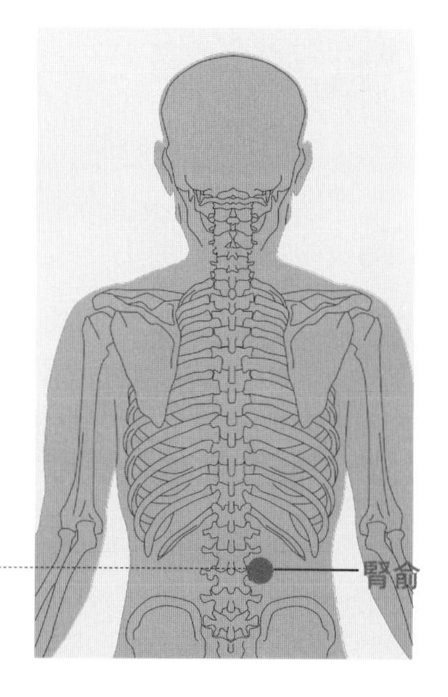

11

關元穴

取穴 臍下四手指處（即三寸）。

作用 扶正，升陽，調和氣血，消食。

【關元】 穴名由來解釋

〝關〞閉藏，〝元〞生命的本元。本穴是元陰和元陽關藏的地方

每日治療二次
10~20次
為一療程

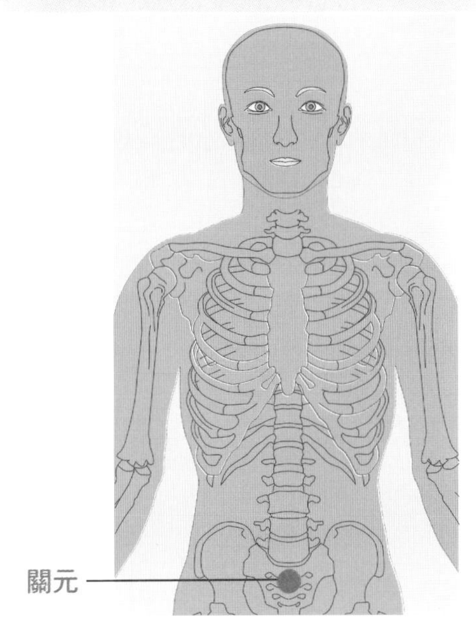

12

太沖穴

取穴 第一、二庶骨之間。

作用 平肝，利尿，降壓。

【太沖】 穴名由來解釋

〝太〞盛大的意思，〝沖〞旺盛。本穴是足厥陰肝經的原穴，氣血旺盛，故名太沖。

每日治療二次
10~20次
為一療程

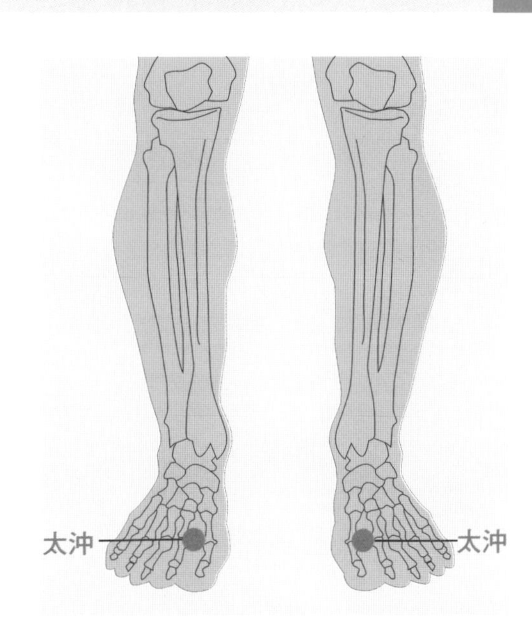

001

落枕、頭痛

治療方法

將電極片置於：❶大椎 ❷肩井 ❸風池 ❹阿是穴（痛點）

【建議處方】

❶ 1　❷ C1　❸ C2　❹ 3

每日治療二次
10~20次
為一療程

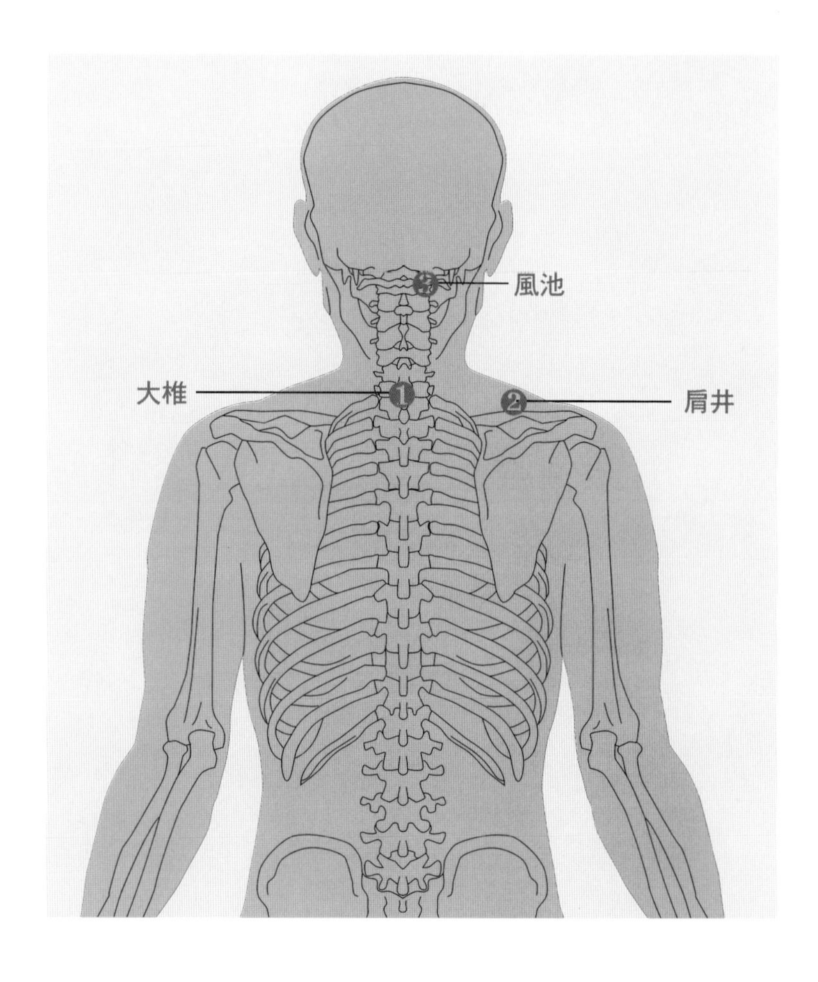

❶大椎	❷肩井	❸風池	❹阿是穴
主治：頸項強痛、發熱、感冒、支氣管炎、哮喘、中暑。	主治：肩痛、嗜睡、乳腺炎、中風偏癱。	主治：頭痛、頸項強痛、眼疾明目、感冒。	主治：酸痛、麻木、舒筋活血。

002

腰、大腿、膝疼痛

治療方法

將電極片置於：❶環跳 ❷陽陵泉 ❸足三里 ❹委中

【建議處方】

❶ A1 ❷ B1 ❸ C2 ❹ 3

每日治療二次
10~20次
為一療程

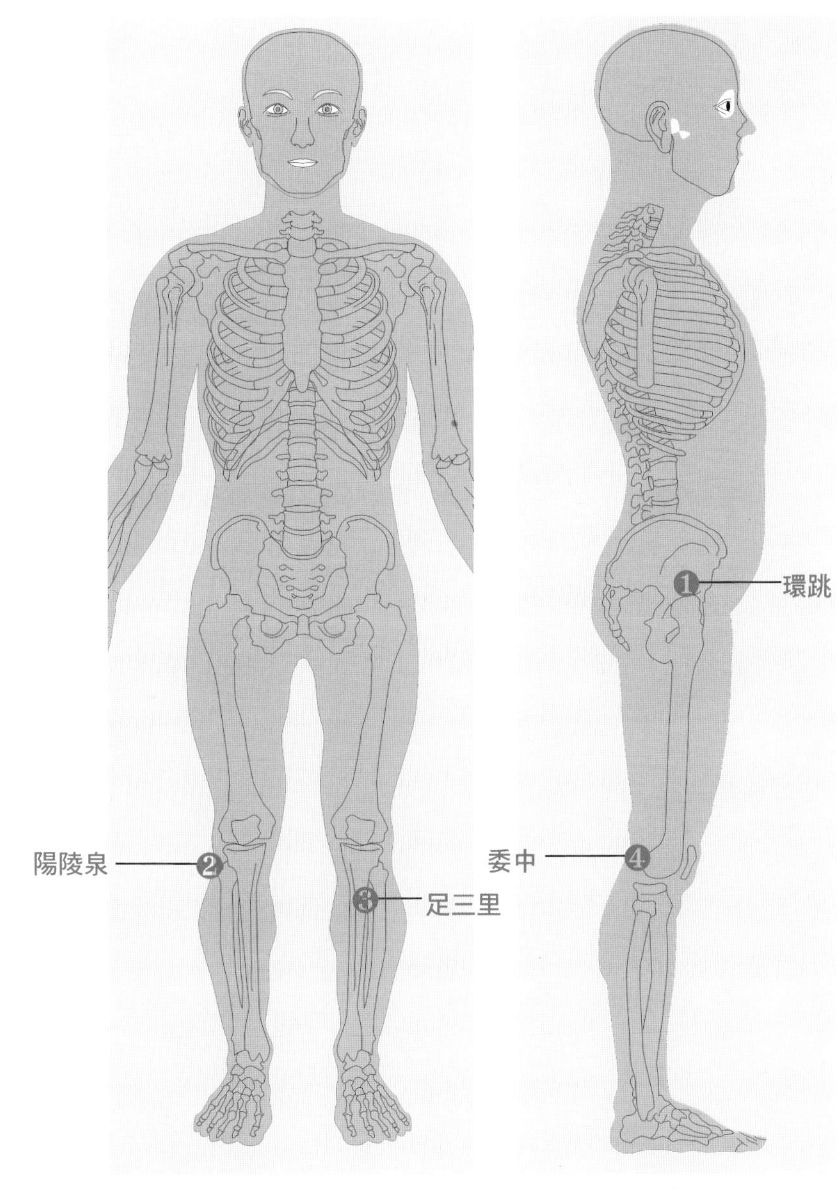

❶環跳	❷陽陵泉	❸足三里	❹委中
主治： 坐骨神經痛、臂部軟組織損傷、下肢癱瘓、腰痛。	主治： 坐骨神經痛、肋間神經痛、下肢癱瘓、膽石病。	主治： 神經衰弱、急慢性胃炎、腸炎、中風偏癱、消化性潰瘍、蘭尾炎。	主治： 急性腰扭傷、坐骨神經痛、中風偏癱、膝關節痛。

003

手指關節痛

治療方法

將電極片置於：❶合谷 ❷陽池 ❸曲澤 ❹列缺

【建議處方】

❶ 1 ❷ C1 ❸ 2 ❹ C3

每日治療二次
10~20次
為一療程

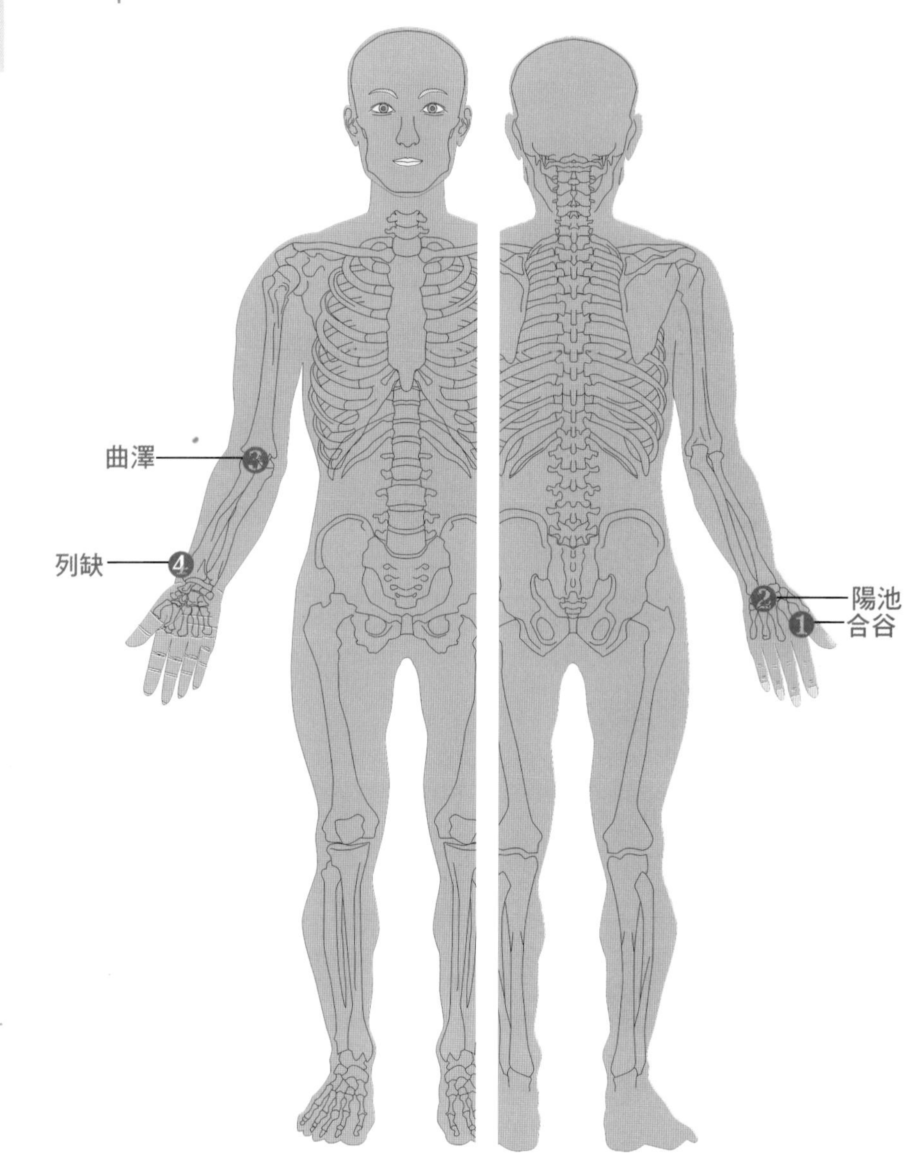

❶合谷	❷陽池	❸曲澤	❹列缺
主治： 感冒、顏面神經麻痺、中風偏癱、頭痛、牙痛、三叉神經痛、扁桃腺炎。	主治： 手腕疼痛、酸麻、手顫不穩。	主治： 肘臂疼痛、麻木、手腕抽筋、中暑、急性腸胃炎、心痛、心悸。	主治： 咳嗽、哮喘、頭痛、咽喉腫痛。

004 肘關節痛

治療方法 將電極片置於：❶曲池 ❷尺澤 ❸少海 ❹阿是穴（痛點）

【建議處方】

❶ 1 ❷ C2 ❸ 2 ❹ C3

每日治療二次
10~20次
為一療程

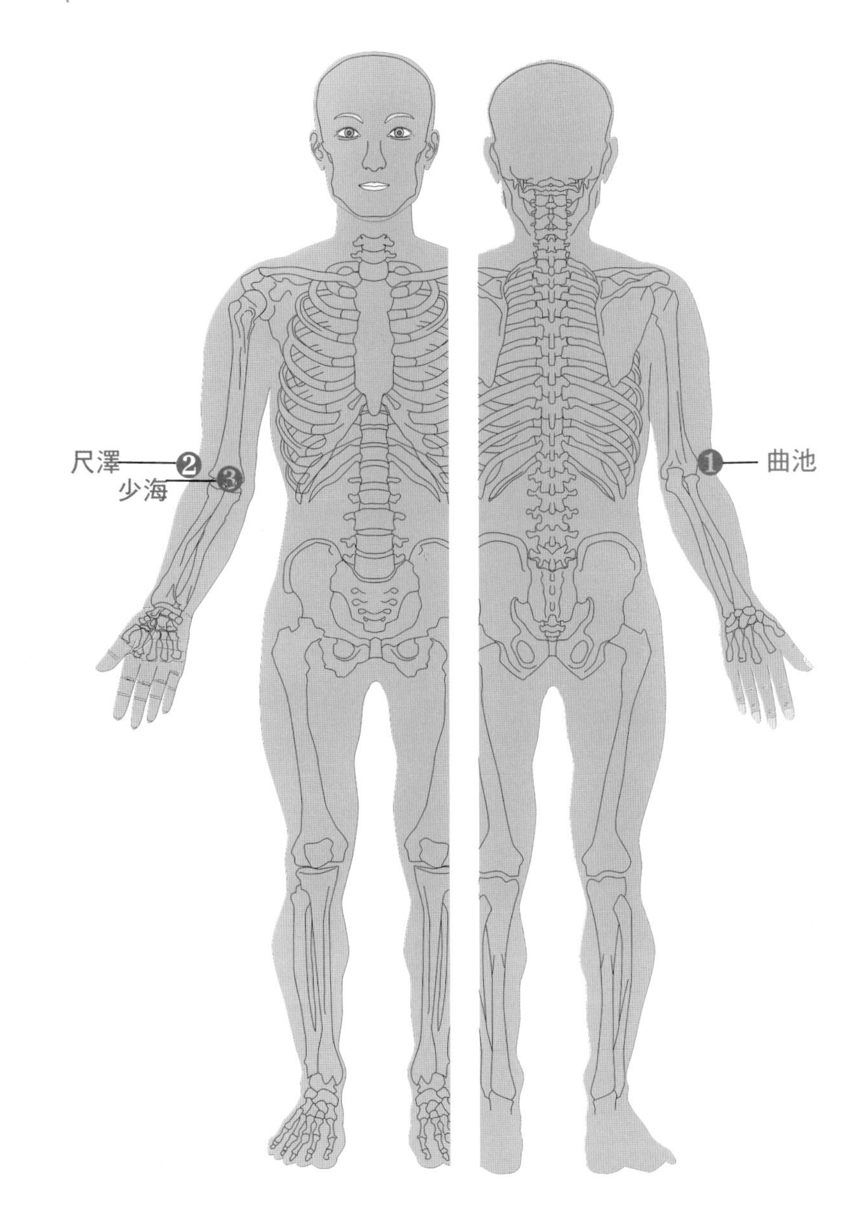

❶曲池	❷尺澤	❸少海	❹阿是穴
主治：中風、偏癱、高熱、蕁麻疹、高血壓、扁桃腺炎、吐瀉	主治：咳嗽、哮喘、扁桃腺炎、支氣管炎、肘臂疼痛麻木。	主治：前臂麻木疼痛、淋巴炎、心痛、精神分裂。	主治：酸痛、麻木、舒筋活血。

005

肩關節痛

治療方法

將電極片置於：❶ 肩髎 ❷ 肩髃 ❸ 肩中俞 ❹ 肩貞

【建議處方】

❶ A ❷ B1 ❸ 2 ❹ C3

每日治療二次
10~20次
為一療程

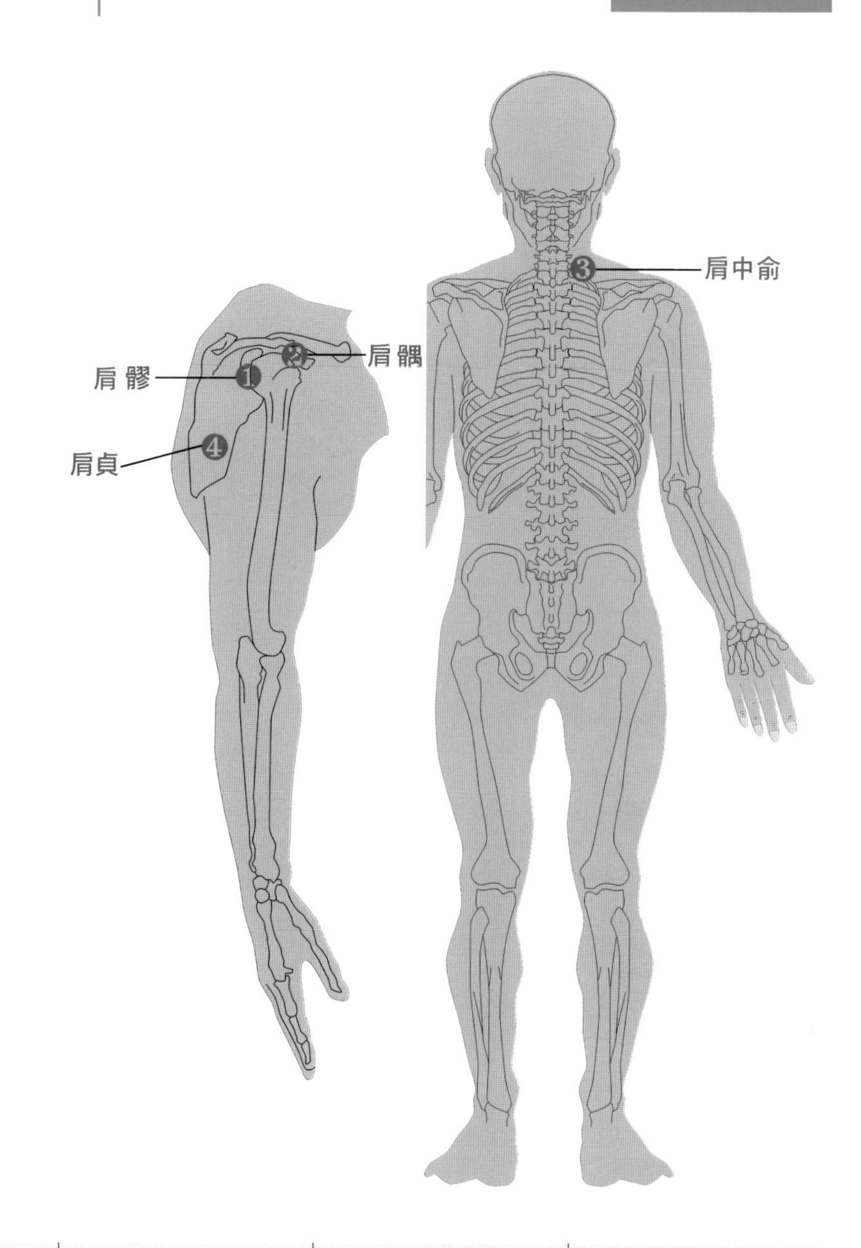

❶肩髎	❷肩髃	❸肩中俞	❹肩貞
主治： 肩痛攣痛、上肢癱瘓、肩胛疾病。	主治： 中風偏癱、高血壓、肩關節炎、蕁麻疹。	主治： 肩背疼痛、頸部疼痛、肩胛疾患、手麻。	主治： 中風偏癱、肩關節炎、腋部多汗。

006

膝關節痛

治療方法

將電極片置於：❶內膝眼 ❷外膝眼 ❸血海 ❹阿是穴（痛點）

【建議處方】

❶ B ❷ B1 ❸ 2 ❹ A3

每日治療二次
10~20次
為一療程

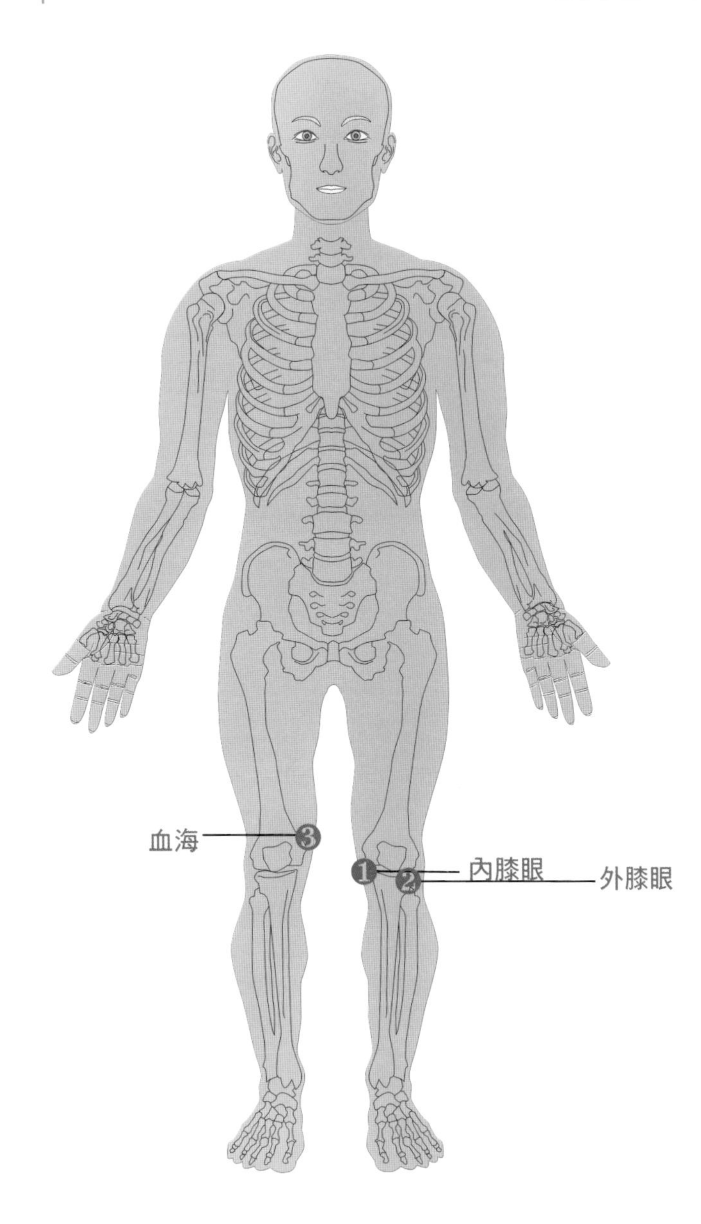

❶內膝眼	❷外膝眼	❸血海	❹阿是穴
主治： 膝關節腫痛、關節炎、中風偏癱。	主治： 膝關節腫痛、關節炎、中風、小腿酸痛。	主治： 補腎、膝關節痛、蕁麻疹、月經不調、皮膚瘙癢、子宮功能性出血。	主治： 酸痛、麻木、舒筋活血。

007

靜脈曲張

治療方法

將電極片置於：❶委中 ❷地機 ❸承山 ❹阿是穴（痛點）

【建議處方】

❶ A1 ❷ C1 ❸ C2 ❹ 3

每日治療二次
10~20次
為一療程

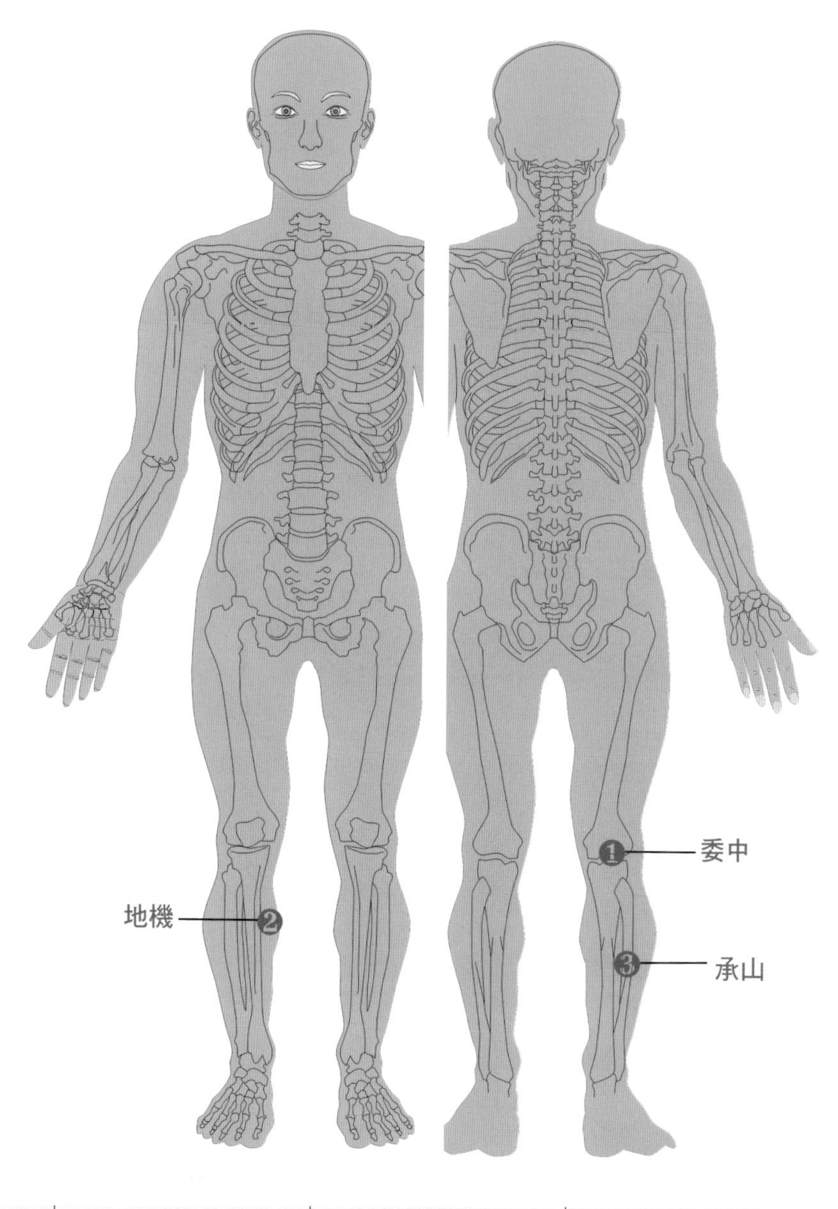

❶委中	❷地機	❸承山	❹阿是穴
主治： 急性腰扭傷、 坐骨神經痛、 中風偏癱、膝關節痛。	主治： 水腫、腿腫漲疼痛、 腹漲痛、經痛、 月經不順、子宮出血。	主治： 坐骨神經痛、 腿部肌肉勞損痙攣、 痔瘡。	主治： 酸痛、麻木、 舒筋活血。

008

足、腿部疲勞

治療方法

將電極片置於：❶承山 ❷委中 ❸湧泉 ❹阿是穴（痛點）

【建議處方】

❶ C1 ❷ 1 ❸ 2 ❹ C3

每日治療二次
10~20次
為一療程

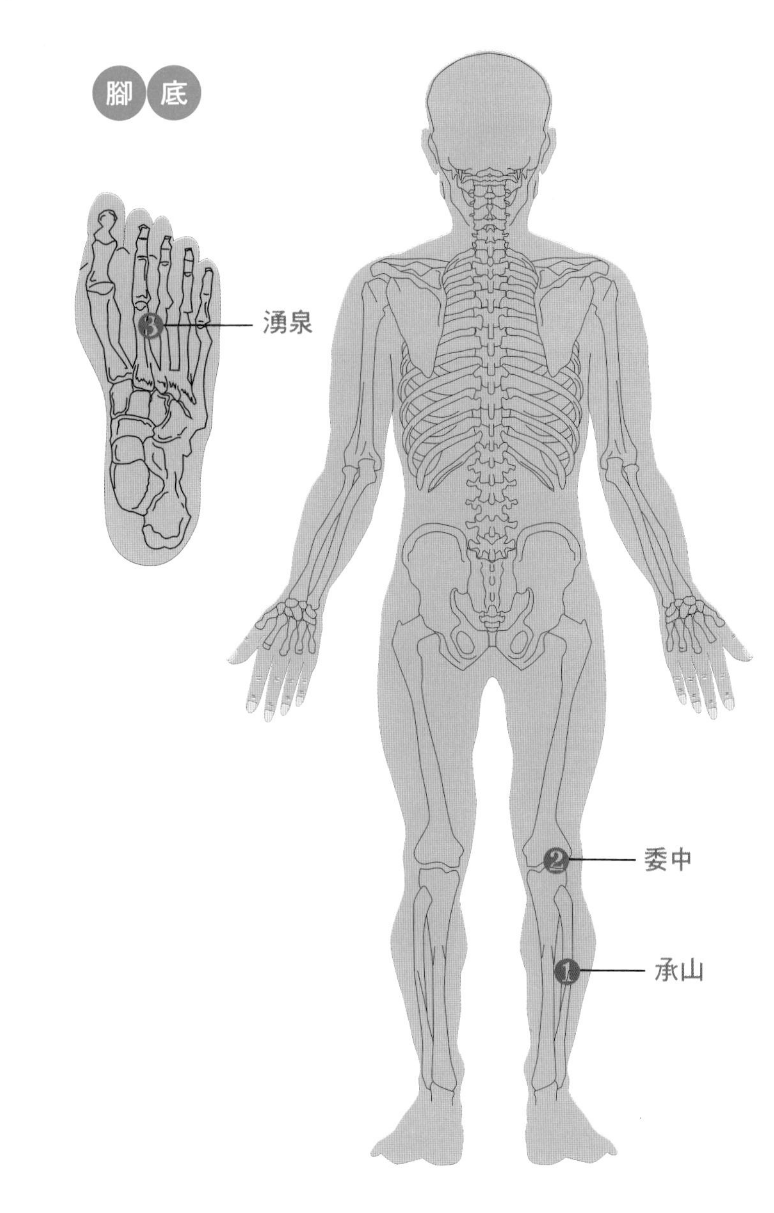

❶承山	❷委中	❸湧泉	❹阿是穴
主治： 坐骨神經痛、 腿部肌肉勞損痙攣、 痔瘡。	主治： 急性腰扭傷、 坐骨神經痛、中風偏癱、 膝關節痛。	主治： 便秘、小便不利、 昏眩、休克、高血壓、 下肢癱瘓、精神分裂症。	主治： 酸痛、麻木、 舒筋活血。

009

腑會中脘(食慾不振)

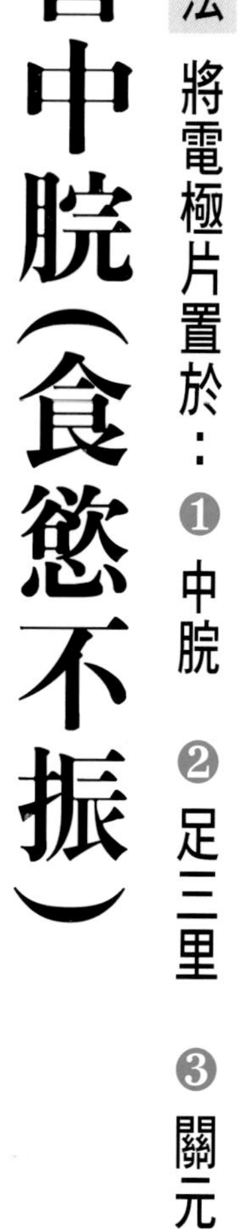

治療方法

將電極片置於：❶中脘 ❷足三里 ❸關元 ❹身柱

【建議處方】

❶ C ❷ C1 ❸ B23 ❹ B2

每日治療二次
10~20次
為一療程

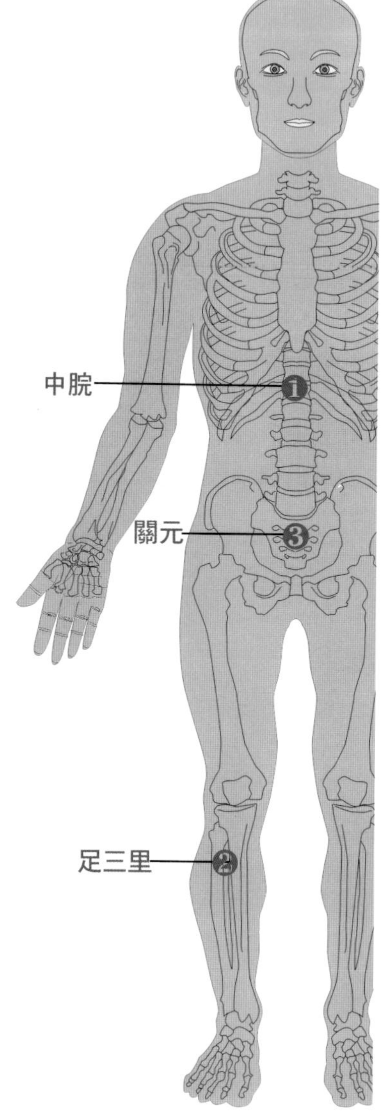

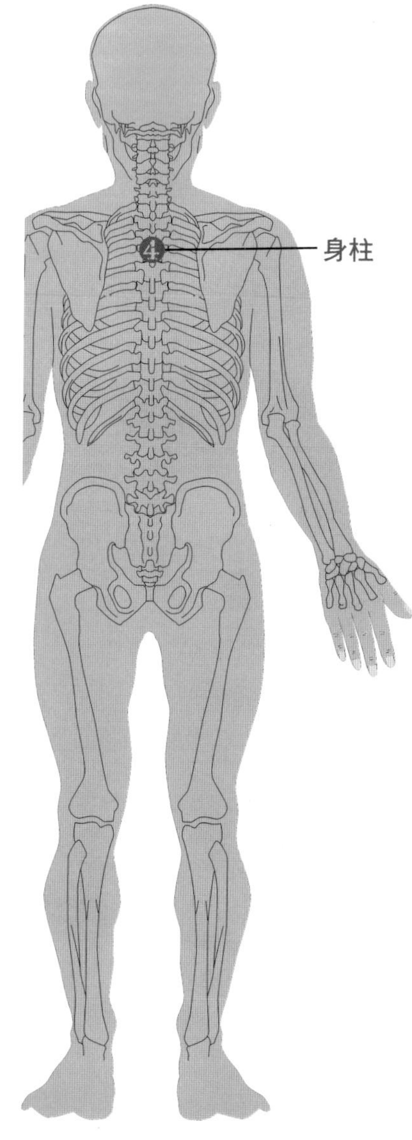

❶中脘	❷足三里	❸關元	❹身柱
主治： 急慢性腸炎、胃炎、消化性潰瘍、打呃、急性胰腺炎。	主治： 神經衰弱、急慢性胃炎、腸炎、中風偏癱、消化性潰瘍、闌尾炎。	主治： 腸病、抗衰症、陽萎、遺尿、子宮脫垂、尿淤留。	主治： 癲病、脊椎病、咳嗽、氣喘。

010

臟會章門（胃、腸炎）

治療方法

將電極片置於：❶章門 ❷中脘 ❸關元 ❹足三里

【建議處方】

❶ B ❷ C1 ❸ B12 ❹ 3

每日治療二次
10~20次
為一療程

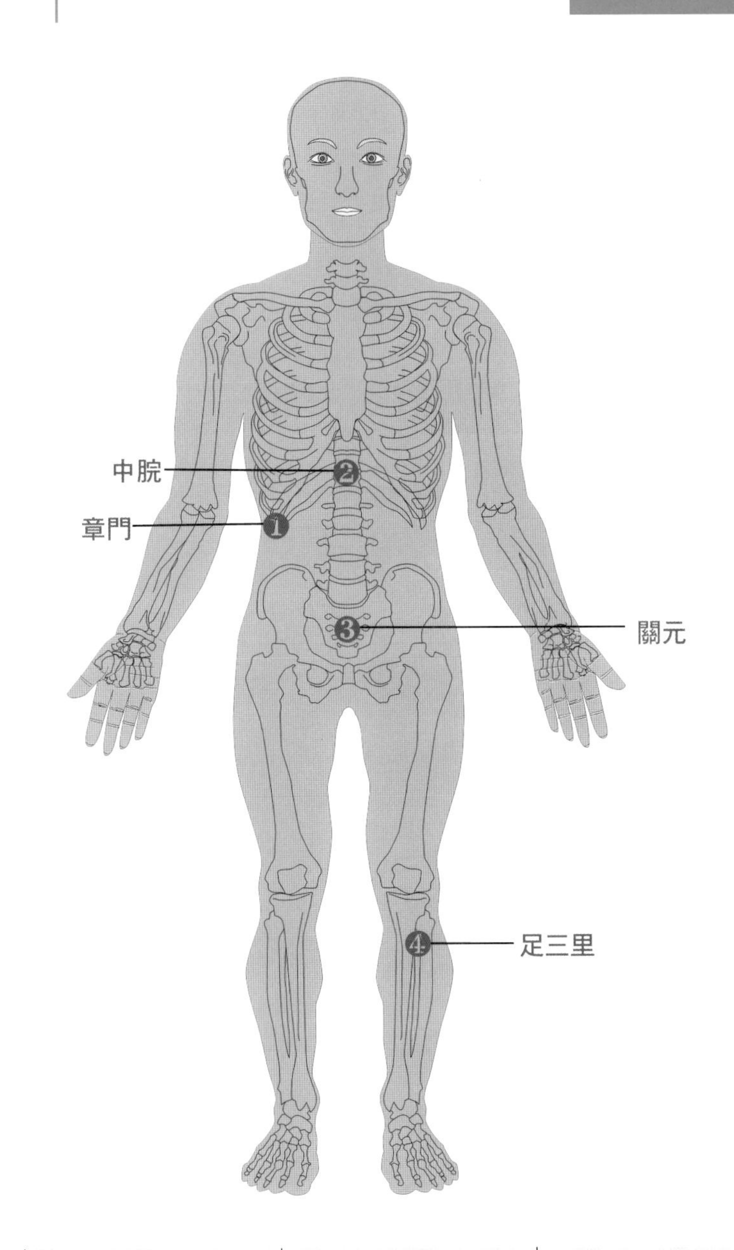

❶章門	❷中脘	❸關元	❹足三里
主治： 腸胃炎、肝膽病、黃疸、消化不良。	主治： 急慢性腸炎、胃炎、消化性潰瘍、打呃、急性胰腺炎。	主治： 腸病、抗衰症、陽萎、遺尿、子宮脫垂、尿淤留。	主治： 神經衰弱、急慢性胃炎、腸炎、中風偏癱、消化性潰瘍、蘭尾炎。

011

臟會章門（膀胱炎、腸鳴、肝膽病）

治療方法

將電極片置於：❶章門 ❷三陰交 ❸足三里 ❹中脘

【建議處方】

❶ C2 ❷ B23 ❸ C1 ❹ 3

每日治療二次
10~20次
為一療程

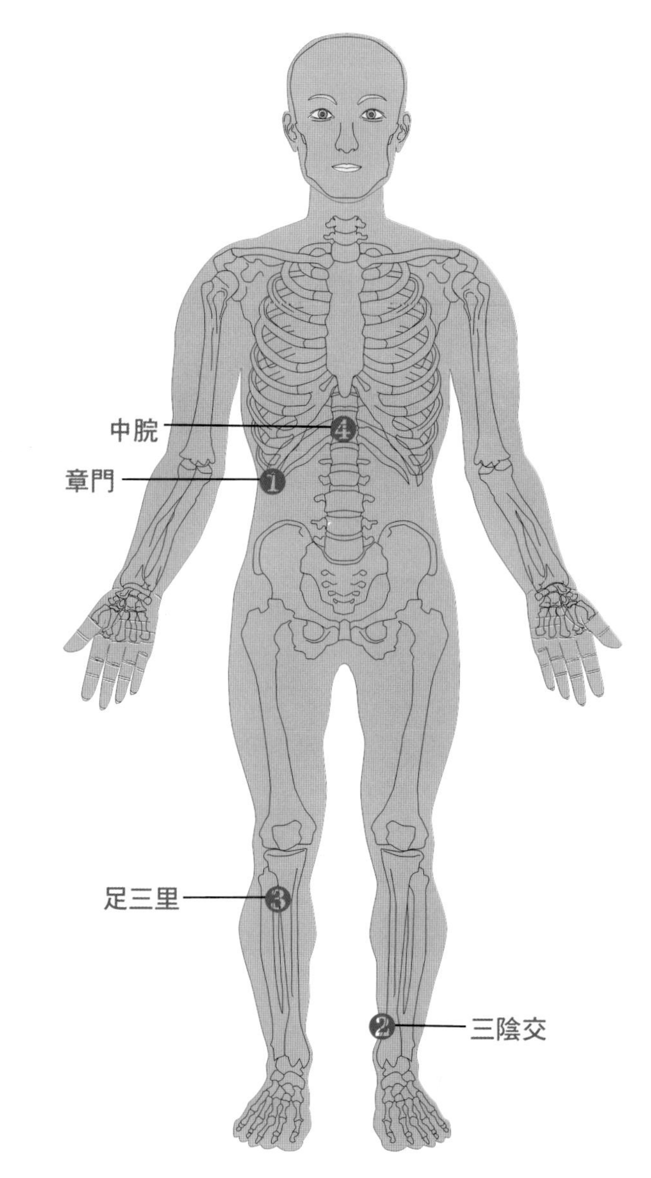

❶章門	❷三陰交	❸足三里	❹中脘
主治： 腸胃炎、肝膽病、黃疸、消化不良。	主治： 出血、急慢性胃炎腸炎、陽痿、遺尿、滯產、中風。	主治： 神經衰弱、急慢性胃炎、腸炎、中風偏癱、消化性潰瘍、闌尾炎。	主治： 急慢性腸炎、胃炎、消化性潰瘍、打呃、急性胰腺炎。

012 流行性感冒（一）

治療方法

將電極片置於：❶大椎 ❷風池 ❸風門 ❹合谷

【建議處方】

❶ A3 ❷ 3 ❸ C1 ❹ 1

每日治療二次
10~20次
為一療程

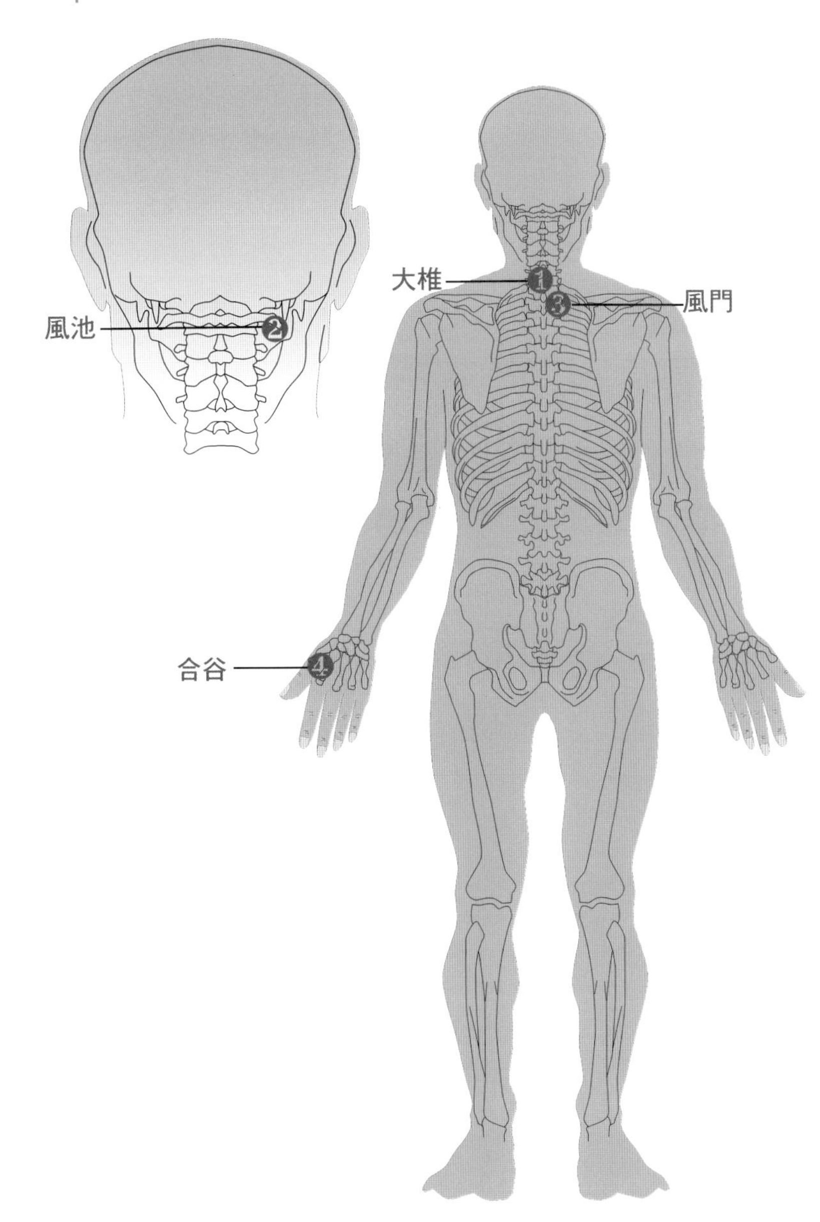

❶大椎	❷風池	❸風門	❹合谷
主治： 頸項強痛、發熱、感冒、支氣管炎、哮喘、中暑。	主治： 頭痛、頸項強痛、眼疾明目、感冒。	主治： 傷風、感冒、咳嗽、胸悶、胸背疼痛。	主治： 感冒、顏面神經麻痺、中風偏癱、頭痛、牙痛、三叉神經痛、扁桃腺炎。

013

流行性感冒(二)

治療方法

將電極片置於：❶大椎 ❷曲池 ❸外關 ❹尺澤

【建議處方】

❶ A1 ❷ B2 ❸ 12 ❹ 3

每日治療二次
10~20次
為一療程

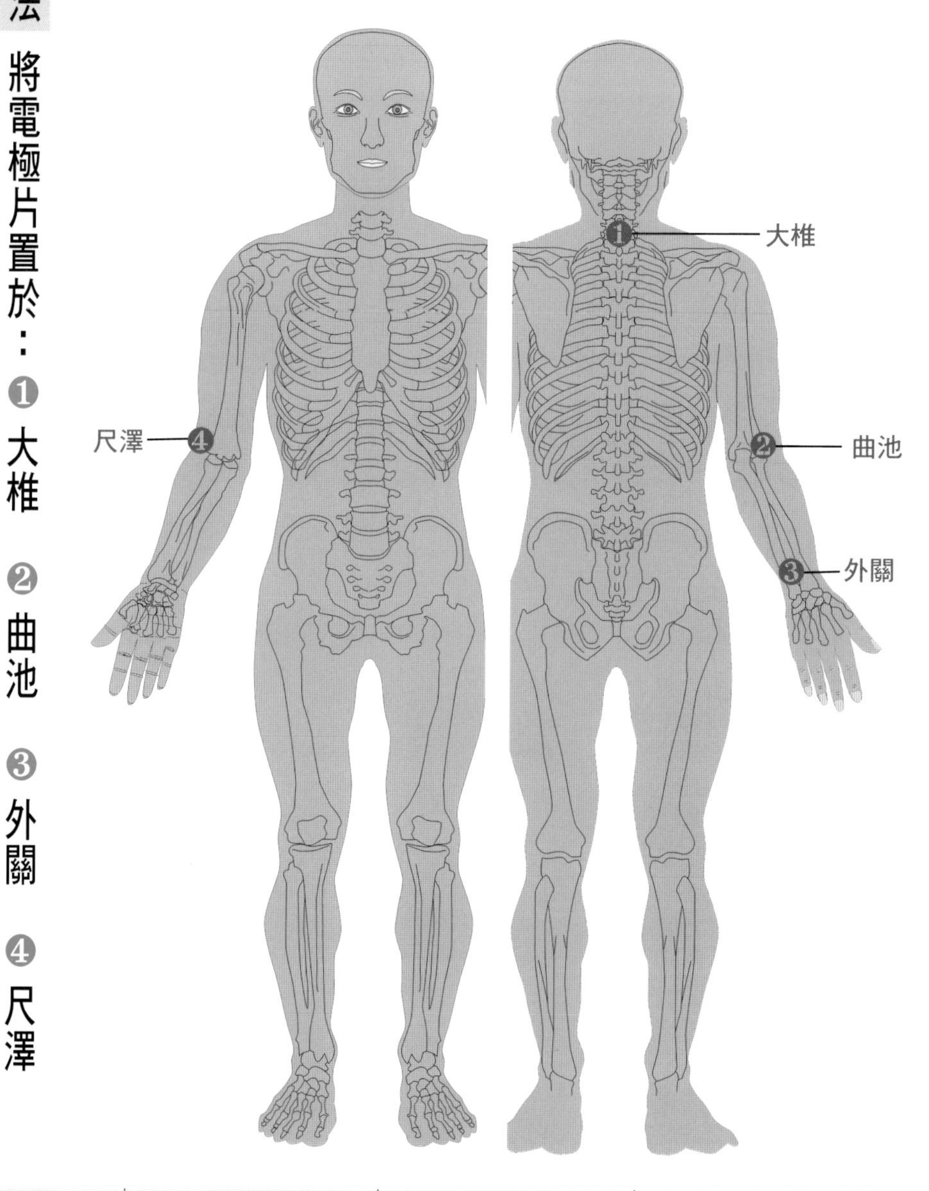

❶大椎	❷曲池	❸外關	❹尺澤
主治： 頸項強痛、發熱、感冒、支氣管炎、哮喘、中暑。	主治： 中風、偏癱、高熱、蕁麻疹、高血壓、扁桃腺炎、吐瀉。	主治： 中風偏癱、肘腕疼痛麻木、感冒、腮腺炎、耳聾。	主治： 咳嗽、哮喘、扁桃腺炎、支氣管炎、肘臂疼痛麻木。

014

流行性感冒（三）

治療方法

將電極片置於：❶大椎 ❷列缺 ❸曲池 ❹合谷

【建議處方】

❶ A1 ❷ 1 ❸ 3 ❹ ❹ C2

每日治療二次
10~20次
為一療程

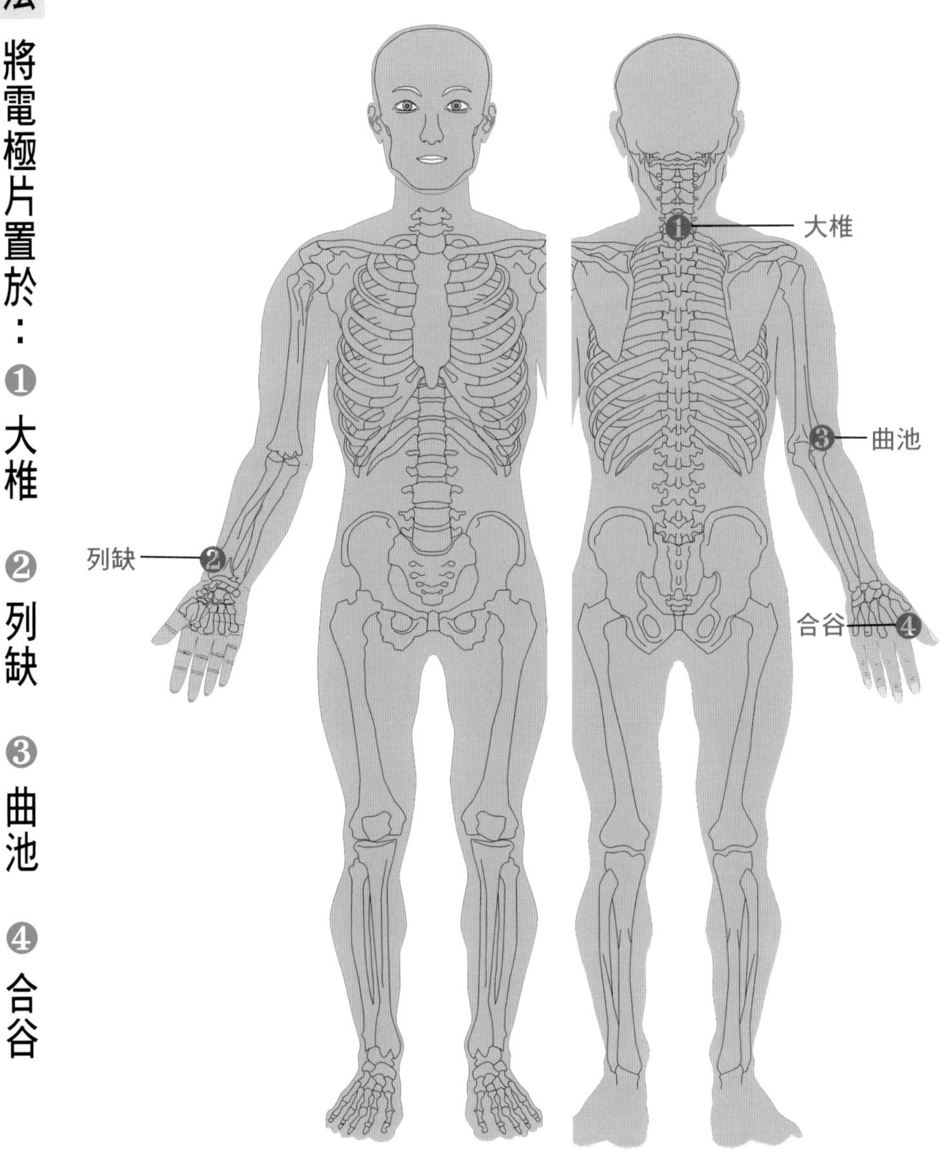

❶大椎	❷列缺	❸曲池	❹合谷
主治：頸項強痛、發熱、感冒、支氣管炎、哮喘、中暑。	主治：咳嗽、哮喘、頭痛、咽喉腫痛。	主治：中風、偏癱、高熱、蕁麻疹、高血壓、扁桃腺炎、吐瀉。	主治：感冒、顏面神經痲痺、中風偏癱、頭痛、牙痛、三叉神經痛、扁桃腺炎。

015 流行性感冒(四)

治療方法

將電極片置於：❶大椎 ❷曲池 ❸足三里 ❹豐隆

【建議處方】

❶ A1 ❷ 1 ❸ C2 ❹ C3

每日治療二次
10~20次
為一療程

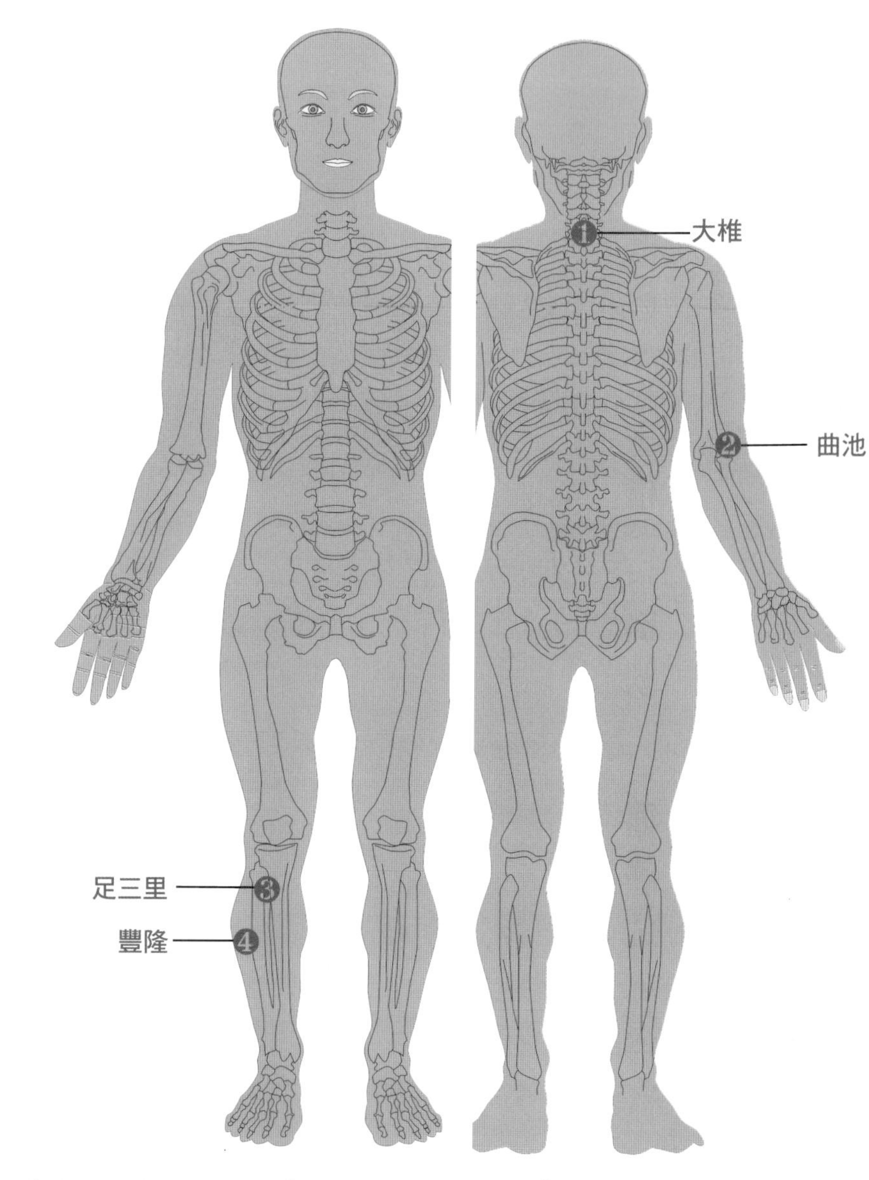

❶大椎	❷曲池	❸足三里	❹豐隆
主治： 頸項強痛、發熱、感冒、支氣管炎、哮喘、中暑。	主治： 中風、偏癱、高熱、蕁麻疹、高血壓、扁桃腺炎、吐瀉。	主治： 神經衰弱、急慢性胃炎、腸炎、中風偏癱、消化性潰瘍、闌尾炎。	主治： 咳嗽痰多、支氣管炎、高血壓、高血脂、下肢癱疾。

016

流行性感冒（五）

治療方法 將電極片置於：❶大椎 ❷迎香 ❸復溜 ❹合谷

【建議處方】

❶ B1 ❷ A1 ❸ C1 ❹ 1

每日治療二次
10~20次
為一療程

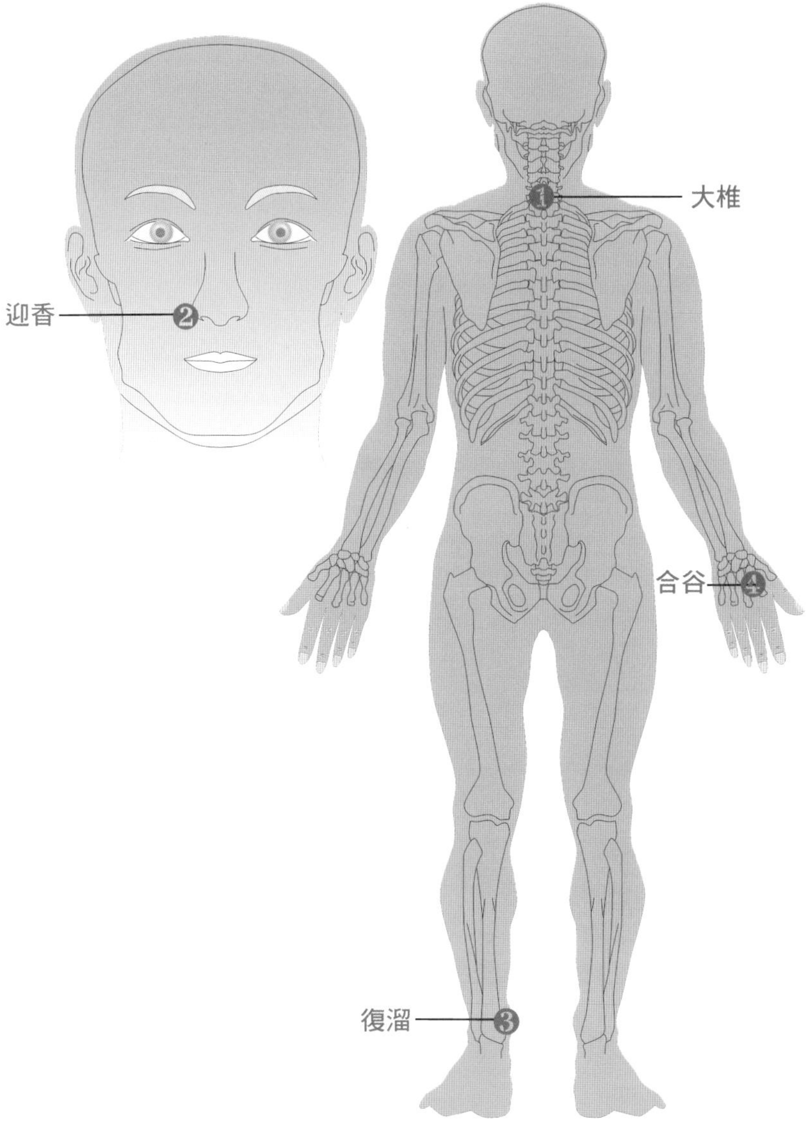

迎香
大椎
合谷
復溜

❶大椎	❷迎香	❸復溜	❹合谷
主治： 頸項強痛、發熱、感冒、支氣管炎、哮喘、中暑。	主治： 鼻炎、鼻竇炎、顏面神經麻痺、鼻塞。	主治： 睪丸炎、功能性子宮出血、多汗症、下肢癱瘓。	主治： 感冒、顏面神經麻痺、中風偏癱、頭痛、牙痛、三叉神經痛、扁桃腺炎。

017

急性胃炎

治療方法

將電極片置於：❶內關 ❷足三里 ❸中脘 ❹天突

【建議處方】

❶ B23 ❷ C1 ❸ 3 ❹ 12

每日治療二次
10~20次
為一療程

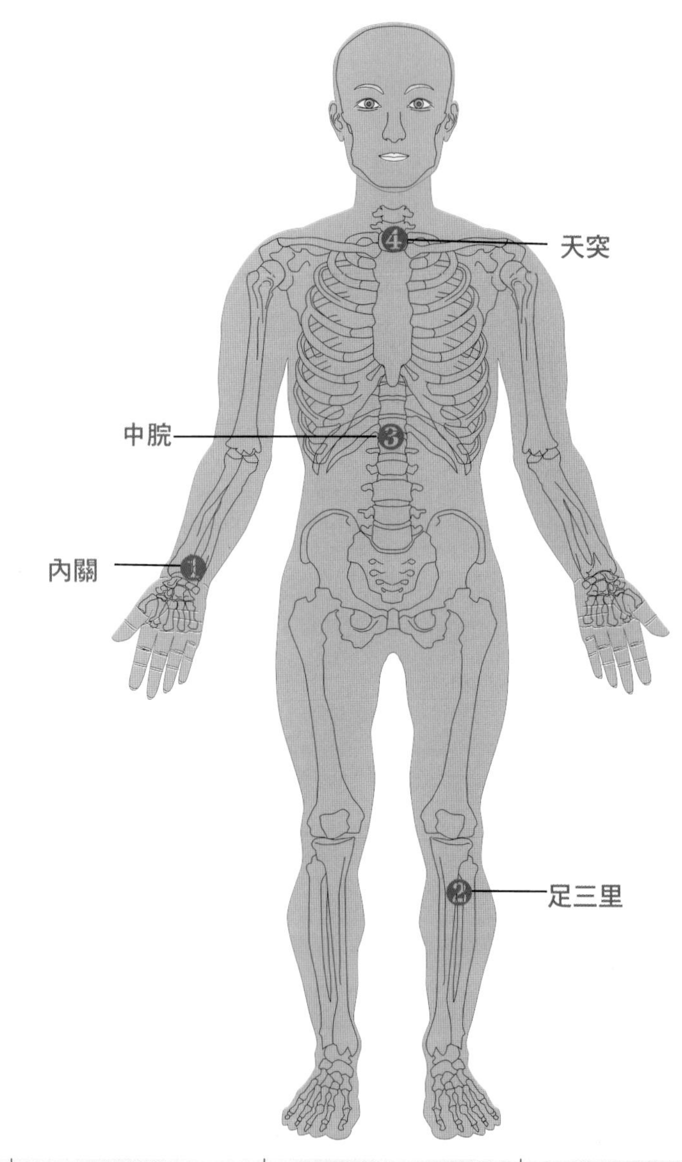

❶內關	❷足三里	❸中脘	❹天突
主治： 心痛、心悸、胸悶、嘔吐、高血壓、胃痛、休克、痙攣。	主治： 神經衰弱、急慢性胃炎、腸炎、中風偏癱、消化性潰瘍、闌尾炎。	主治： 急慢性腸炎、胃炎、消化性潰瘍、打呃、急性胰腺炎。	主治： 支氣管炎、咽喉炎、聲帶疾病、痰多症。

018

慢性胃炎

治療方法 將電極片置於：❶肝俞 ❷腎俞 ❸神門 ❹天樞

【建議處方】

❶ B12 ❷ C2 ❸ B1 ❹ 3

每日治療二次
10~20次
為一療程

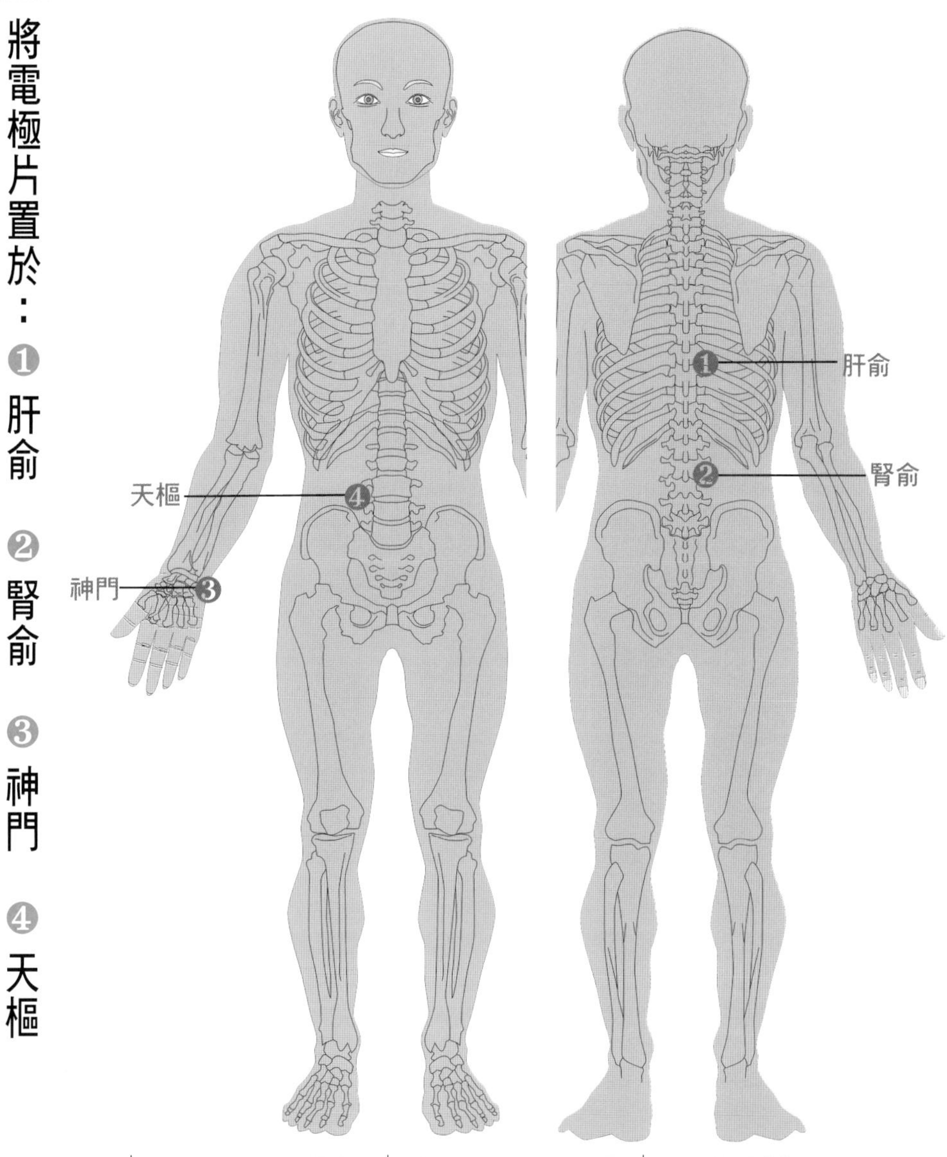

❶肝俞	❷腎俞	❸神門	❹天樞
主治：急慢性腸炎、膽囊炎、眼病、神經衰弱。	主治：腎炎腎、結石、尿道感染、腰部扭傷、腰腿痛。	主治：心悸、失眠、健忘、癡呆、精神分裂。	主治：急慢性、腸炎、胃炎、闌尾炎、便秘、細菌性痢疾。

019

胃炎

治療方法

將電極片置於：❶內關 ❷太沖 ❸中脘 ❹足三里

【建議處方】

❶ 3 ❷ C2 ❸ 1 ❹ C3

每日治療二次
10~20次
為一療程

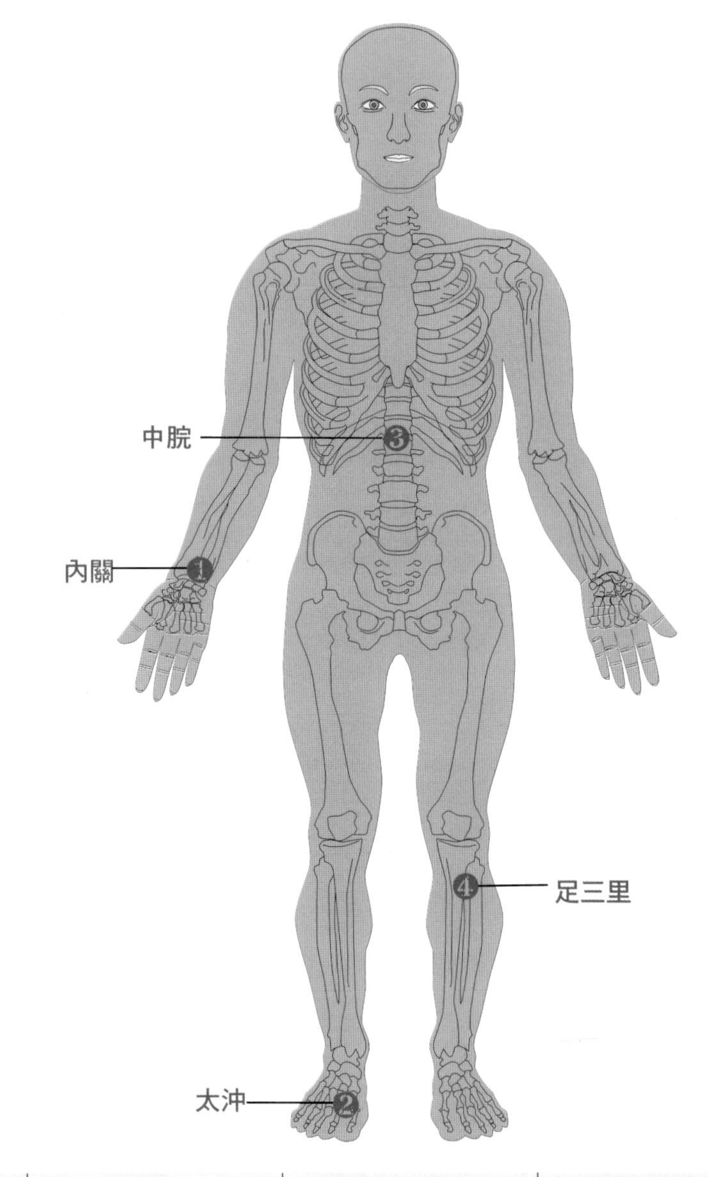

❶內關	❷太沖	❸中脘	❹足三里
主治： 心痛、心悸、胸悶、嘔吐、高血壓、胃痛、休克、痙攣。	主治： 神經衰弱、肝炎、高血壓、頭痛、眩暈、子宮出血、乳腺炎。	主治： 急慢性腸炎、胃炎、消化性潰瘍、打呃、急性胰腺炎。	主治： 神經衰弱、急慢性胃炎、腸炎、中風偏癱、消化性潰瘍、闌尾炎。

020

胃炎(消化不良)

治療方法

將電極片置於：❶內庭 ❷胃俞 ❸三焦俞 ❹意舍

【建議處方】

❶ C1 ❷ 3 ❸ 1 ❹ C3

每日治療二次
10~20次
為一療程

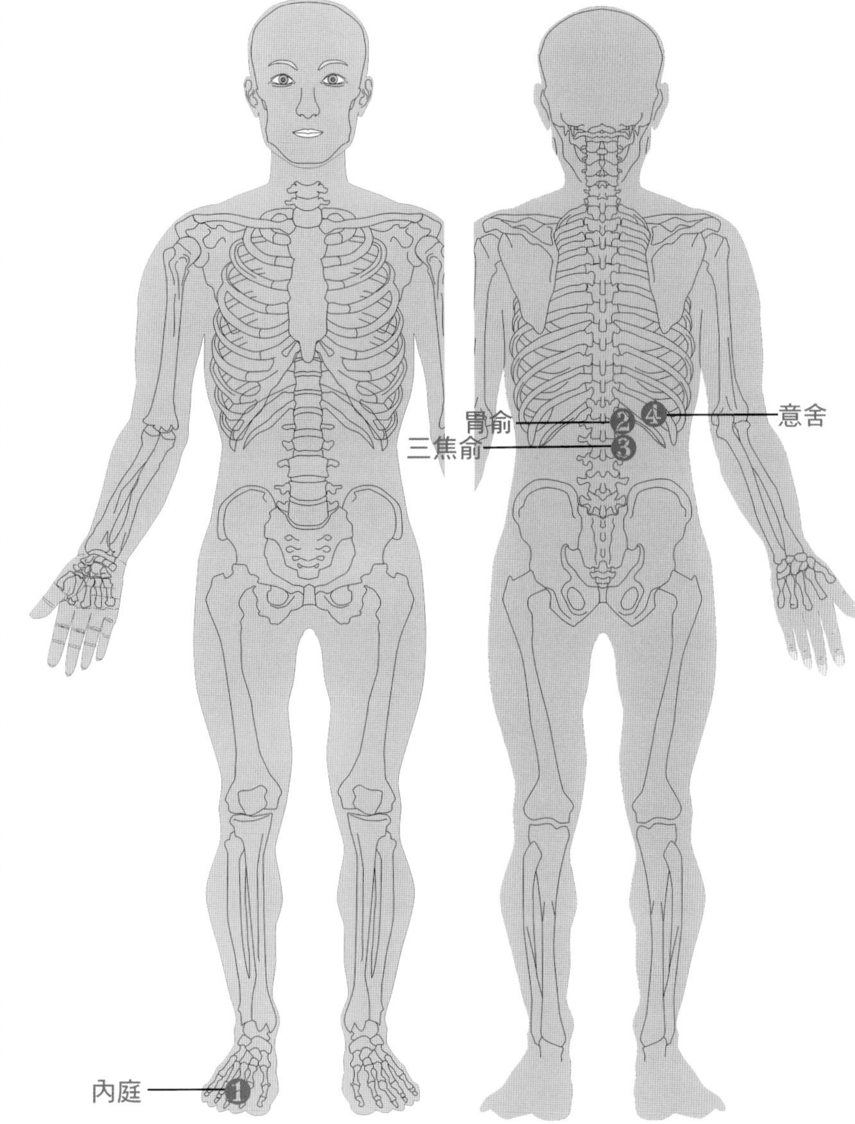

❶內庭	❷胃俞	❸三焦俞	❹意舍
主治： 三叉神經痛、牙痛、咽喉腫痛、腹脹、胃痛、熱病、足部麻木疼痛	主治： 胃痛、胃炎、消化性潰瘍症、胰腺炎。	主治： 腰背酸痛、腸胃疾病、嘔吐。	主治： 胃腸疾病、腹脹、嘔吐、泄瀉。

021

胃炎(嘔吐不止)

治療方法

將電極片置於：❶胃俞 ❷脾俞 ❸氣海 ❹足三里

【建議處方】

❶ B3 ❷ B1 ❸ C1 ❹ 3

每日治療二次
10~20次
為一療程

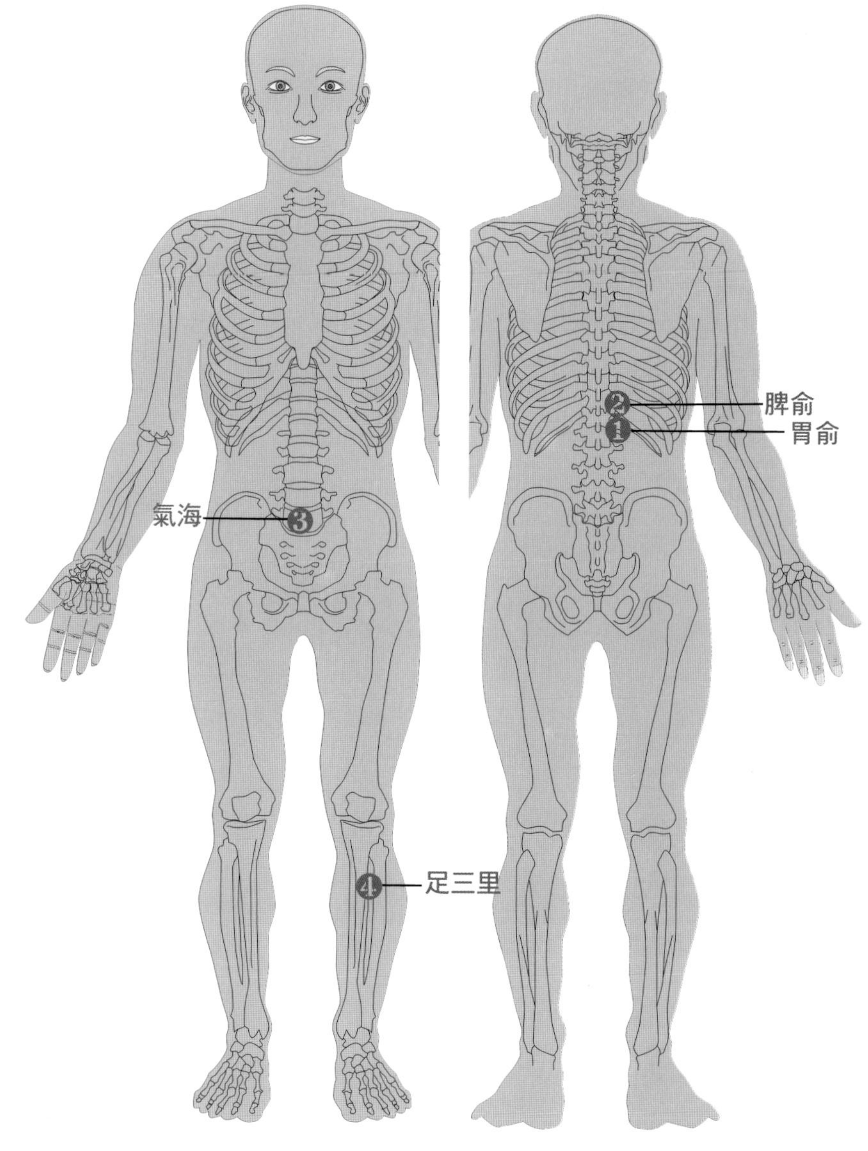

❶胃俞	❷脾俞	❸氣海	❹足三里
主治： 胃痛、胃炎、 消化性潰瘍症、胰腺炎。	主治： 肢體乏力、胃炎、 胃下垂、脾臟炎、 潰瘍病、子宮下垂。	主治： 腹痛、腹漲、尿瘀留、 胃下垂、經痛、 子宮出血、子宮下垂。	主治： 神經衰弱、急慢性胃炎、 腸炎、中風偏癱、 消化性潰瘍、闌尾炎。

022

胃炎、胃痛、消化不良

治療方法

將電極片置於：❶上脘 ❷中脘 ❸下脘 ❹天樞

【建議處方】

❶ B2 ❷ B3 ❸ B23 ❹ C3

每日治療二次
10~20次
為一療程

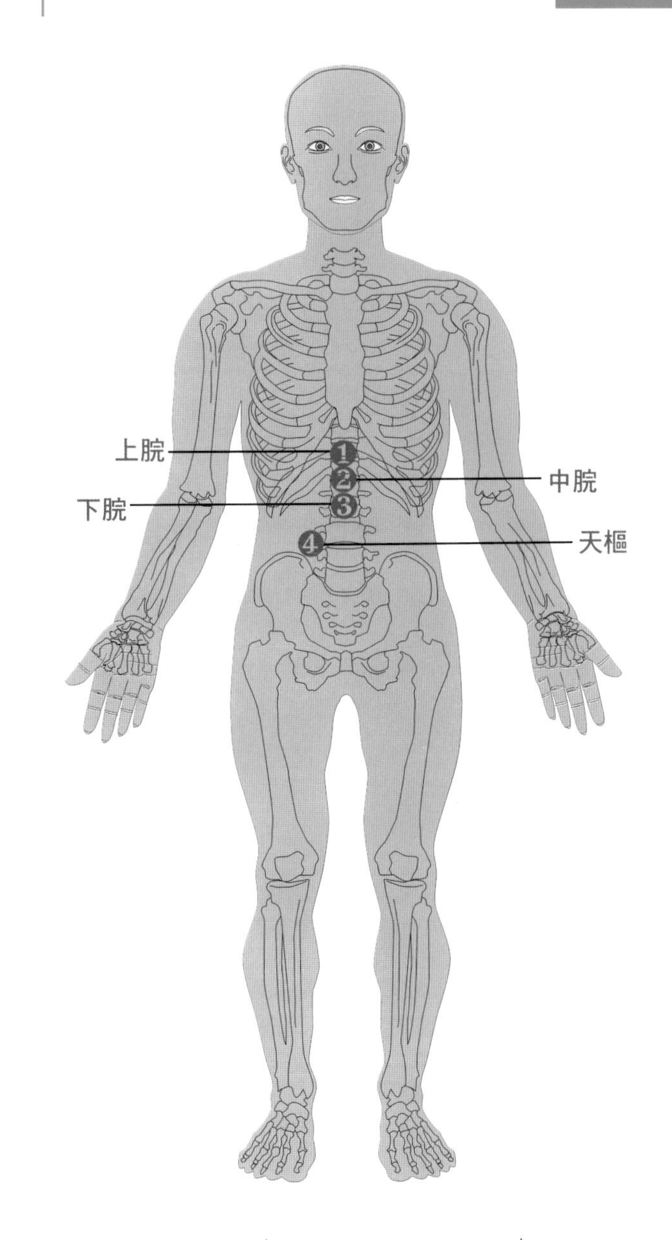

❶上脘	❷中脘	❸下脘	❹天樞
主治： 胃腸疾病、嘔吐、癲癇。	主治： 急慢性腸炎、胃炎、消化性潰瘍、打呃、急性胰腺炎。	主治： 腹痛、嘔吐、水腫。	主治： 急慢性、腸炎、胃炎、闌尾炎、便秘、細菌性痢疾。

023

胃痛

治療方法

將電極片置於：❶內關 ❷胃俞 ❸中脘 ❹足三里

【建議處方】

❶ 1 ❷ 3 ❸ B2 ❹ C3

每日治療二次
10~20次
為一療程

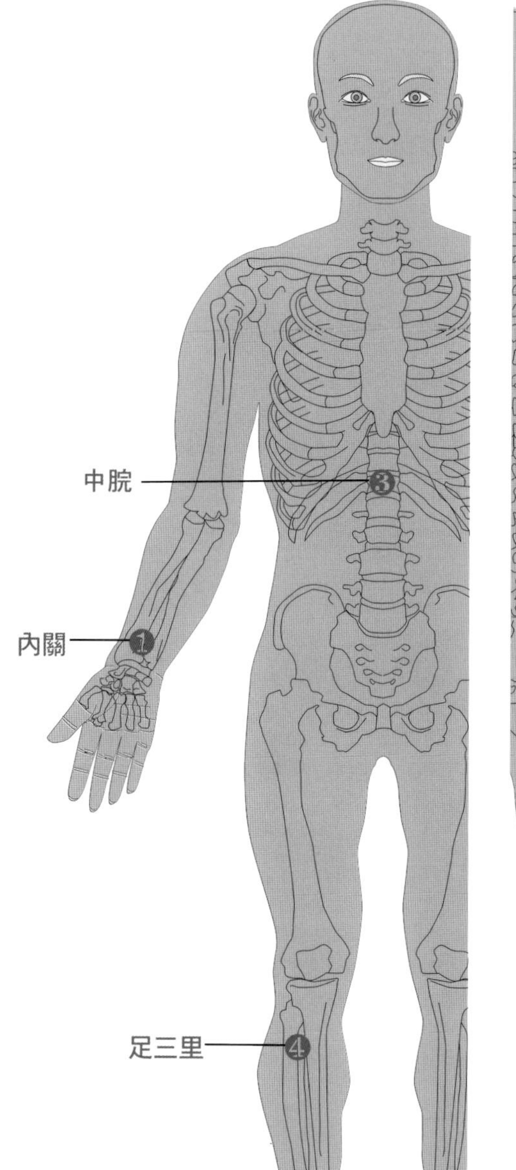

❶內關	❷胃俞	❸中脘	❹足三里
主治： 心痛、心悸、胸悶、嘔吐、高血壓、胃痛、休克、痙攣。	主治： 胃痛、胃炎、消化性潰瘍症、胰腺炎。	主治： 急慢性腸炎、胃炎、消化性潰瘍、打呃、急性胰腺炎。	主治： 神經衰弱、急慢性胃炎、腸炎、中風偏癱、消化性潰瘍、闌尾炎。

024

胃脹滿

治療方法

將電極片置於：❶內關 ❷足三里 ❸內庭 ❹中脘

【建議處方】

❶ C3 ❷ B23 ❸ C1 ❹ A3

每日治療二次
10~20次
為一療程

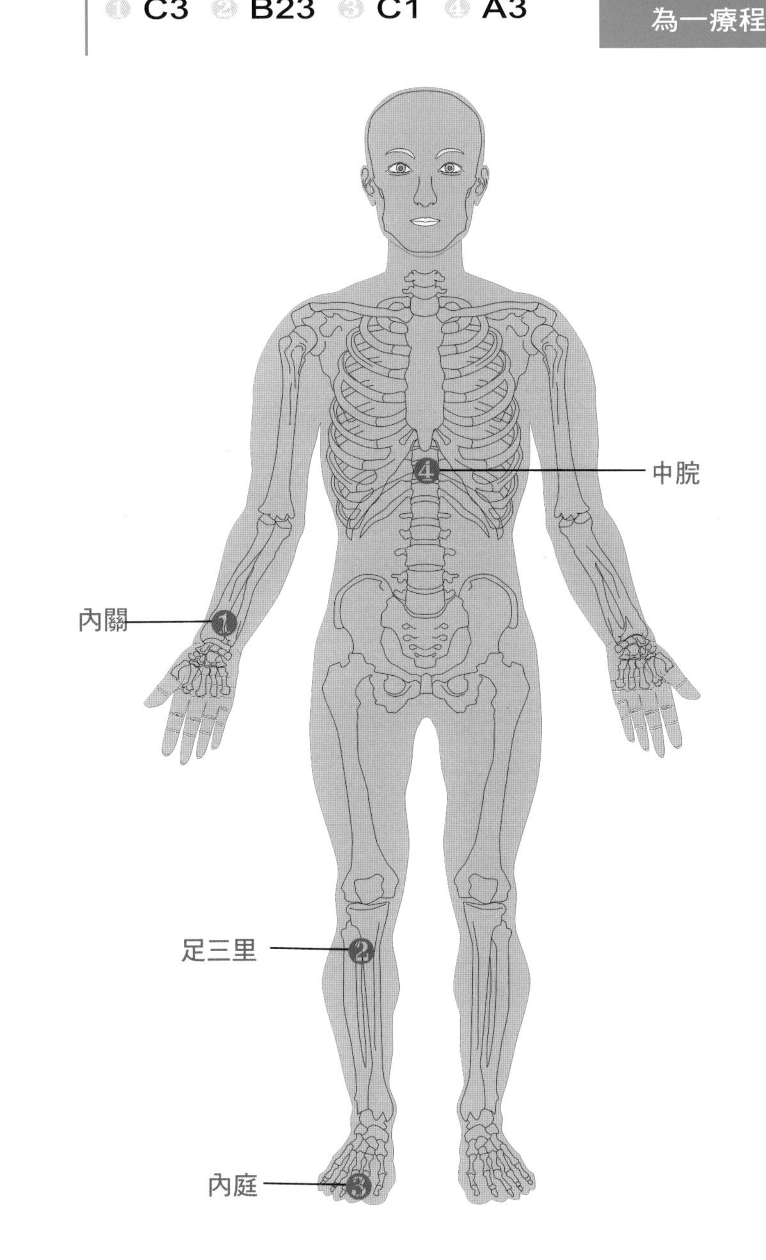

❶內關	❷足三里	❸內庭	❹中脘
主治：心痛、心悸、胸悶、嘔吐、高血壓、胃痛、休克、痙攣。	主治：神經衰弱、急慢性胃炎、腸炎、中風偏癱、消化性潰瘍、蘭尾炎。	主治：急慢性腸炎、胃痛、牙痛、三叉神經痛、足部麻木疼痛。	主治：急慢性腸炎、胃炎、消化性潰瘍、打呃、急性胰腺炎。

025

消化不良

治療方法

將電極片置於：❶ 足三里 ❷ 上脘 ❸ 中脘 ❹ 下脘

【建議處方】

❶ 3 ❷ B2 ❸ B3 ❹ C1

每日治療二次
10~20次
為一療程

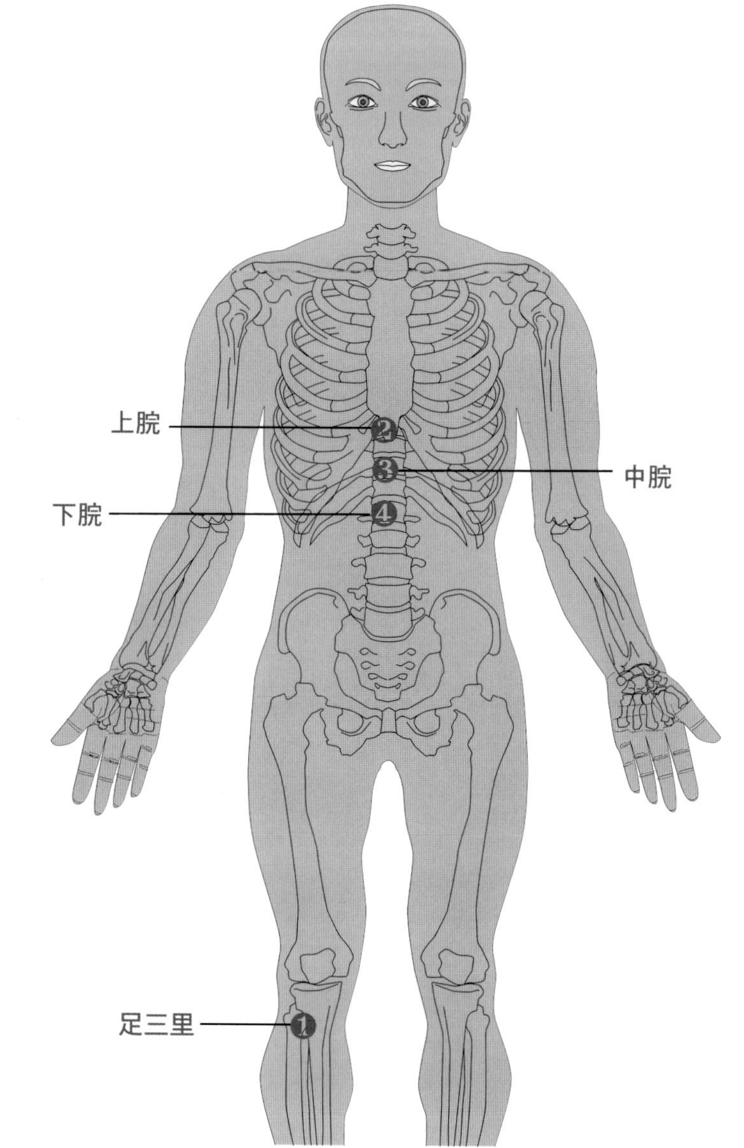

❶足三里	❷上脘	❸中脘	❹下脘
主治： 神經衰弱、急慢性胃炎、腸炎、中風偏癱、消化性潰瘍、蘭尾炎。	主治： 感冒、顏面神經麻痺、中風偏癱、頭痛、牙痛、三叉神經痛、扁桃腺炎。	主治： 消化不良、嘔吐、潰瘍病、胃炎、胃下垂、急性胰腺炎。	主治： 腹痛、嘔吐、水腫。

026

心臟病

治療方法

將電極片置於：❶內關 ❷心俞 ❸厥陰俞 ❹合谷

【建議處方】

❶ C2 ❷ B2 ❸ B23 ❹ 3

每日治療二次
10~20次
為一療程

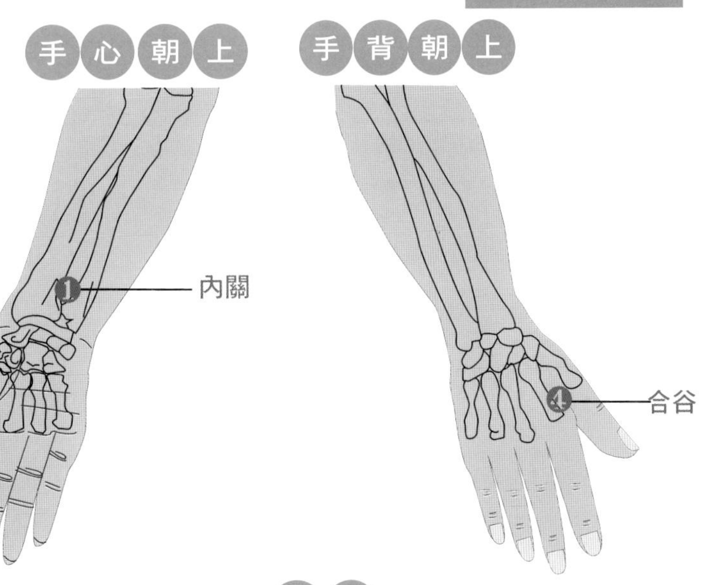

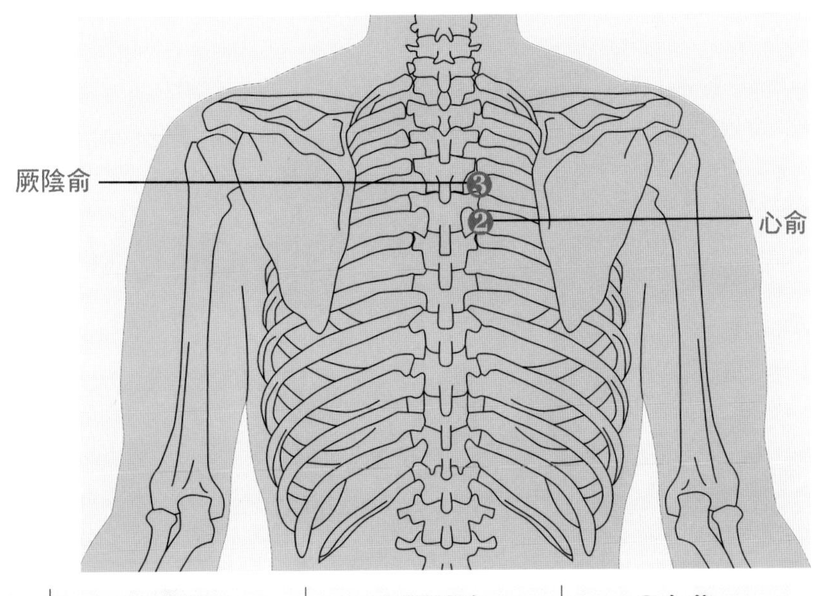

❶內關	❷心俞	❸厥陰俞	❹合谷
主治：心痛、心悸、胸悶、嘔吐、高血壓、胃痛、休克、痙攣。	主治：冠心病、心律失常，肋間神經痛、神經衰弱、精神分裂症。	主治：心律失常、風濕性心臟病、冠心病、肋間神經痛。	主治：感冒、顏面神經麻痺、中風偏癱、頭痛、牙痛、三叉神經痛、扁桃腺炎。

027

心絞痛

治療方法

將電極片置於：❶內關 ❷神門 ❸心俞 ❹列缺

【建議處方】

❶ 1 ❷ 3 ❸ C2 ❹ B23

每日治療二次
10~20次
為一療程

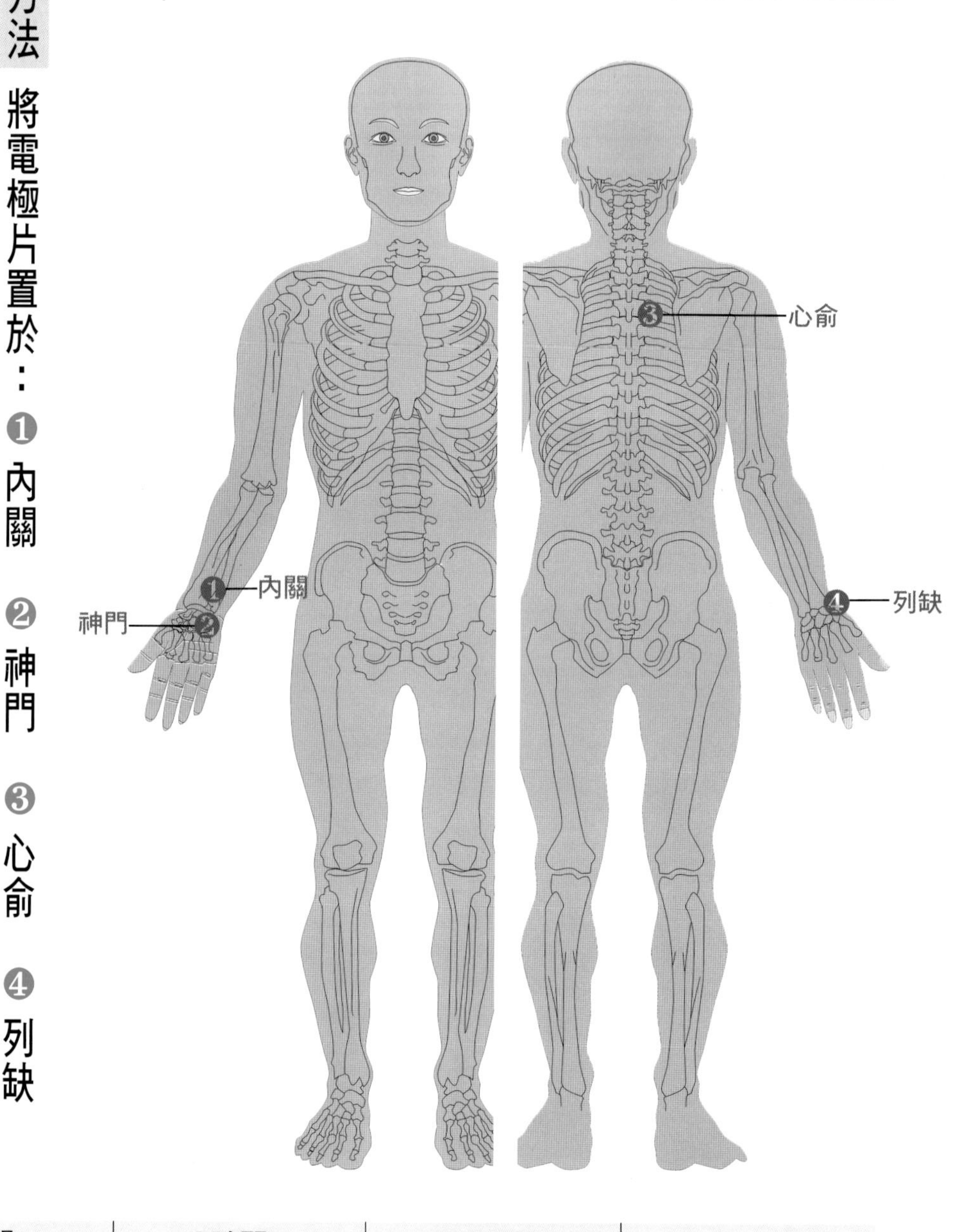

❶內關	❷神門	❸心俞	❹列缺
主治： 心痛、心悸、胸悶、嘔吐、高血壓、胃痛、休克、痙攣。	主治： 心悸、失眠、健忘、癡呆、精神分裂。	主治： 冠心病、心律失常，肋間神經痛、神經衰弱、精神分裂症。	主治： 咳嗽、哮喘、頭痛、咽喉腫痛。

028

高血壓

治療方法

將電極片置於：❶合谷 ❷曲池 ❸足三里 ❹湧泉

【建議處方】

❶ 1 ❷ 3 ❸ C1 ❹ C2

每日治療二次
10~20次
為一療程

手背朝上

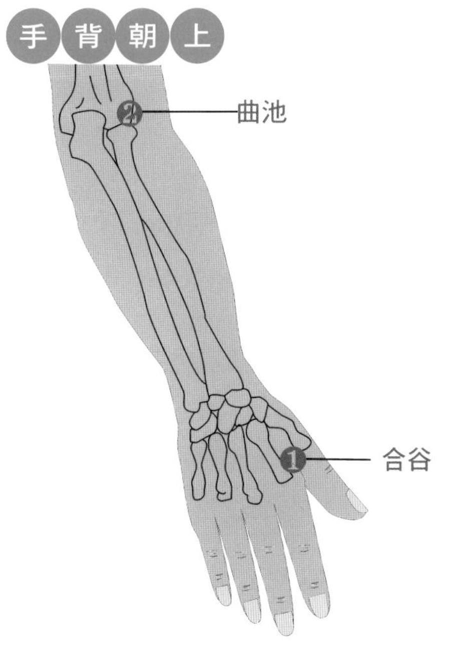

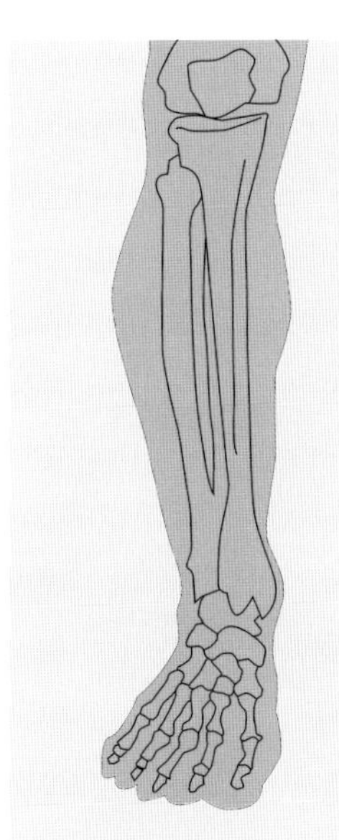

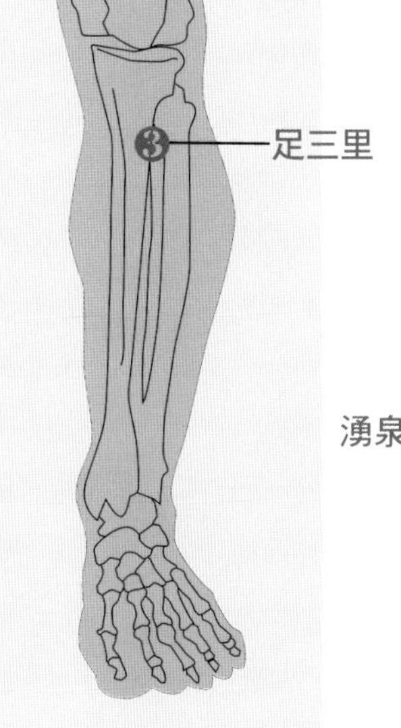

腳底

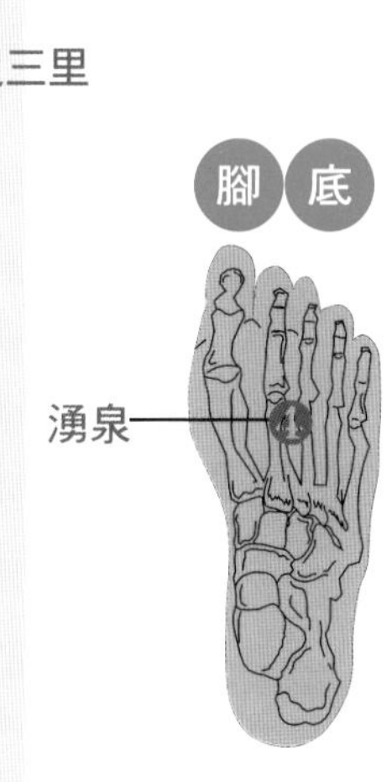

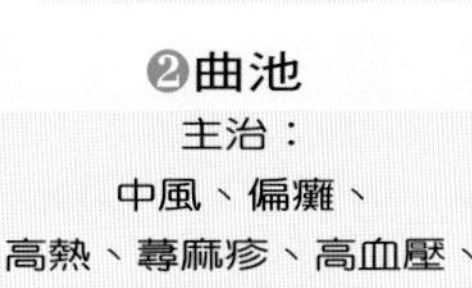

❶合谷	❷曲池	❸足三里	❹湧泉
主治： 感冒、顏面神經麻痺、中風偏癱、頭痛、牙痛、三叉神經痛、扁桃腺炎。	主治： 中風、偏癱、高熱、蕁麻疹、高血壓、扁桃腺炎、吐瀉。	主治： 神經衰弱、急慢性胃炎、腸炎、中風偏癱、消化性潰瘍、闌尾炎。	主治： 便秘、小便不利、昏眩、休克、高血壓、下肢癱瘓、精神分裂症。

029

高血壓(平肝)

治療方法

將電極片置於：❶風池 ❷曲池 ❸太沖 ❹委中

【建議處方】

❶ 1 ❷ 3 ❸ C2 ❹ 12

每日治療二次
10~20次
為一療程

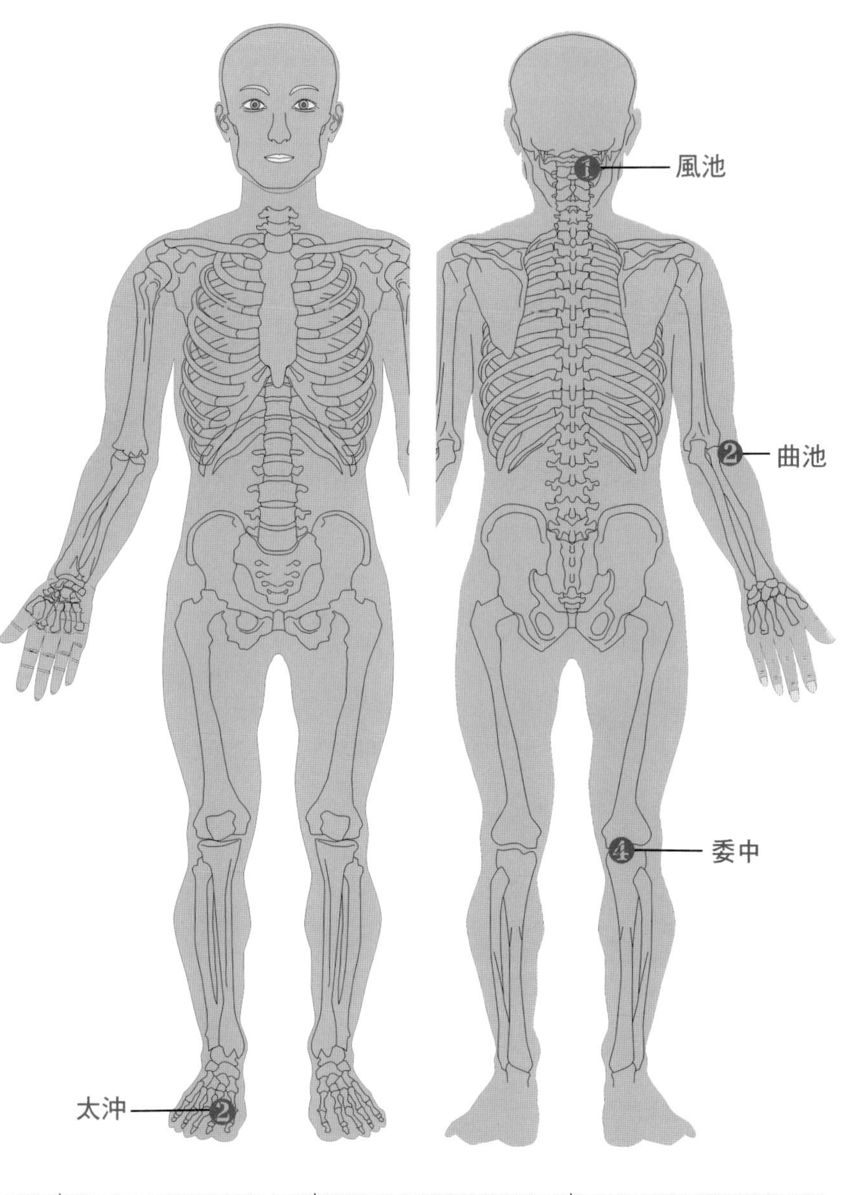

❶風池	❷曲池	❸太沖	❹委中
主治： 頭痛、頸項強痛、眼疾明目、感冒。	主治： 中風、偏癱、高熱、蕁麻疹、高血壓、扁桃腺炎、吐瀉。	主治： 神經衰弱、肝炎、高血壓、頭痛、眩暈、子宮出血、乳腺炎。	主治： 急性腰扭傷、坐骨神經痛、中風偏癱、膝關節痛。

030

高血壓(降壓)

治療方法 將電極片置於：❶內關 ❷神門 ❸合谷 ❹三陰交

【建議處方】

❶ C1 ❷ C2 ❸ 3 ❹ 12

每日治療二次
10~20次
為一療程

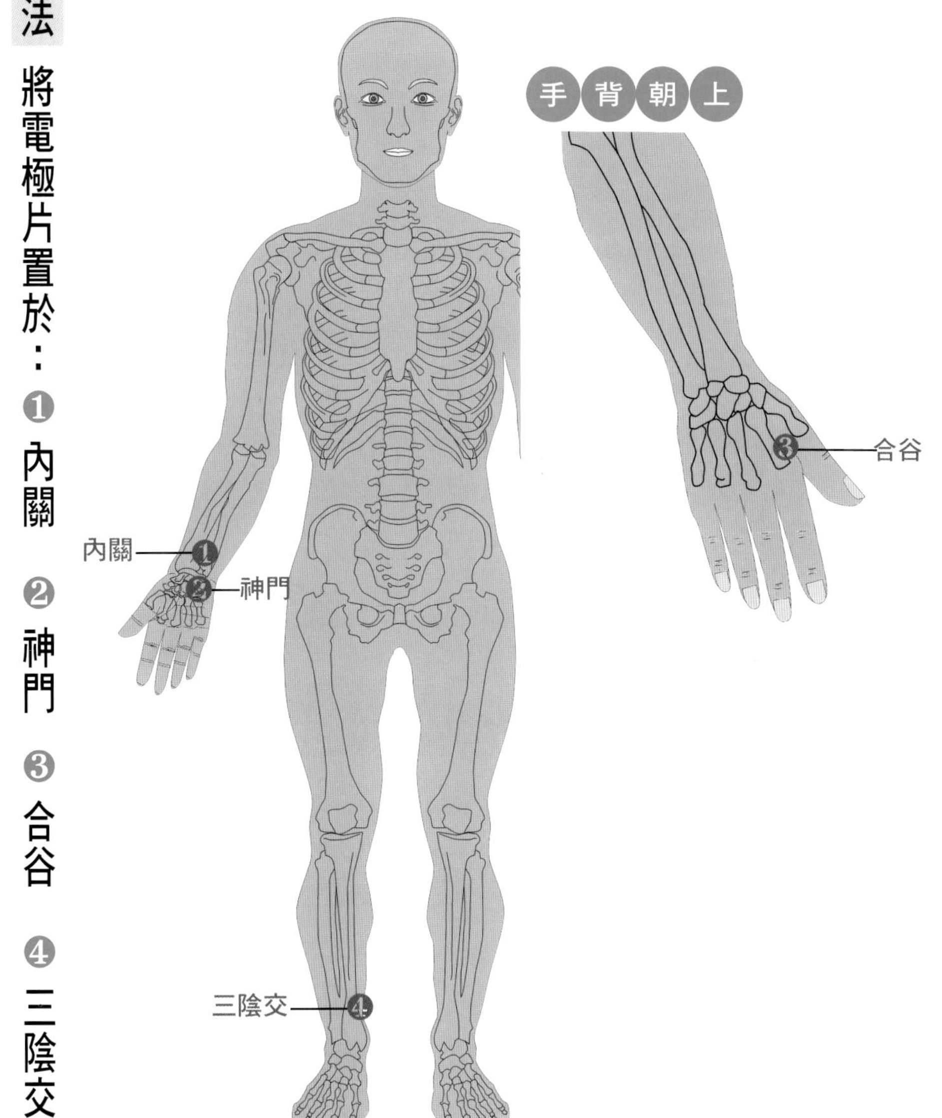

❶內關	❷神門	❸合谷	❹三陰交
主治： 心痛、心悸、胸悶、嘔吐、高血壓、胃痛、休克、痙攣。	主治： 心悸、失眠、健忘、癡呆、精神分裂。	主治： 感冒、顏面神經麻痺、中風偏癱、頭痛、牙痛、三叉神經痛、扁桃腺炎。	主治： 失眠、高血壓、子宮出血、急慢性胃炎腸炎、陽痿、遺尿、滯產、中風。

031

預防中風

治療方法

將電極片置於：❶曲池 ❷足三里 ❸印堂 ❹太沖

【建議處方】

❶ 1 ❷ 3 ❸ C3 ❹ 12

每日治療二次
10~20次
為一療程

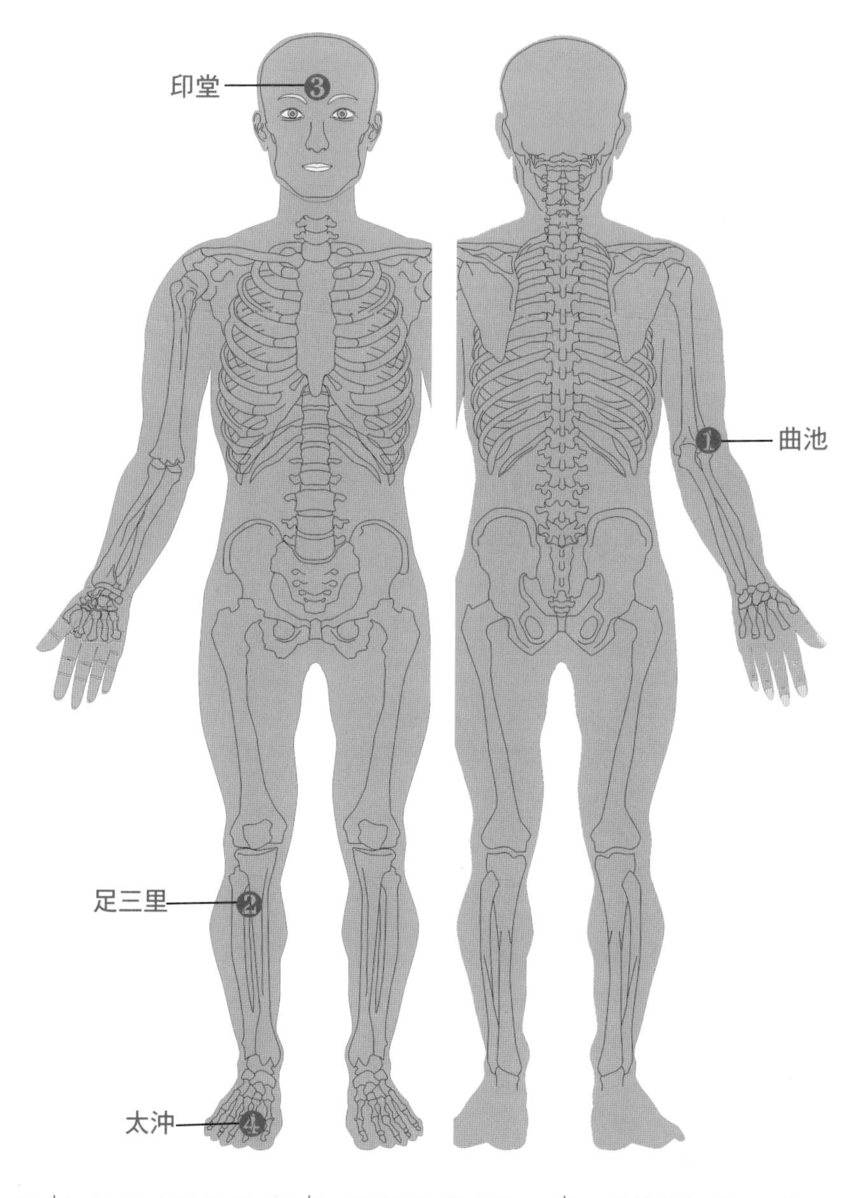

❶曲池	❷足三里	❸印堂	❹太沖
主治： 中風、偏癱、高熱、蕁麻疹、高血壓、扁桃腺炎、吐瀉	主治： 神經衰弱、急慢性胃炎、腸炎、中風偏癱、消化性潰瘍、闌尾炎。	主治： 眩暈、頭痛、鼻炎、感冒。	主治： 神經衰弱、肝炎、高血壓、頭痛、眩暈、子宮出血、乳腺炎。

032

動脈硬化(一)

治療方法

將電極片置於：❶湧泉 ❷足三里 ❸曲池 ❹合谷

【建議處方】

❶ 1 ❷ C1 ❸ C3 ❹ 12

每日治療二次
10~20次
為一療程

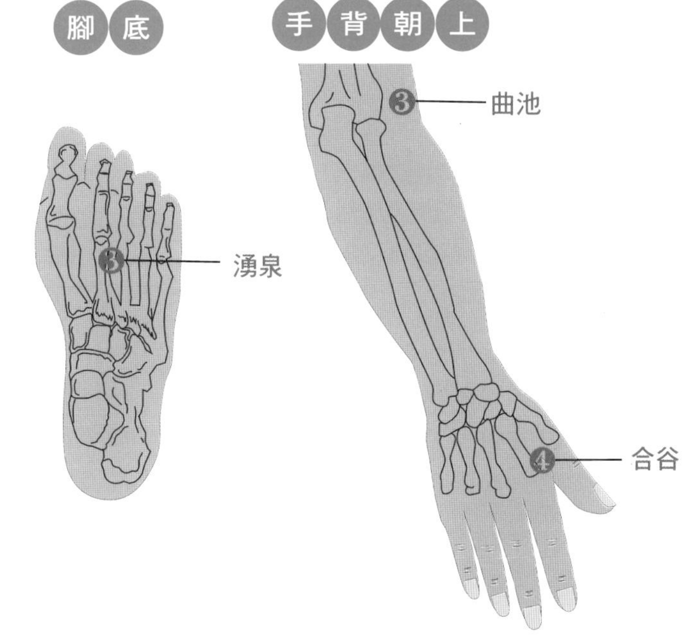

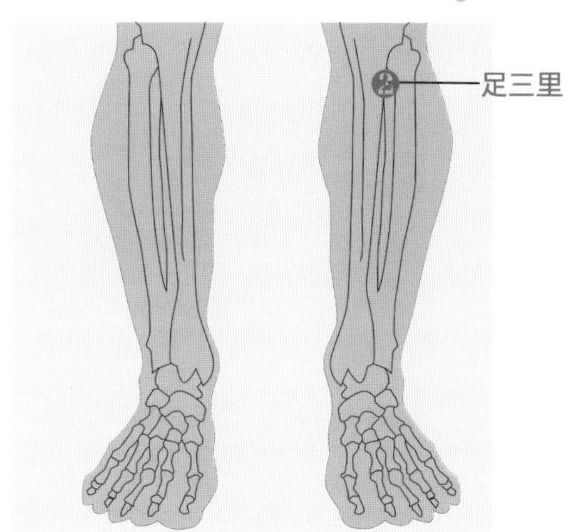

❶湧泉	❷足三里	❸曲池	❹合谷
主治：便秘、小便不利、昏眩、休克、高血壓、下肢癱瘓、精神分裂症	主治：神經衰弱、急慢性胃炎、腸炎、中風偏癱、消化性潰瘍、闌尾炎。	主治：中風、偏癱、高熱、蕁麻疹、高血壓、扁桃腺炎、吐瀉。	主治：感冒、顏面神經麻痺、中風偏癱、頭痛、牙痛、三叉神經痛、扁桃腺炎。

033 動脈硬化（二）

治療方法

將電極片置於：❶足三里 ❷湧泉 ❸大椎 ❹太沖

【建議處方】

❶ 1 ❷ 12 ❸ C1 ❹ C2

每日治療二次
10~20次
為一療程

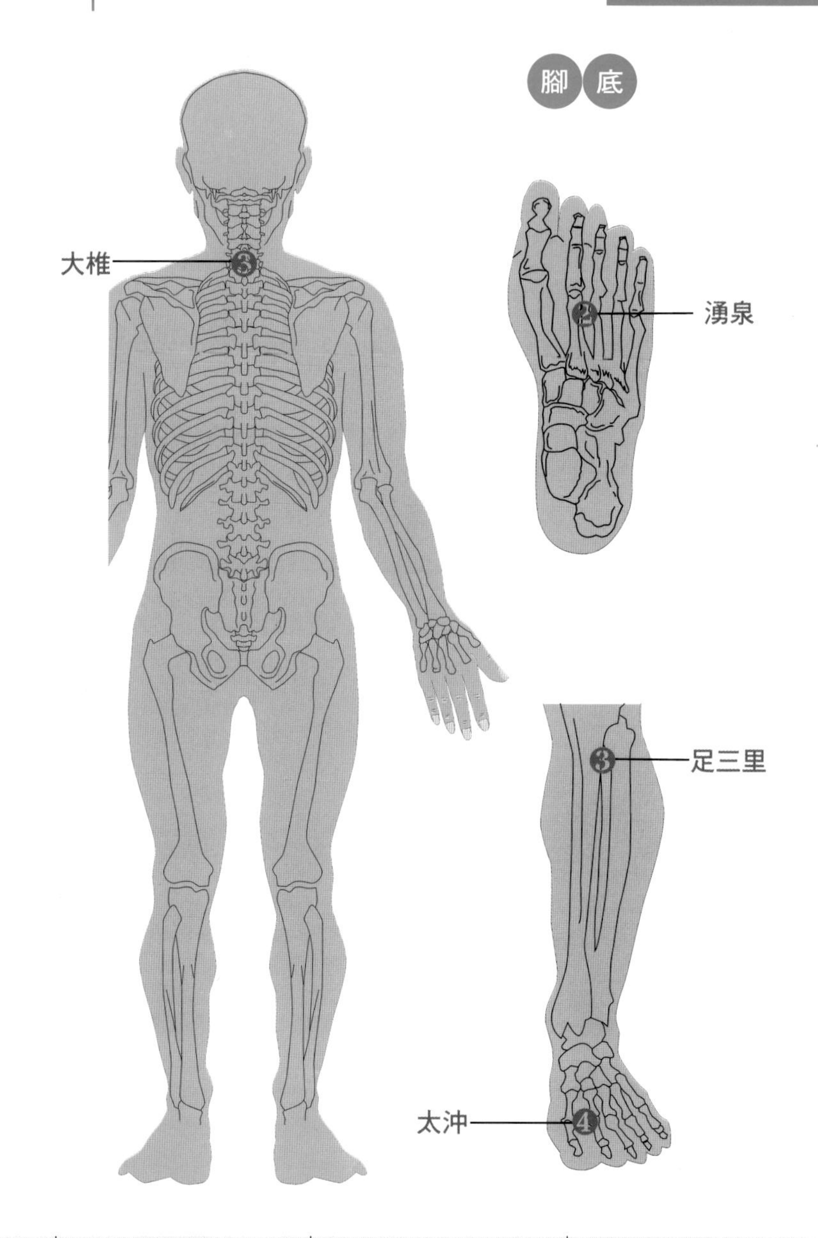

❶足三里	❷湧泉	❸大椎	❹太沖
主治： 神經衰弱、急慢性胃炎、腸炎、中風偏癱、消化性潰瘍、闌尾炎。	主治： 便秘、小便不利、昏眩、休克、高血壓、下肢癱瘓、精神分裂症。	主治： 頸項強痛、發熱、感冒、支氣管炎、哮喘、中暑。	主治： 神經衰弱、肝炎、高血壓、頭痛、眩暈、子宮出血、乳腺炎。

034

支氣管炎

治療方法

將電極片置於：❶大椎 ❷合谷 ❸曲池 ❹足三里

【建議處方】

❶ C1 ❷ A2 ❸ 3 ❹ 12

每日治療二次
10~20次
為一療程

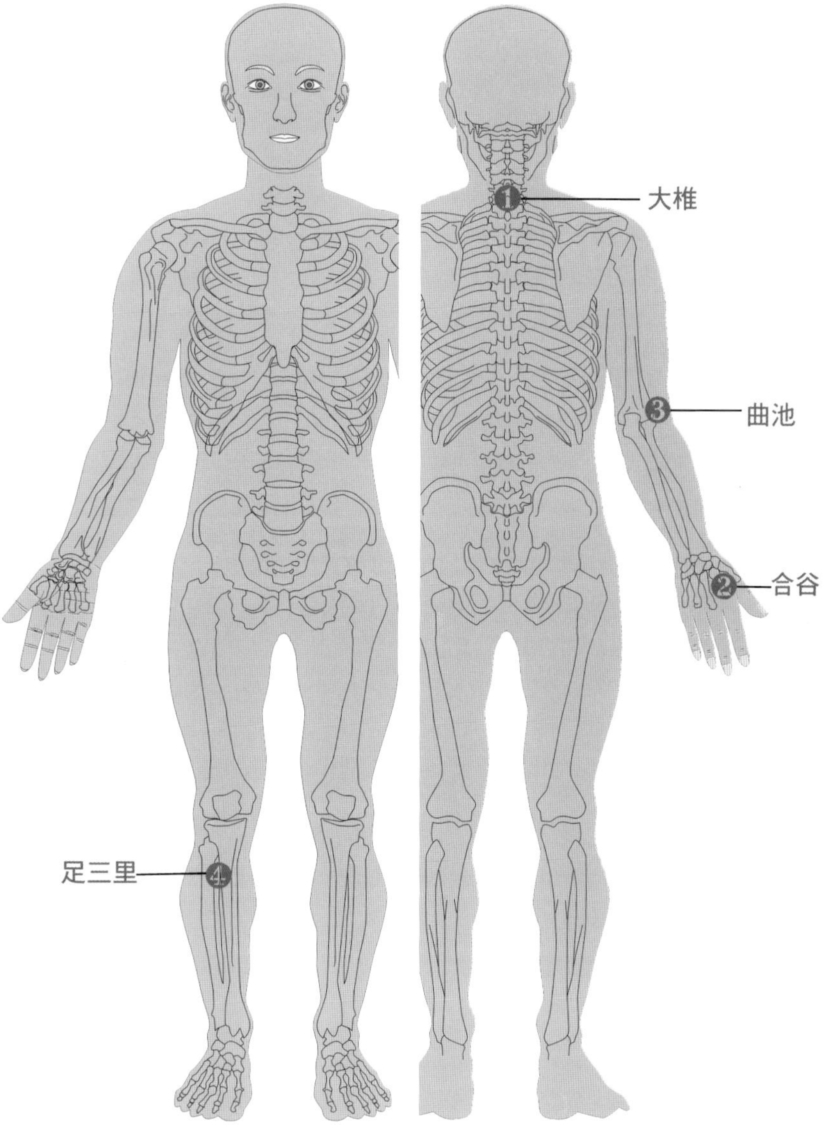

❶大椎	❷合谷	❸曲池	❹足三里
主治：頸項強痛、發熱、感冒、支氣管炎、哮喘、中暑。	主治：感冒、顏面神經麻痺、中風偏癱、頭痛、牙痛、三叉神經痛、扁桃腺炎。	主治：神經衰弱、急慢性胃炎、腸炎、中風偏癱、消化性潰瘍、蘭尾炎。	主治：神經衰弱、急慢性胃炎、腸炎、中風偏癱、消化性潰瘍、蘭尾炎。

035 哮喘

治療方法

將電極片置於：❶天突 ❷肺俞 ❸大椎 ❹孔最

【建議處方】

❶ 3 ❷ 12 ❸ C3 ❹ 1

每日治療二次
10~20次
為一療程

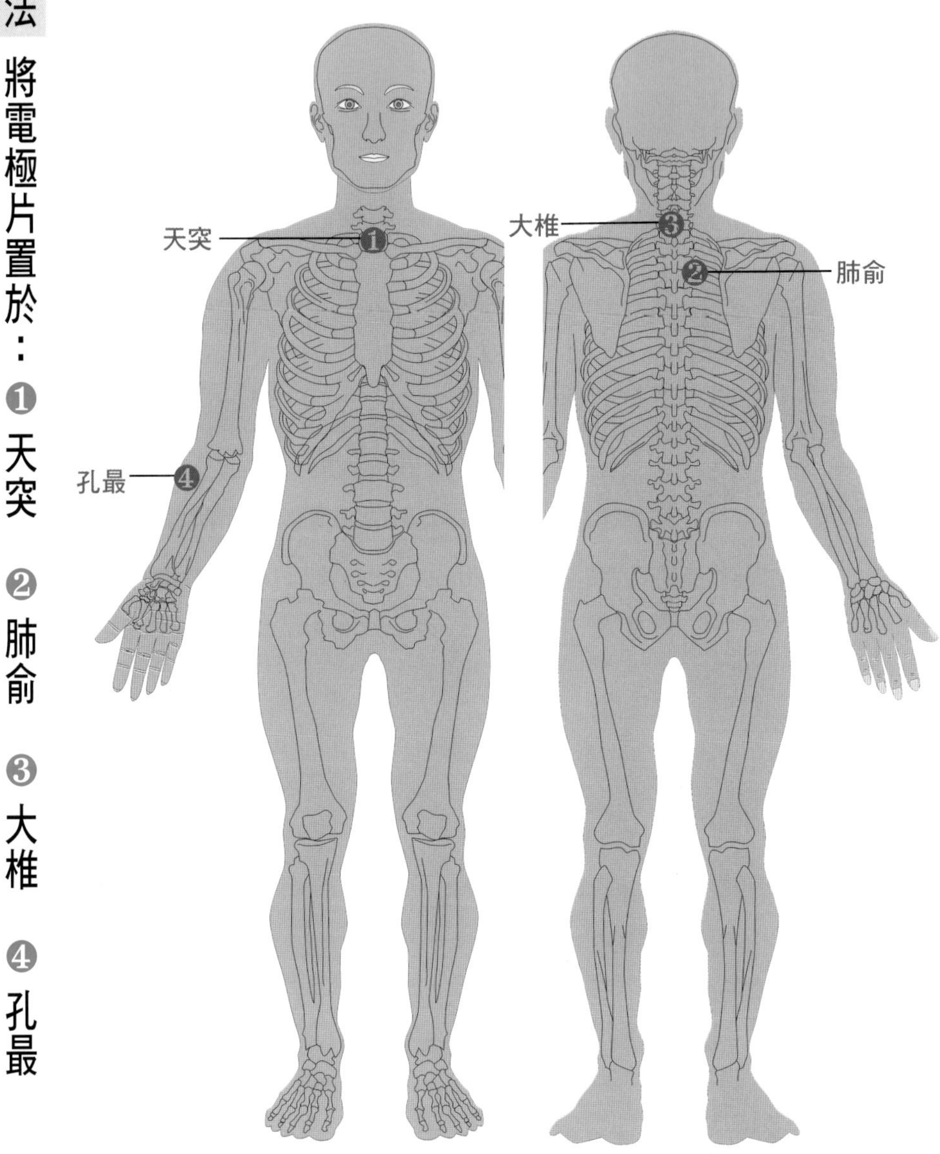

❶天突	❷肺俞	❸大椎	❹孔最
主治： 支氣管炎、咽喉炎、聲帶疾病、痰多症。	主治： 肺炎、百日咳、支氣管炎、哮喘。	主治： 頸項強痛、發熱、感冒、支氣管炎、哮喘、中暑。	主治： 咳嗽、哮喘、咯血、扁桃腺炎。

036

甲狀腺腫（肉癭）

治療方法

將電極片置於：❶天突 ❷曲池 ❸合谷 ❹中渚

【建議處方】

❶ A2 ❷ 3 ❸ C1 ❹ C2

每日治療二次
10~20次
為一療程

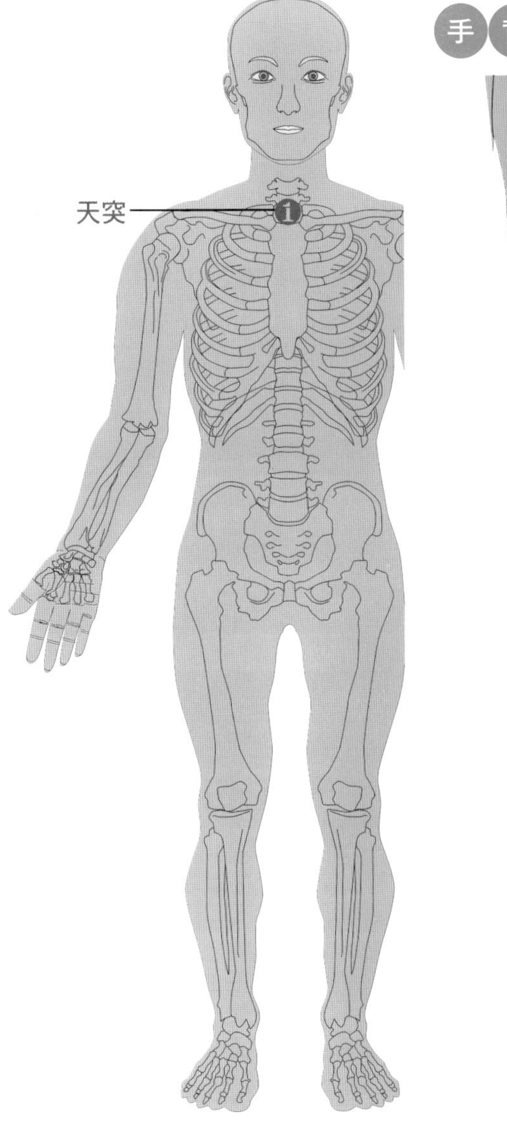

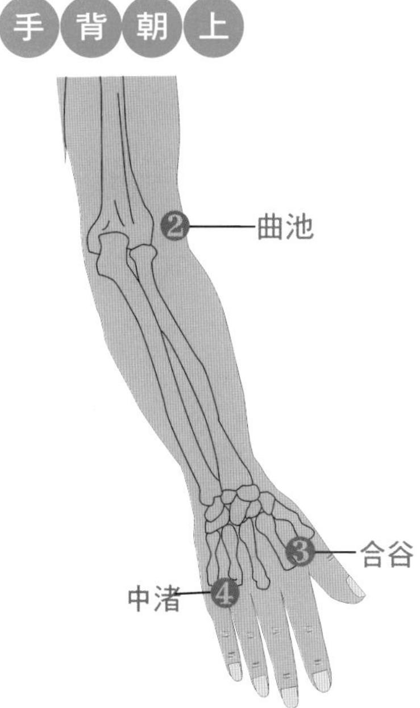

❶天突	❷曲池	❸合谷	❹中渚
主治： 支氣管炎、咽喉炎、聲帶疾病、痰多症。	主治： 中風、偏癱、高熱、蕁麻疹、高血壓、扁桃腺炎、吐瀉。	主治： 感冒、顏面神經麻痺、中風偏癱、頭痛、牙痛、三叉神經痛、扁桃腺炎。	主治： 神經衰弱、急慢性胃炎、腸炎、中風偏癱、消化性潰瘍、闌尾炎。

037

甲狀腺腫（癭瘤）

治療方法

將電極片置於：❶曲池 ❷合谷 ❸足三里 ❹列缺

【建議處方】

❶ 1 ❷ C1 ❸ 12 ❹ 3

每日治療二次
10~20次
為一療程

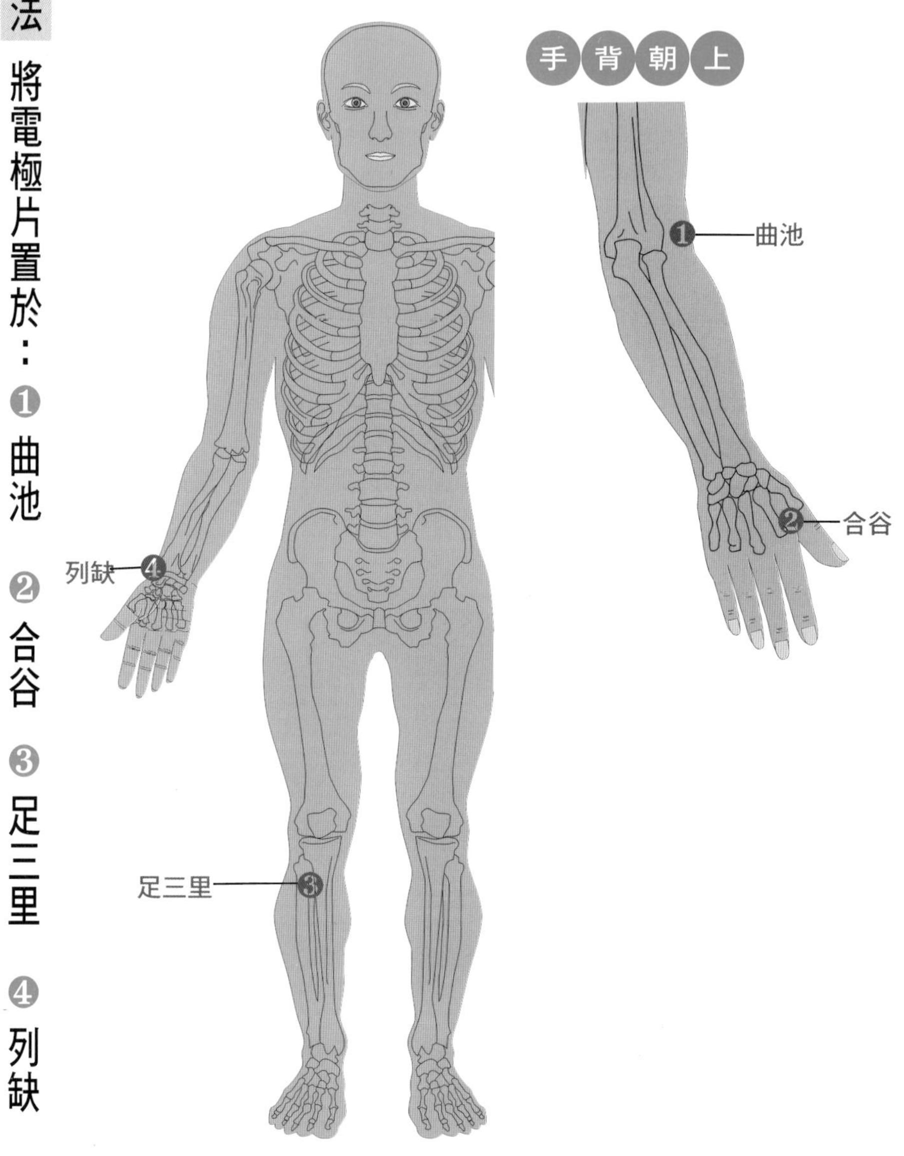

❶曲池	❷合谷	❸足三里	❹列缺
主治： 中風、偏癱、 高熱、蕁麻疹、高血壓、 扁桃腺炎、吐瀉。	主治： 感冒、顏面神經麻痺、 中風偏癱、頭痛、牙痛、 三叉神經痛、扁桃腺炎。	主治： 神經衰弱、急慢性 胃炎、腸炎、中風偏癱、 消化性潰瘍、蘭尾炎。	主治： 咳嗽、哮喘。

038

氣管病

治療方法

將電極片置於：

❶ 天突 ❷ 太淵 ❸ 列缺 ❹ 尺澤

【建議處方】

❶ C ❷ A1 ❸ C1 ❹ 3

每日治療二次
10~20次
為一療程

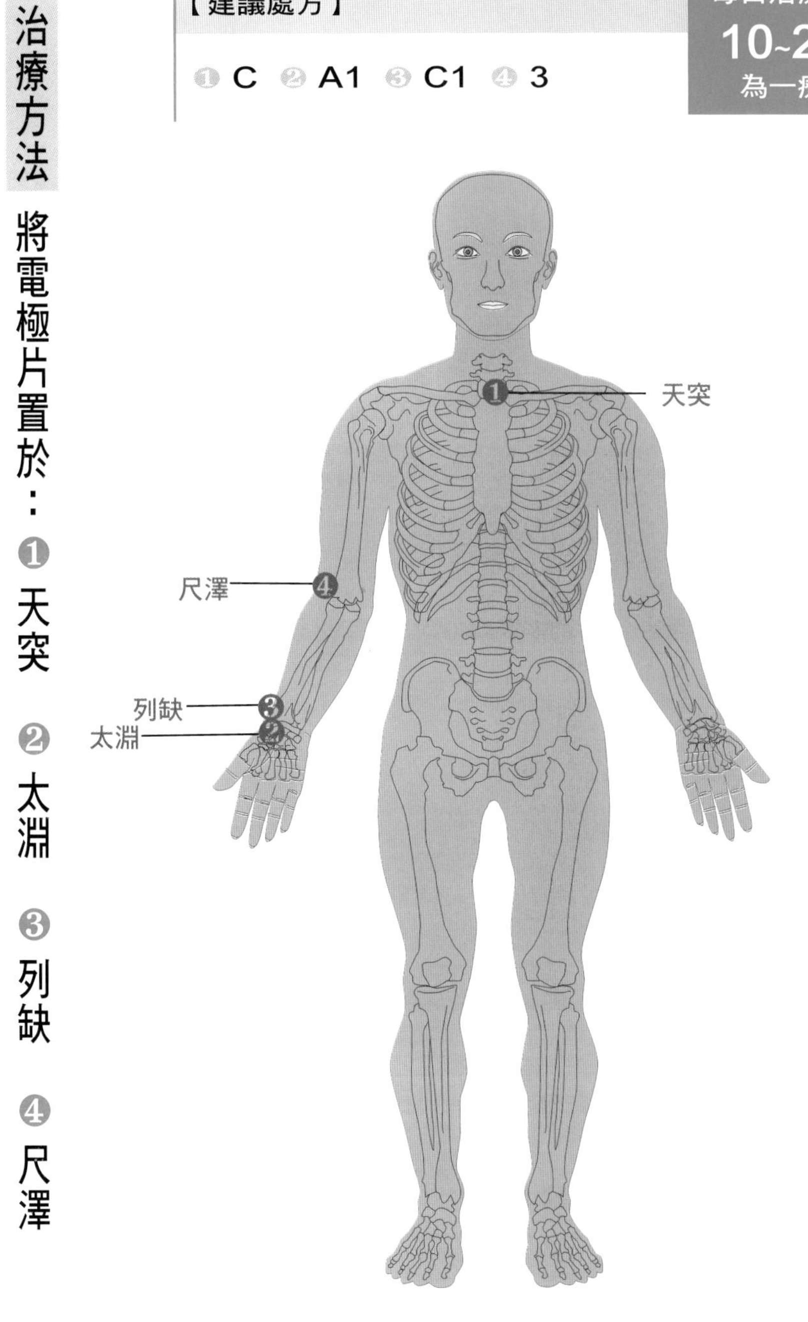

❶天突	❷太淵	❸列缺	❹尺澤
主治： 支氣管炎、咽喉炎、聲帶疾病、痰多症。	主治： 咳嗽、哮喘、咽喉痛、咯血。	主治： 咳嗽、哮喘、頭痛、咽喉腫痛。	主治： 咳嗽、哮喘、扁桃腺炎、支氣管炎、肘臂疼痛麻木。

039

破傷風

治療方法

將電極片置於：

❶ 風池

❷ 人中

❸ 太沖

❹ 合谷

【建議處方】

❶ C1 ❷ C2 ❸ 3 ❹ 1

每日治療二次
10~20次
為一療程

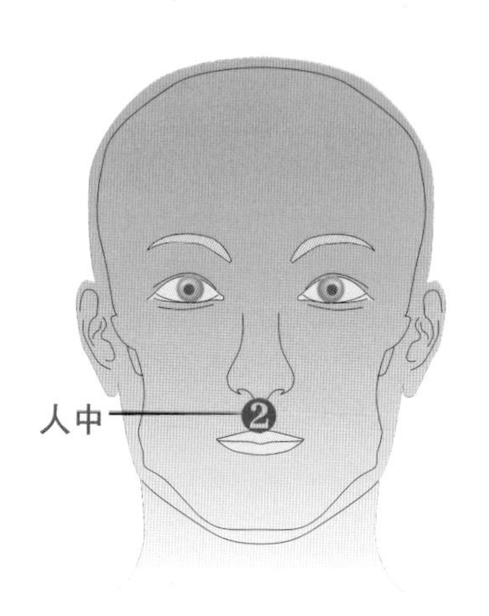

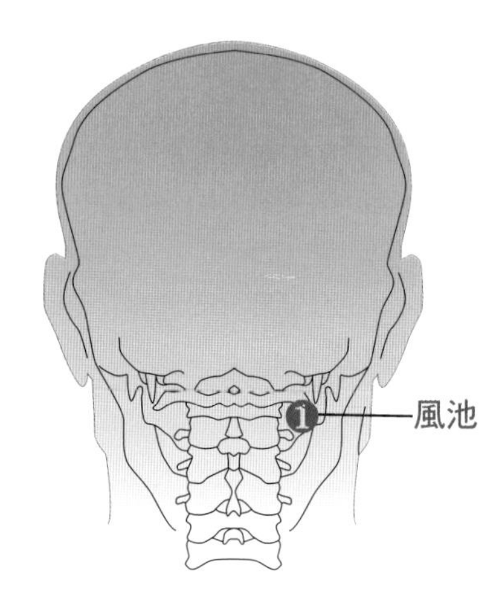

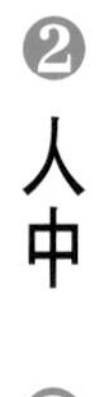

手 心

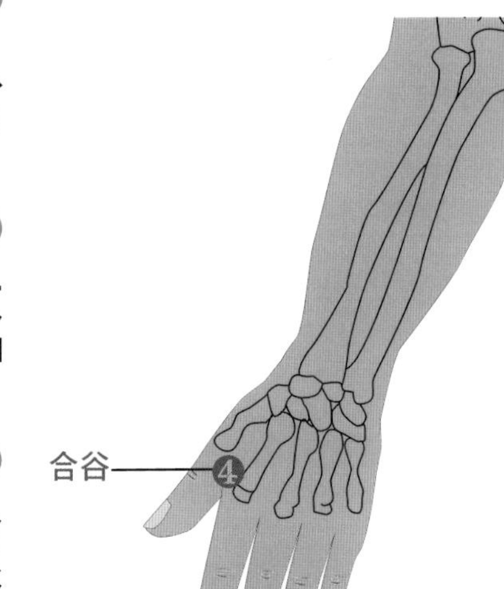

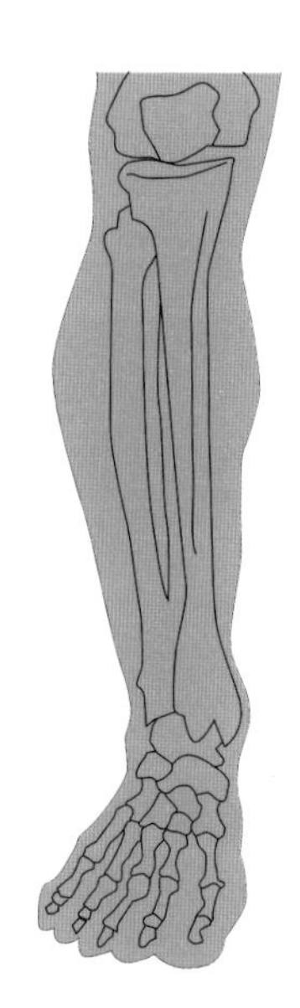

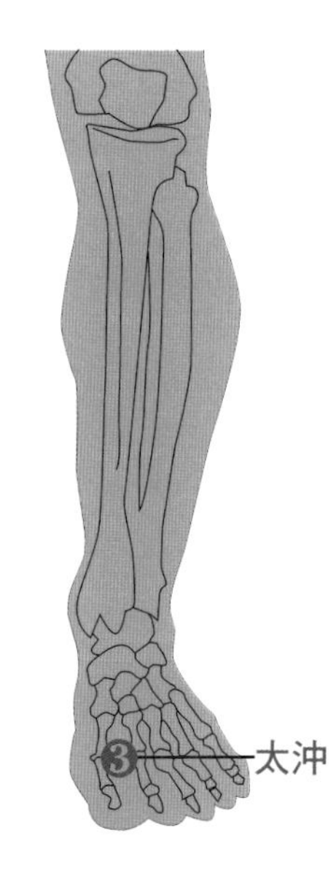

❶風池	❷人中	❸太沖	❹合谷
主治： 頭痛、頸項強痛、眼疾明目、感冒。	主治： 口眼歪斜、精神分裂暈厥、癲病、休克、昏迷、失憶症。	主治： 神經衰弱、肝炎、高血壓、頭痛、眩暈、子宮出血、乳腺炎。	主治： 感冒、顏面神經痲痺、中風偏癱、頭痛、牙痛、三叉神經痛、扁桃腺炎。

040

健忘(注意力不集中)

治療方法

將電極片置於：❶內關 ❷三陰交 ❸足三里 ❹合谷

【建議處方】

❶ C1 ❷ C2 ❸ 3 ❹ 12

每日治療二次
10~20次
為一療程

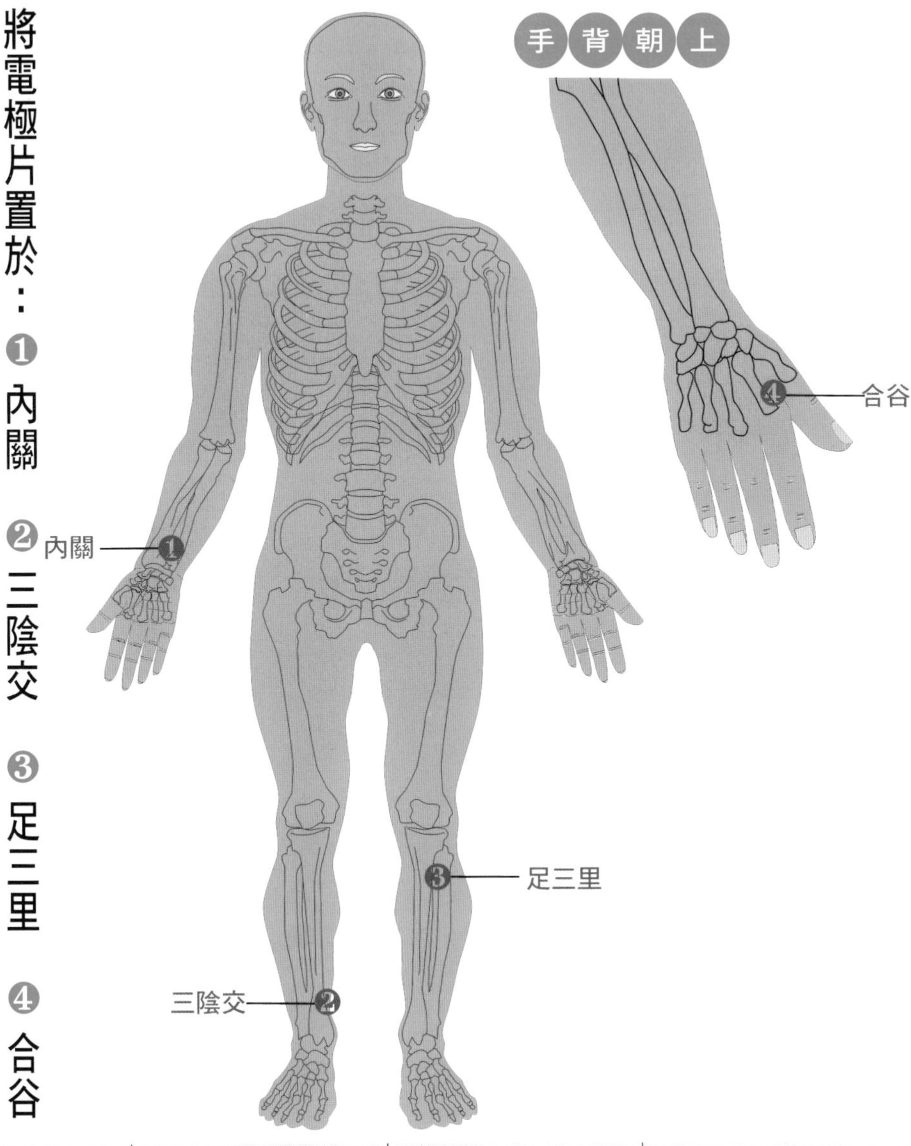

❶內關	❷三陰交	❸足三里	❹合谷
主治：心痛、心悸、胸悶、嘔吐、高血壓、胃痛、休克、痙攣。	主治：失眠、高血壓、子宮出血、急慢性胃炎腸炎、陽痿、遺尿、滯產、中風。	主治：神經衰弱、急慢性胃炎、腸炎、中風偏癱、消化性潰瘍、闌尾炎。	主治：感冒、顏面神經麻痺、中風偏癱、頭痛、牙痛、三叉神經痛、扁桃腺炎。

041

焦慮、心慌

治療方法

將電極片置於：❶中府 ❷巨闕 ❸內關 ❹神門

【建議處方】

❶ 1 ❷ B3 ❸ C1 ❹ C2

每日治療二次
10~20次
為一療程

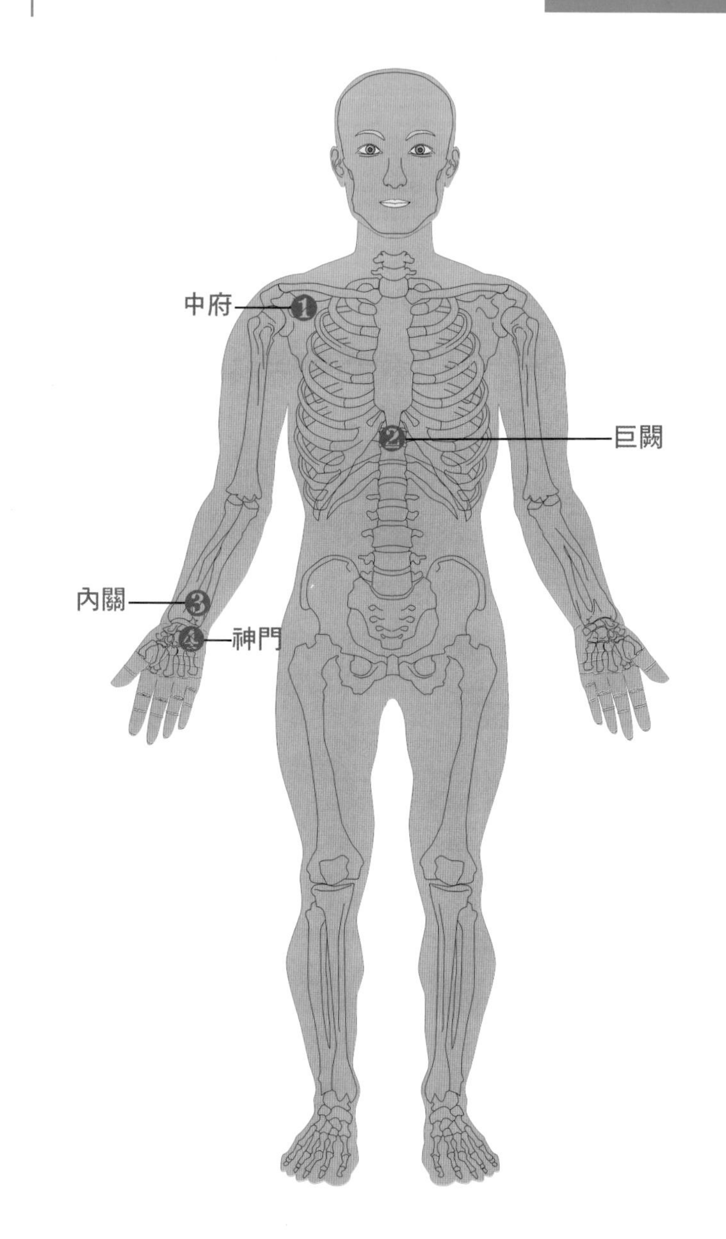

❶中府	❷巨闕	❸內關	❹神門
主治： 中風、偏癱、高熱、蕁麻疹、高血壓、扁桃腺炎、吐瀉。	主治： 感冒、顏面神經麻痺、中風偏癱、頭痛、牙痛、三叉神經痛、扁桃腺炎。	主治： 心痛、心悸、胸悶、嘔吐、高血壓、胃痛、休克、痙攣。	主治： 心悸、失眠、健忘、癡呆、精神分裂。

042

中暑

治療方法

【建議處方】

❶ C1 ❷ 12 ❸ B ❹ C3

每日治療二次
10~20次
為一療程

將電極片置於：❶人中 ❷合谷 ❸大椎 ❹曲澤

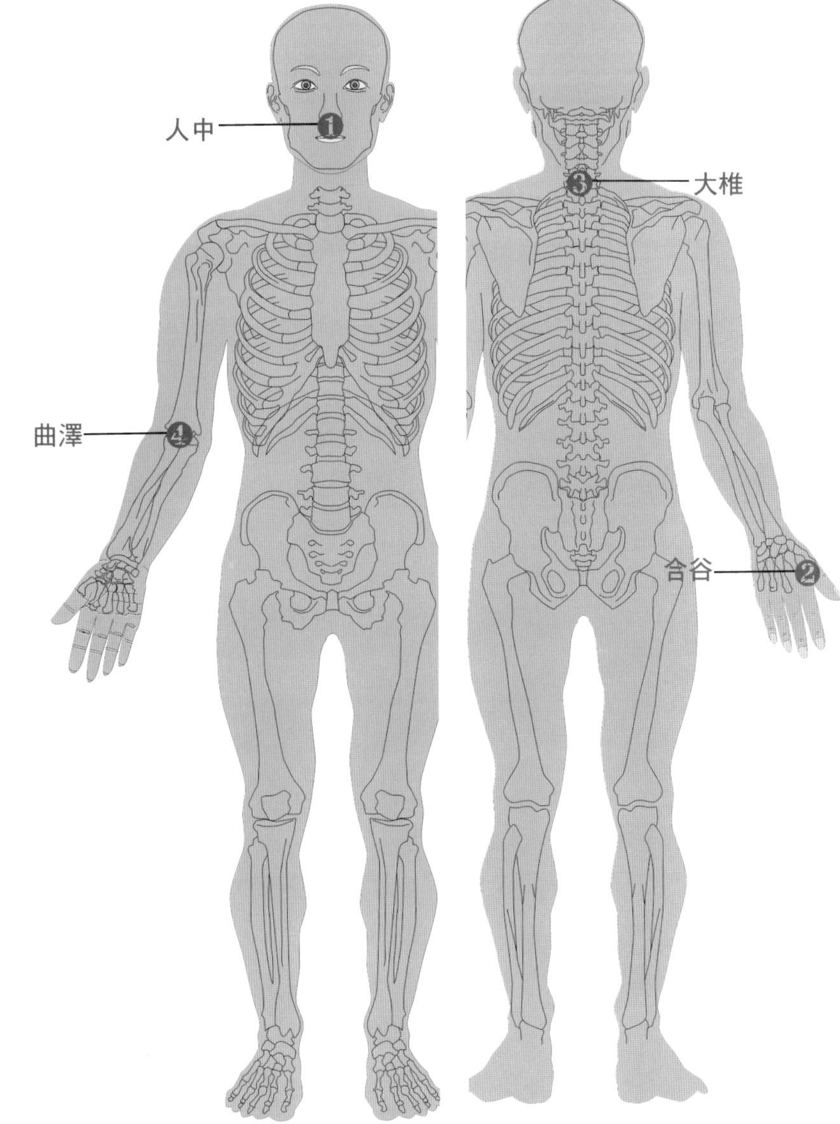

❶人中	❷合谷	❸大椎	❹曲澤
主治： 口眼歪斜、精神分裂暈厥、癲病、休克、昏迷、失憶症。	主治： 感冒、顏面神經麻痺、中風偏癱、頭痛、牙痛、三叉神經痛、扁桃腺炎。	主治： 頸項強痛、發熱、感冒、支氣管炎、哮喘、中暑。	主治： 咳嗽、哮喘。

043

肺病

治療方法

將電極片置於：❶天突 ❷列缺 ❸尺澤 ❹肺俞

【建議處方】

❶ A1 ❷ B2 ❸ C1 ❹ C3

每日治療二次
10~20次
為一療程

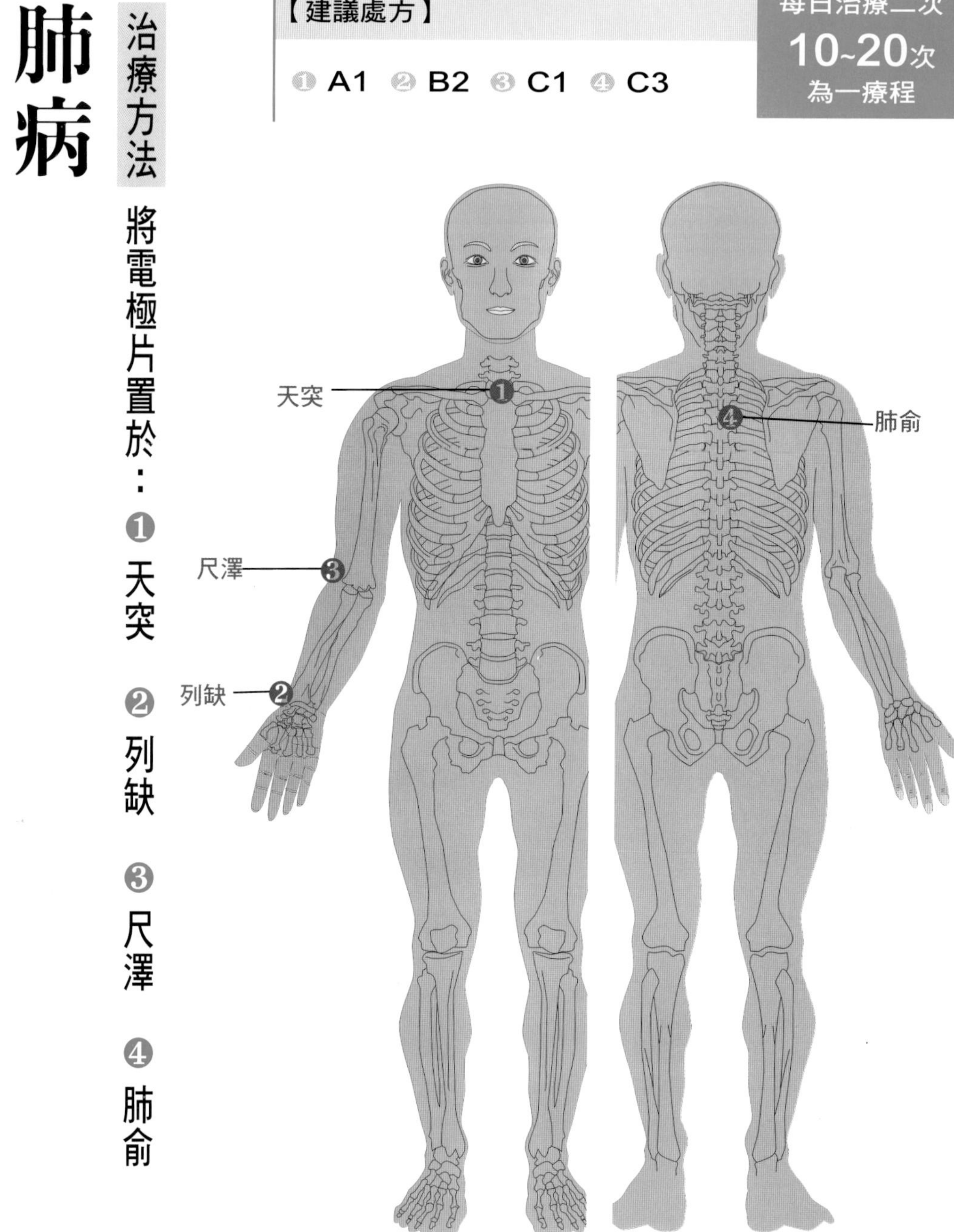

❶天突	❷列缺	❸尺澤	❹肺俞
主治： 支氣管炎、咽喉炎、聲帶疾病、痰多症	主治： 咳嗽、哮喘、頭痛、咽喉腫痛。	主治： 咳嗽、哮喘、扁桃腺炎、支氣管炎、肘臂疼痛麻木。	主治： 肺炎、百日咳、支氣管炎、哮喘。

044

肝病

治療方法

將電極片置於：
❶ 肝俞
❷ 膽俞
❸ 太沖
❹ 陽陵泉

【建議處方】

❶ A1 ❷ A3 ❸ C1 ❹ B23

每日治療二次
10~20次
為一療程

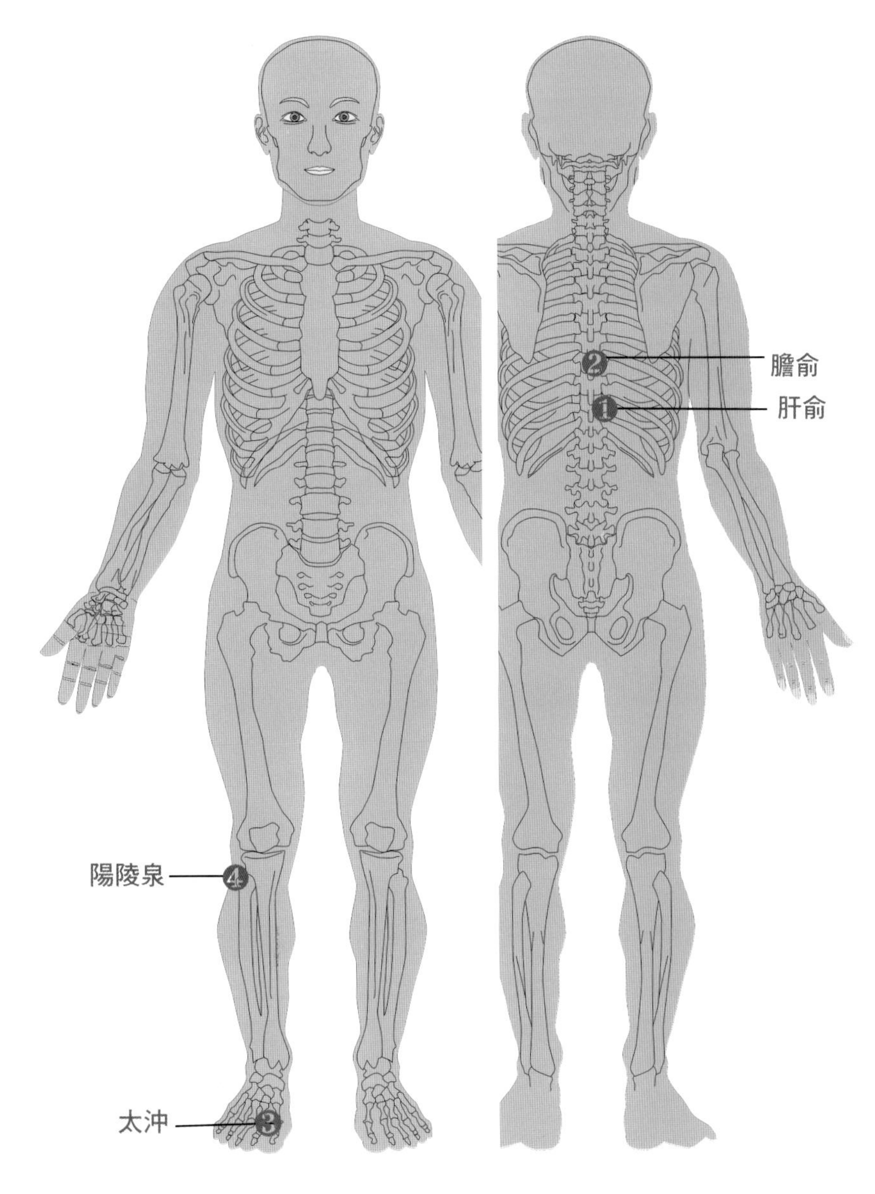

❶肝俞	❷膽俞	❸太沖	❹陽陵泉
主治：急慢性腸炎、膽囊炎、眼病、神經衰弱。	主治：肝炎、膽囊炎、膽道蛔蟲症。	主治：神經衰弱、肝炎、高血壓、頭痛、眩暈、子宮出血、乳腺炎。	主治：坐骨神經痛、肋間神經痛、下肢癱瘓、膽石病。

045

肚子、腹疼痛

治療方法

將電極片置於：❶足三里 ❷內庭 ❸內關 ❹中脘

【建議處方】

❶ 1 ❷ C1 ❸ 3 ❹ C3

每日治療二次
10~20次
為一療程

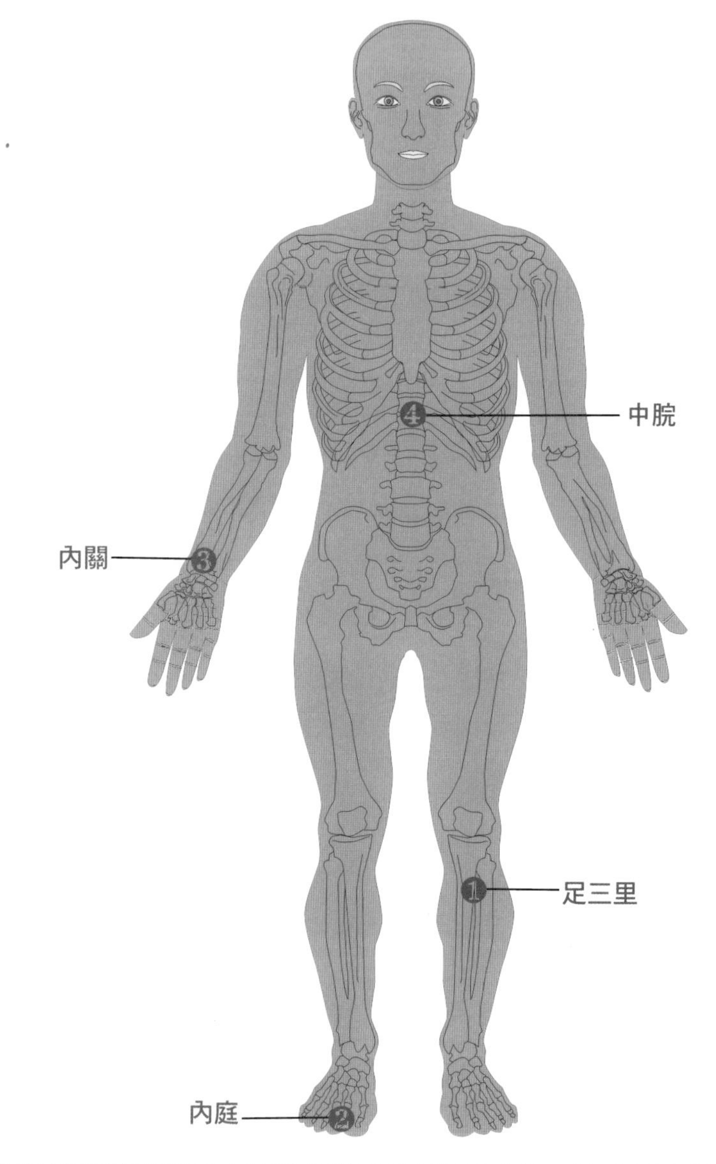

❶足三里	❷內庭	❸內關	❹中脘
主治： 神經衰弱、急慢性胃炎、腸炎、中風偏癱、消化性潰瘍、闌尾炎。	主治： 急慢性腸炎、胃痛、牙痛、三叉神經痛、足部麻木疼痛。	主治： 心痛、心悸、胸悶、嘔吐、高血壓、胃痛、休克、痙攣。	主治： 急慢性腸炎、胃炎、消化性潰瘍、打呃、急性胰腺炎。

046

腸病

治療方法

將電極片置於：❶小腸俞 ❷足三里 ❸合谷 ❹關元

【建議處方】

❶ B2 ❷ B23 ❸ C1 ❹ 12

每日治療二次
10~20次
為一療程

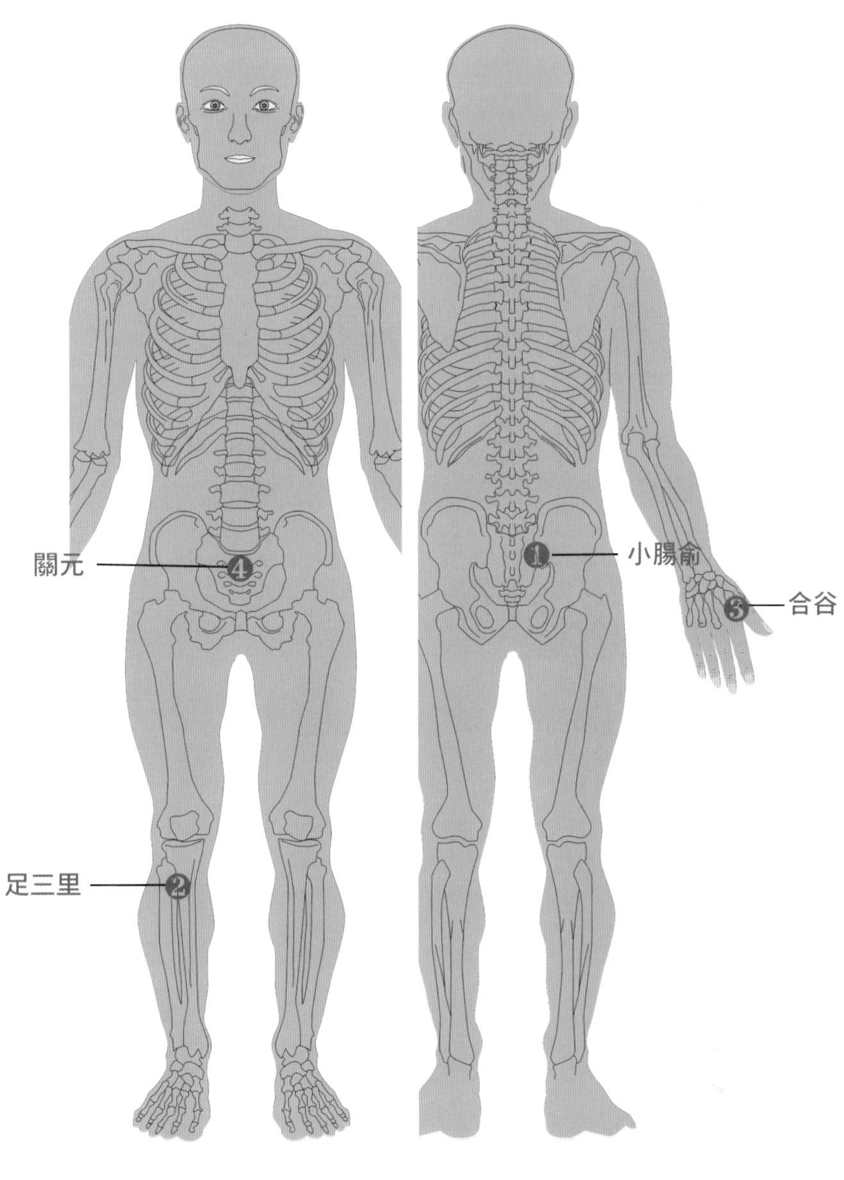

❶小腸俞	❷足三里	❸合谷	❹關元
主治： 腸病、便秘、腹瀉、腰痛、遺尿。	主治： 神經衰弱、急慢性胃炎、腸炎、中風偏癱、消化性潰瘍、蘭尾炎。	主治： 神經衰弱、急慢性胃炎、腸炎、中風偏癱、消化性潰瘍、蘭尾炎。	主治： 腸病、抗衰症、陽萎、遺尿、子宮脫垂、尿淤留。

047

舌的毛病

治療方法

將電極片置於：❶廉泉 ❷商丘 ❸啞門 ❹合谷

【建議處方】

❶ 1 ❷ C3 ❸ 3 ❹ C2

每日治療二次
10~20次
為一療程

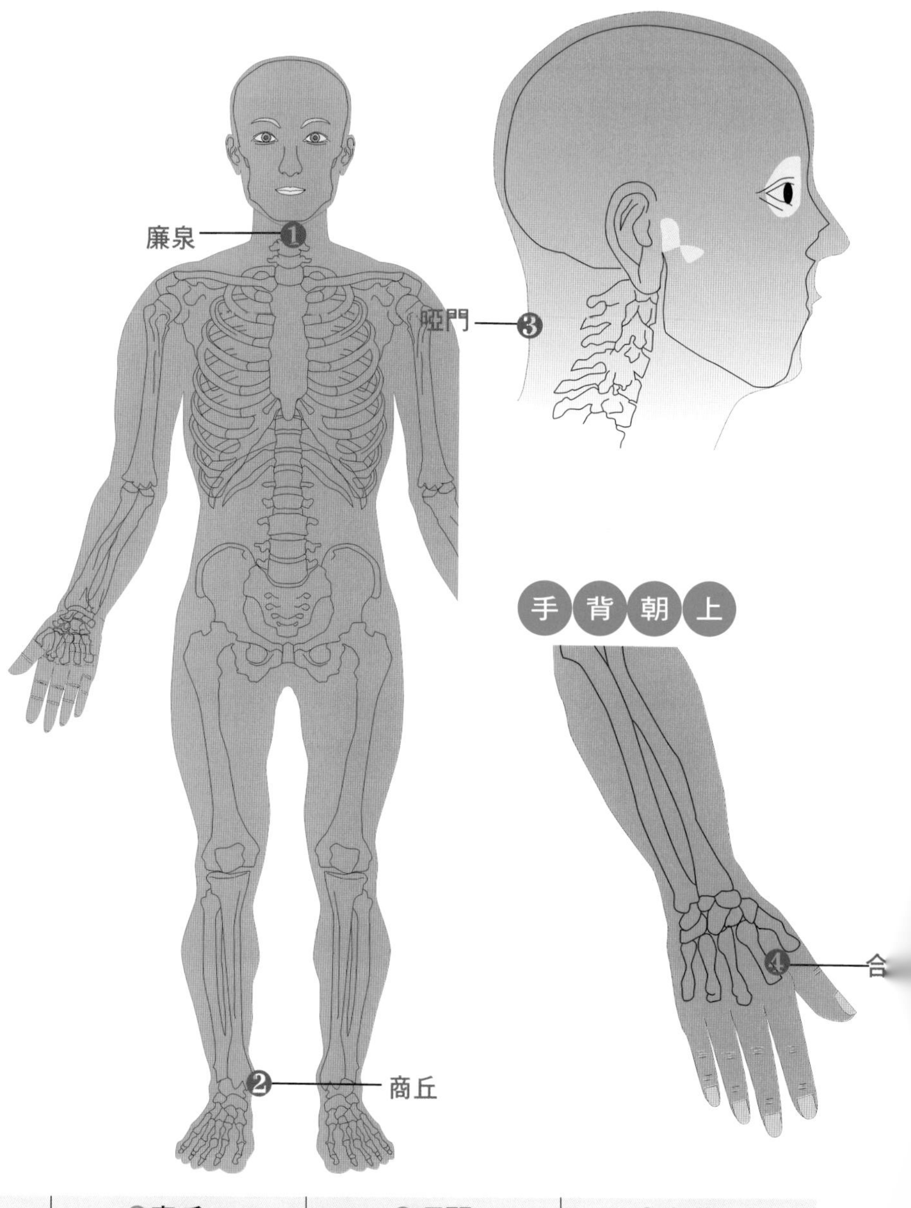

❶廉泉	❷商丘	❸啞門	❹合谷
主治： 舌病、失聲、咽喉炎。	主治： 腸胃炎、消化不良。	主治： 舌病、不語、音暗、癲狂病。	主治： 感冒、顏面神經麻痺、中風偏癱、頭痛、牙痛、三叉神經痛、扁桃腺炎。

048

打嗝

治療方法

將電極片置於：❶解谿 ❷內關 ❸足三里 ❹關元

【建議處方】

❶ C1 ❷ 3 ❸ 1 ❹ C2

每日治療二次
10~20次
為一療程

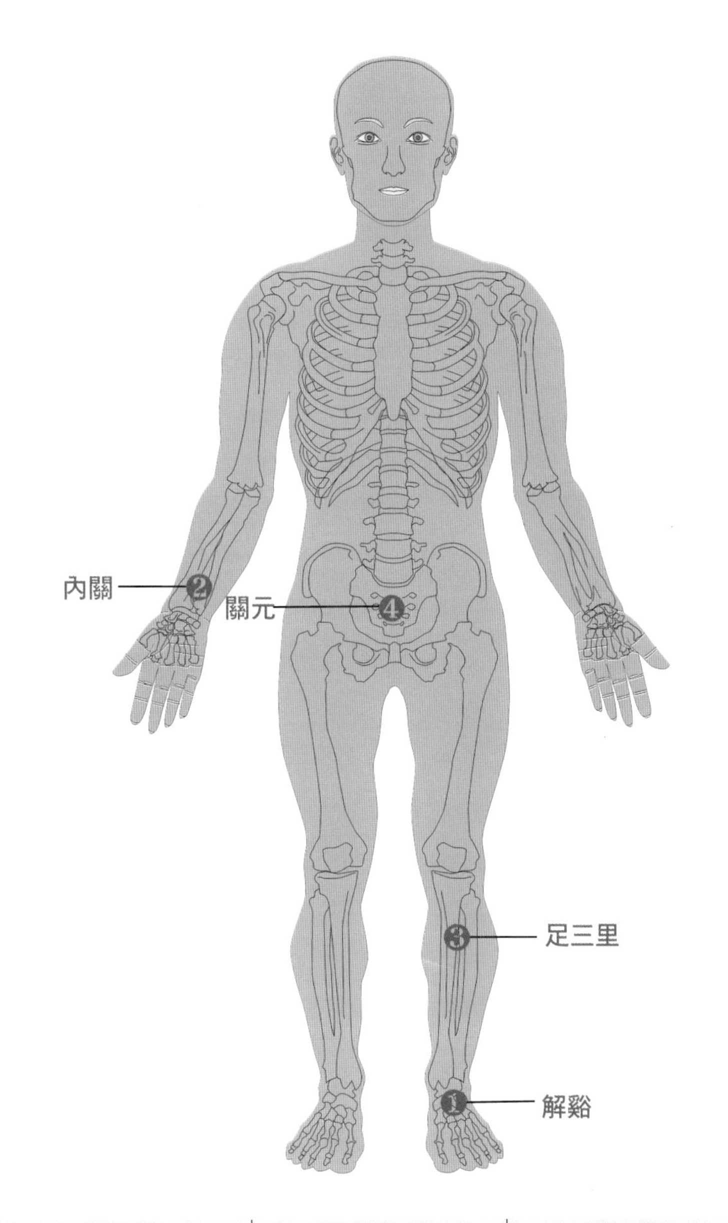

❶解谿	❷內關	❸足三里	❹關元
主治：閉塞性脈管炎、血栓、頭痛、腎炎、踝部疼痛腫漲。	主治：心痛、心悸、胸悶、嘔吐、高血壓、胃痛、休克、痙攣。	主治：神經衰弱、急慢性胃炎、腸炎、中風偏癱、消化性潰瘍、蘭尾炎。	主治：腸病、抗衰症、陽萎、遺尿、子宮脫垂、尿淤留。

049

手腳冰冷

治療方法

將電極片置於：❶足三里 ❷湧泉 ❸腎俞 ❹三陰交

【建議處方】

❶ 1 ❷ 3 ❸ 12 ❹ C1

每日治療二次
10~20次
為一療程

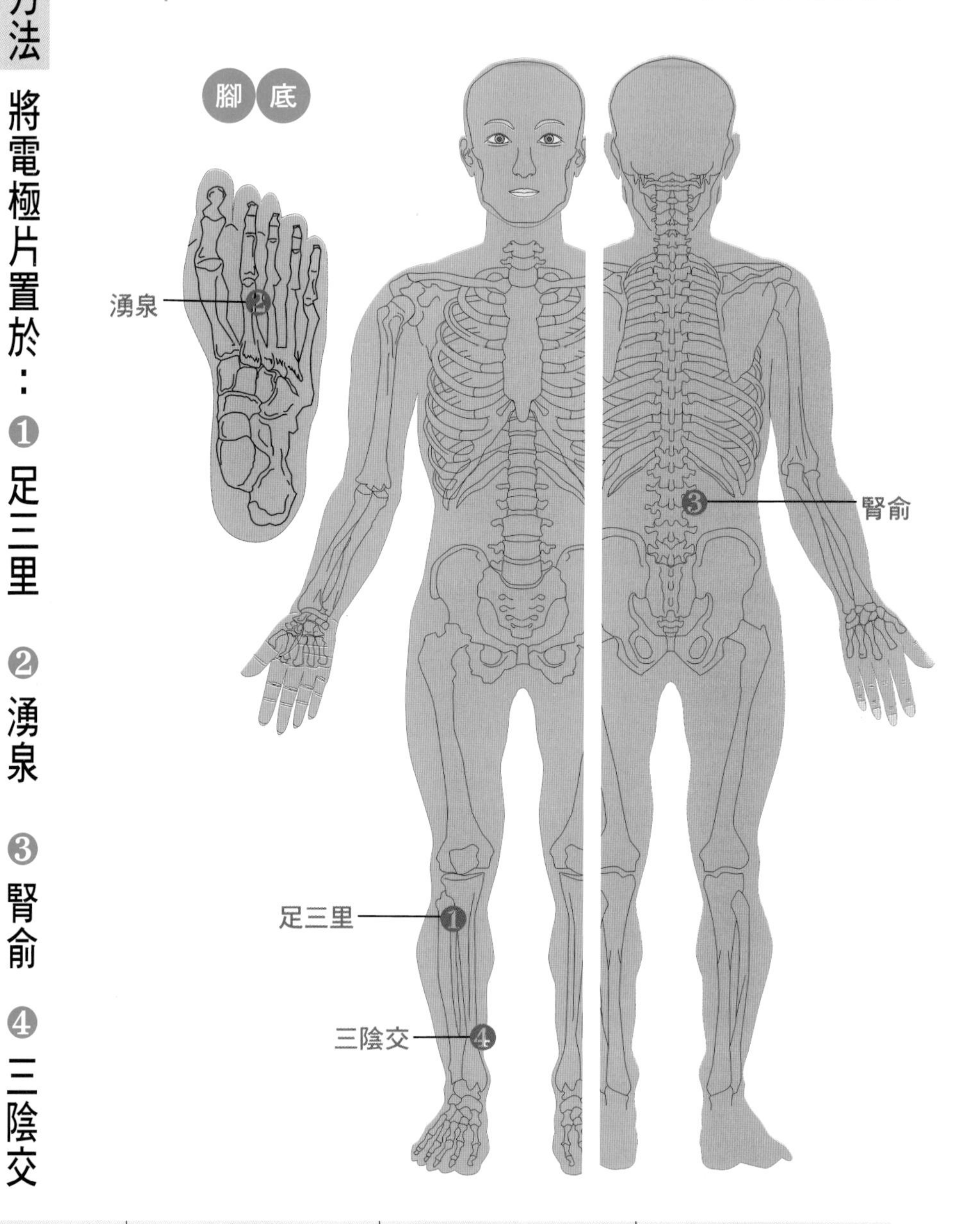

❶足三里	❷湧泉	❸腎俞	❹三陰交
主治：神經衰弱、急慢性胃炎、腸炎、中風偏癱、消化性潰瘍、闌尾炎。	主治：便秘、小便不利、昏眩、休克、高血壓、下肢癱瘓、精神分裂症。	主治：腎炎腎、結石、尿道感染、腰部扭傷、腰腿痛。	主治：失眠、高血壓、子宮出血、急慢性胃炎腸炎、陽痿、遺尿、滯產、中風。

050

多夢

治療方法

將電極片置於：❶內關 ❷神門 ❸三陰交 ❹足三里

【建議處方】

❶ C1 ❷ C3 ❸ B12 ❹ B3

每日治療二次
10~20次
為一療程

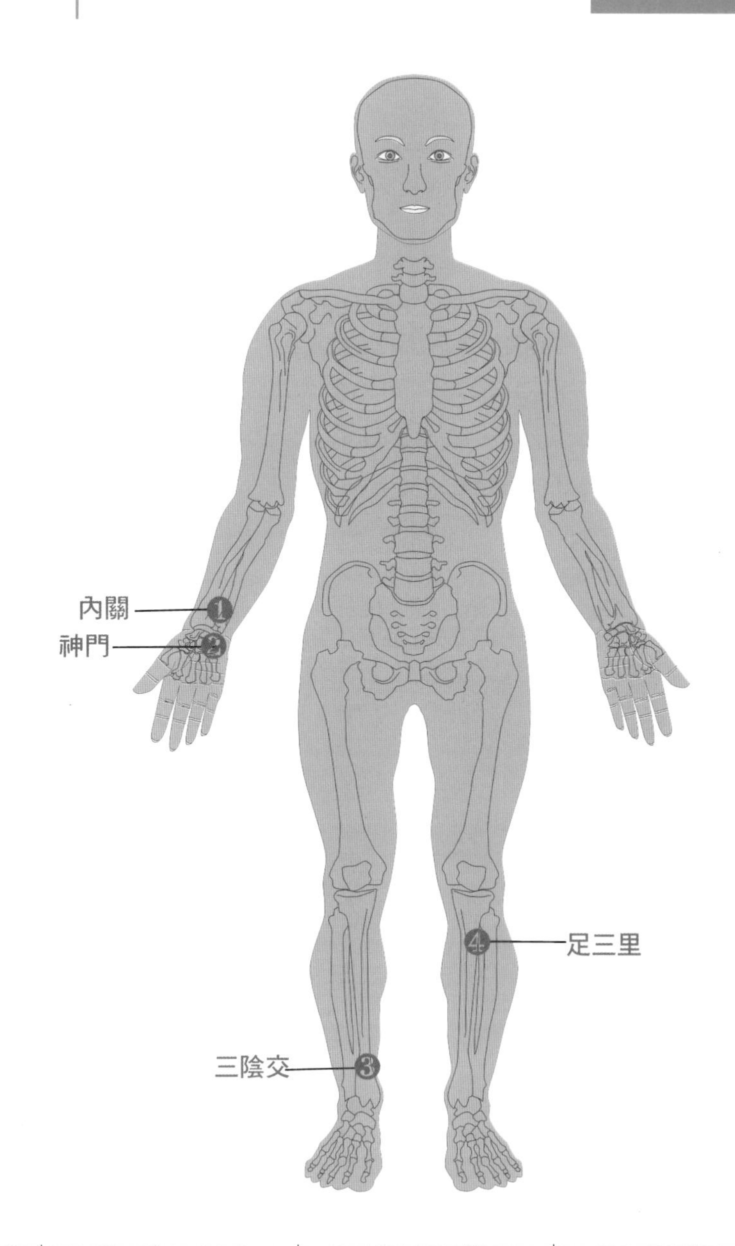

❶內關	❷神門	❸三陰交	❹足三里
主治： 心痛、心悸、胸悶、嘔吐、高血壓、胃痛、休克、痙攣。	主治： 心悸、失眠、健忘、癡呆、精神分裂。	主治： 失眠、高血壓、子宮出血、急慢性胃炎腸炎、陽痿、遺尿、滯產、中風。	主治： 神經衰弱、急慢性胃炎、腸炎、中風偏癱、消化性潰瘍、闌尾炎。

051

便秘

治療方法

【建議處方】

❶ C1 ❷ B1 ❸ 3 ❹ 12

每日治療二次
10~20次
為一療程

將電極片置於：

❶ 大橫

❷ 湧泉

❸ 神門

❹ 足三里

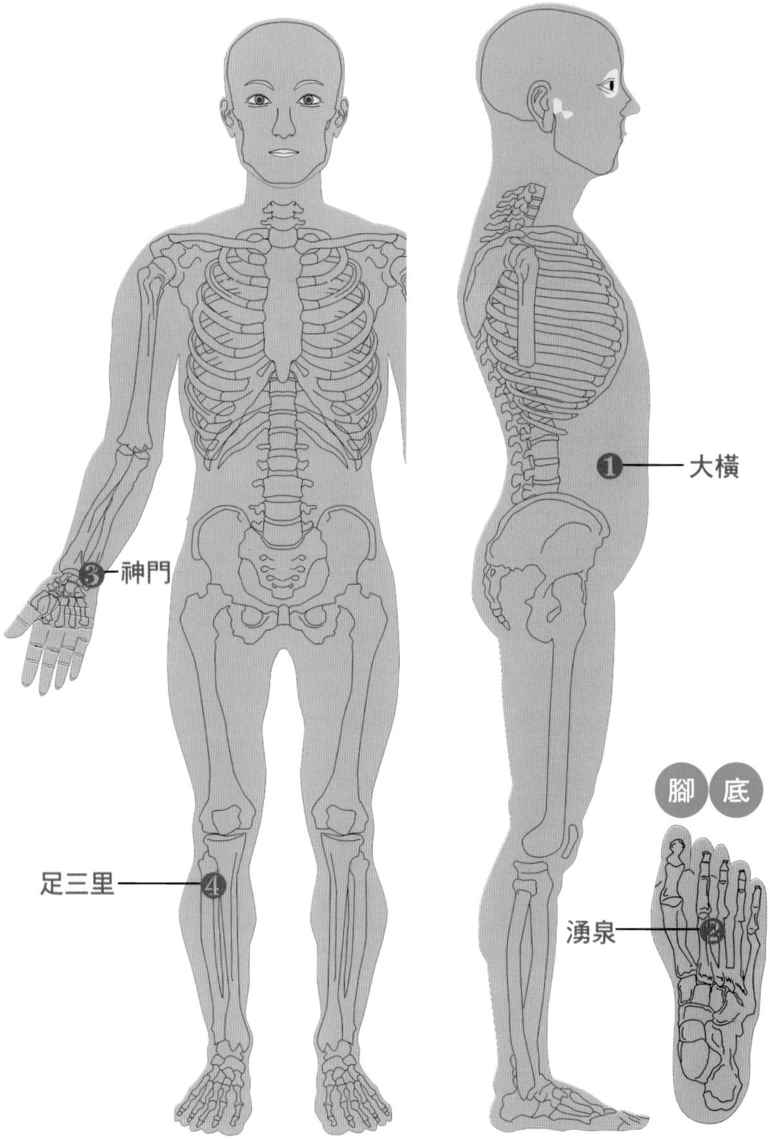

神門
足三里
大橫
腳底
湧泉

❶大橫	❷湧泉	❸神門	❹足三里
主治： 膽道、腸道蛔蟲症，便秘，腹瀉。	主治： 便秘、小便不利、昏眩、休克、高血壓、下肢癱瘓、精神分裂症。	主治： 心悸、失眠、健忘、癡呆、精神分裂。	主治： 神經衰弱、急慢性胃炎、腸炎、中風偏癱、消化性潰瘍、闌尾炎。

052

習慣性便秘

【建議處方】

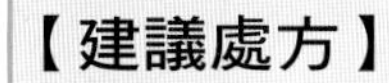

❶ B1 ❷ B3 ❸ C1 ❹ 12

每日治療二次
10~20次
為一療程

治療方法

將電極片置於：❶大横 ❷照海 ❸天樞 ❹足三里

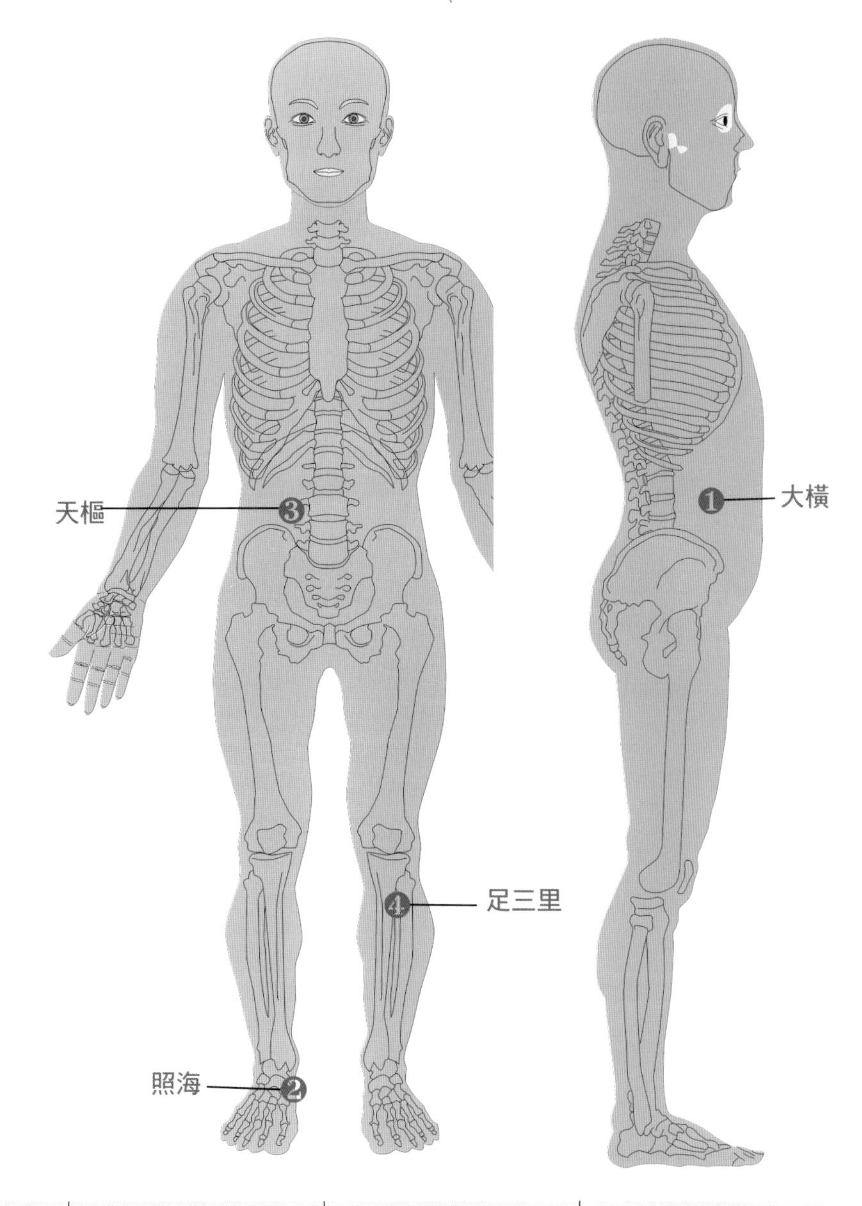

❶大横	❷照海	❸天樞	❹足三里
主治： 膽道、腸道蛔蟲症，便秘，腹瀉。	主治： 便秘、足跟痛、失眠、高血壓、咽喉炎。	主治： 急慢性、腸炎、胃炎、闌尾炎、便秘、細菌性痢疾。	主治： 神經衰弱、急慢性胃炎、腸炎、中風偏癱、消化性潰瘍、闌尾炎。

053

小便不通

治療方法

將電極片置於：❶關元 ❷氣海 ❸腎俞 ❹足三里

【建議處方】

❶ B3 ❷ 3 ❸ B23 ❹ 12

每日治療二次
10~20次
為一療程

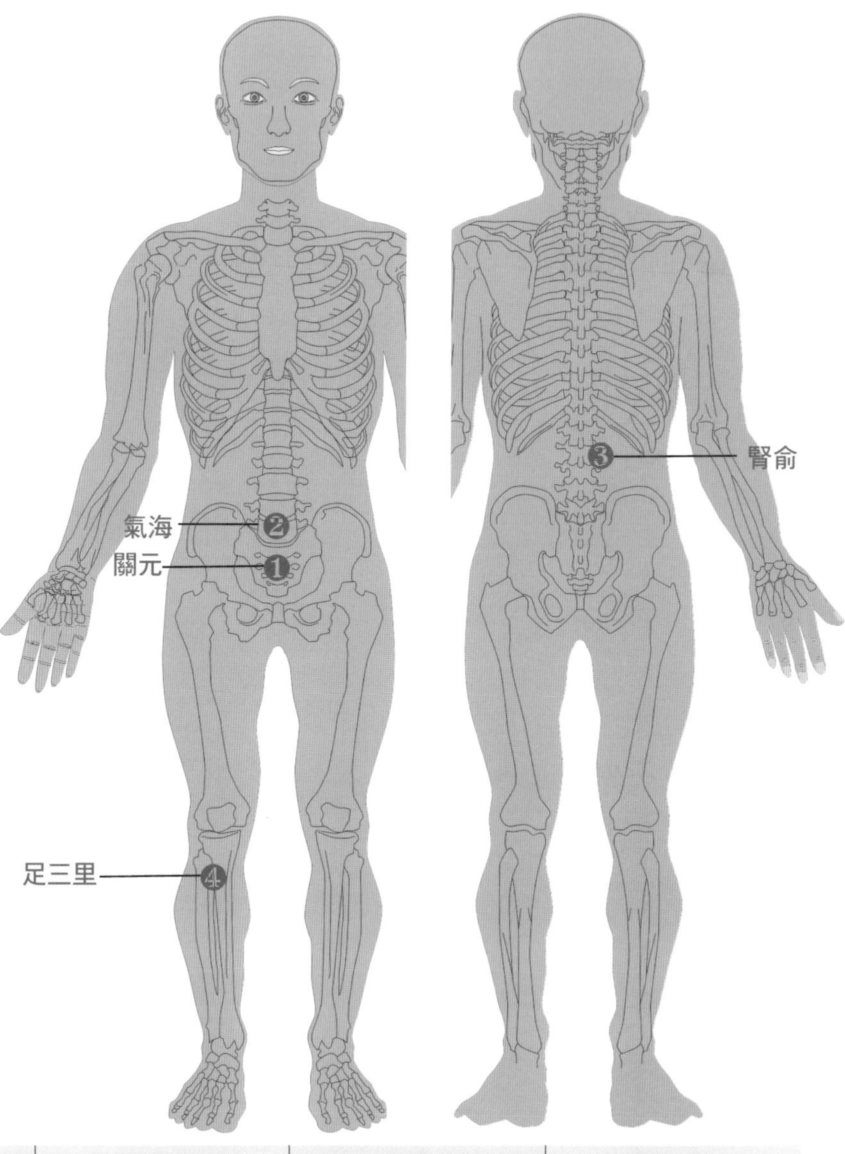

❶關元	❷氣海	❸腎俞	❹足三里
主治： 腸病、抗衰症、陽萎、遺尿、子宮脫垂、尿淤留。	主治： 腹痛、腹漲、尿瘀留、胃下垂、經痛、子宮出血、子宮下垂。	主治： 腎炎腎、結石、尿道感染、腰部扭傷、腰腿痛。	主治： 神經衰弱、急慢性胃炎、腸炎、中風偏癱、消化性潰瘍、闌尾炎。

054

內痔、外痔

治療方法

將電極片置於：❶白環俞 ❷長強 ❸承山 ❹足三里

【建議處方】

❶ B12 ❷ B23 ❸ C1 ❹ C2

每日治療二次
10~20次
為一療程

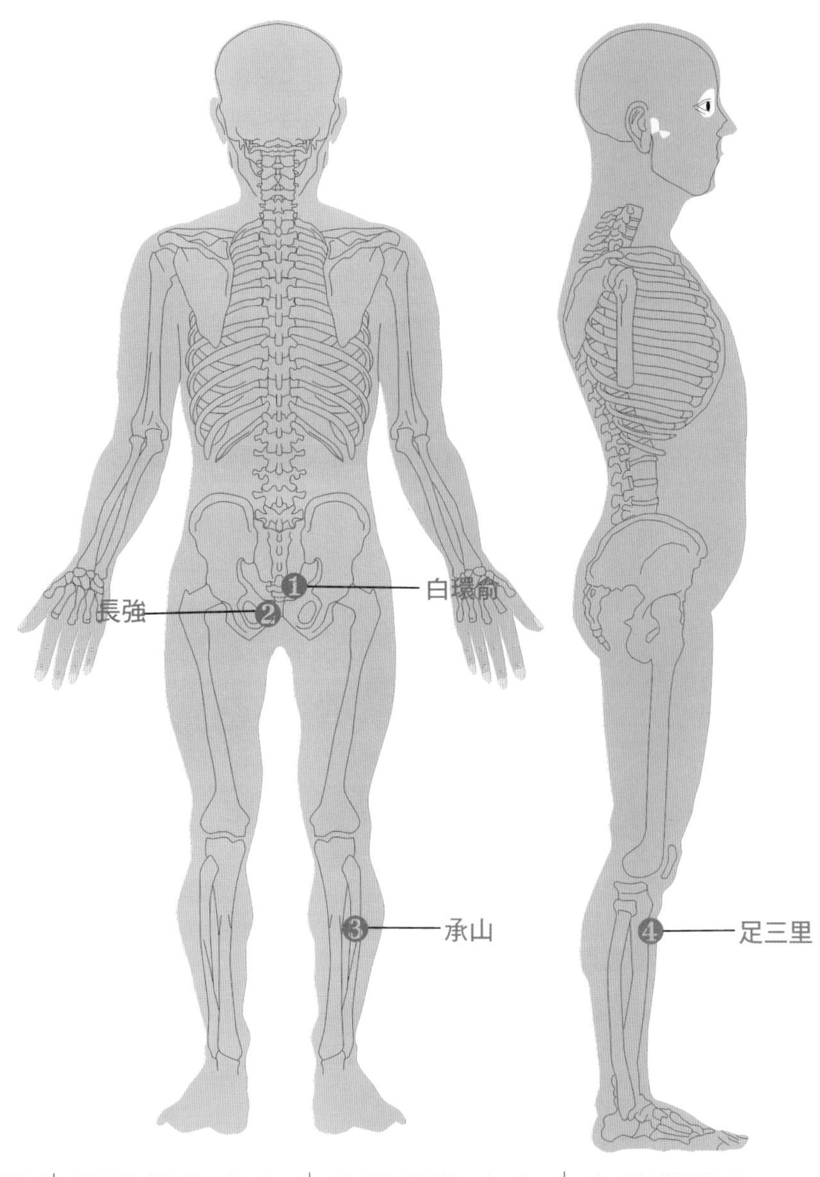

❶白環俞	❷長強	❸承山	❹足三里
主治：腰骨疼痛、遺精、月經不調、白帶	主治：痔瘡、脫肛、癲病、前列腺炎。	主治：坐骨神經痛、腿部肌肉勞損痙攣、痔瘡。	主治：神經衰弱、急慢性胃炎、腸炎、中風偏癱、消化性潰瘍、闌尾炎。

055

腿痛、便秘、眩暈

治療方法

將電極片置於：❶陽陵泉 ❷足三里 ❸合谷 ❹神門

【建議處方】

❶ C2 ❷ C1 ❸ 3 ❹ 12

每日治療二次
10~20次
為一療程

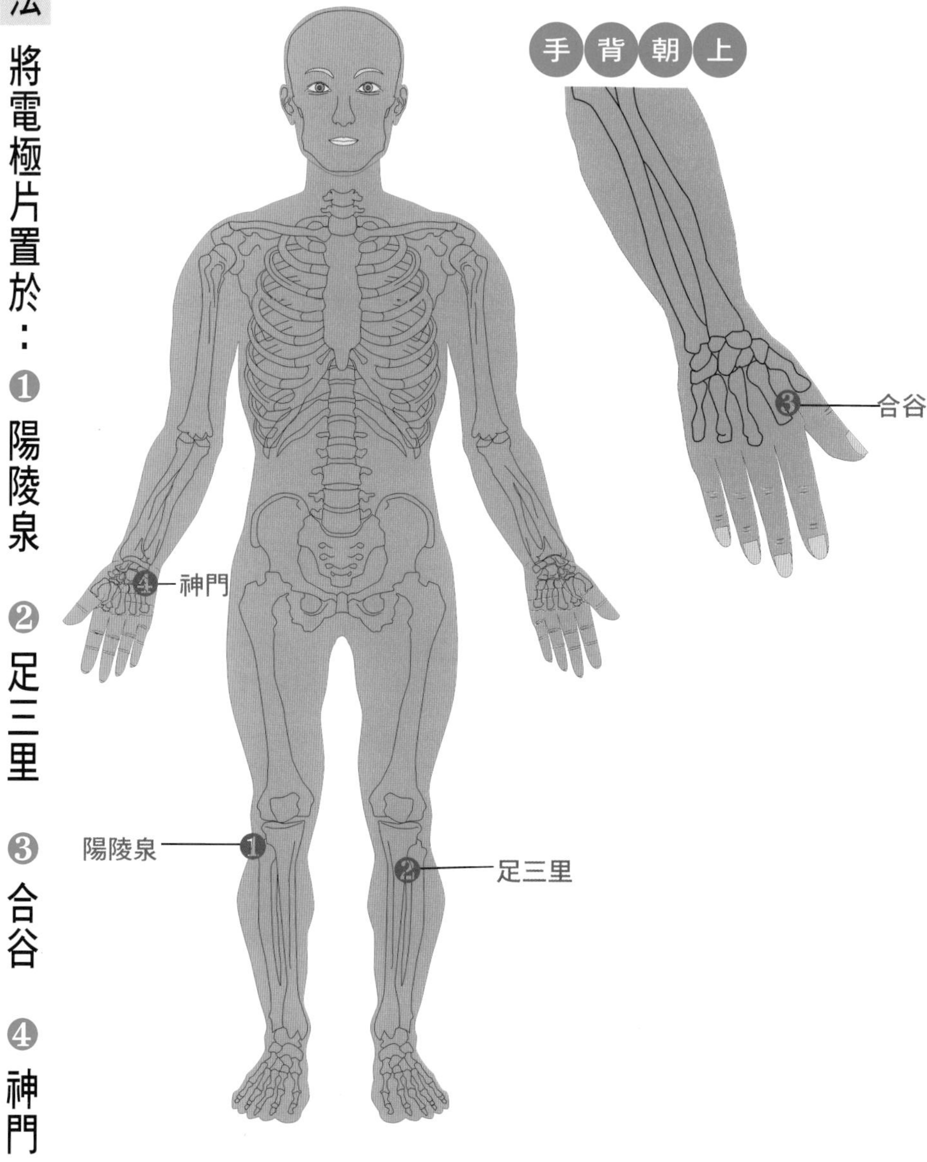

❶陽陵泉	❷足三里	❸合谷	❹神門
主治： 坐骨神經痛、肋間神經痛、下肢癱瘓、膽石病。	主治： 神經衰弱、急慢性胃炎、腸炎、中風偏癱、消化性潰瘍、蘭尾炎。	主治： 感冒、顏面神經麻痺、中風偏癱、頭痛、牙痛、三叉神經痛、扁桃腺炎。	主治： 心悸、失眠、健忘、癡呆、精神分裂。

056

暈車、暈船

治療方法

將電極片置於:
❶ 足三里
❷ 內關
❸ 啞門
❹ 鳩尾

【建議處方】

❶ 1 ❷ 3 ❸ C1 ❹ C3

每日治療二次
10~20次
為一療程

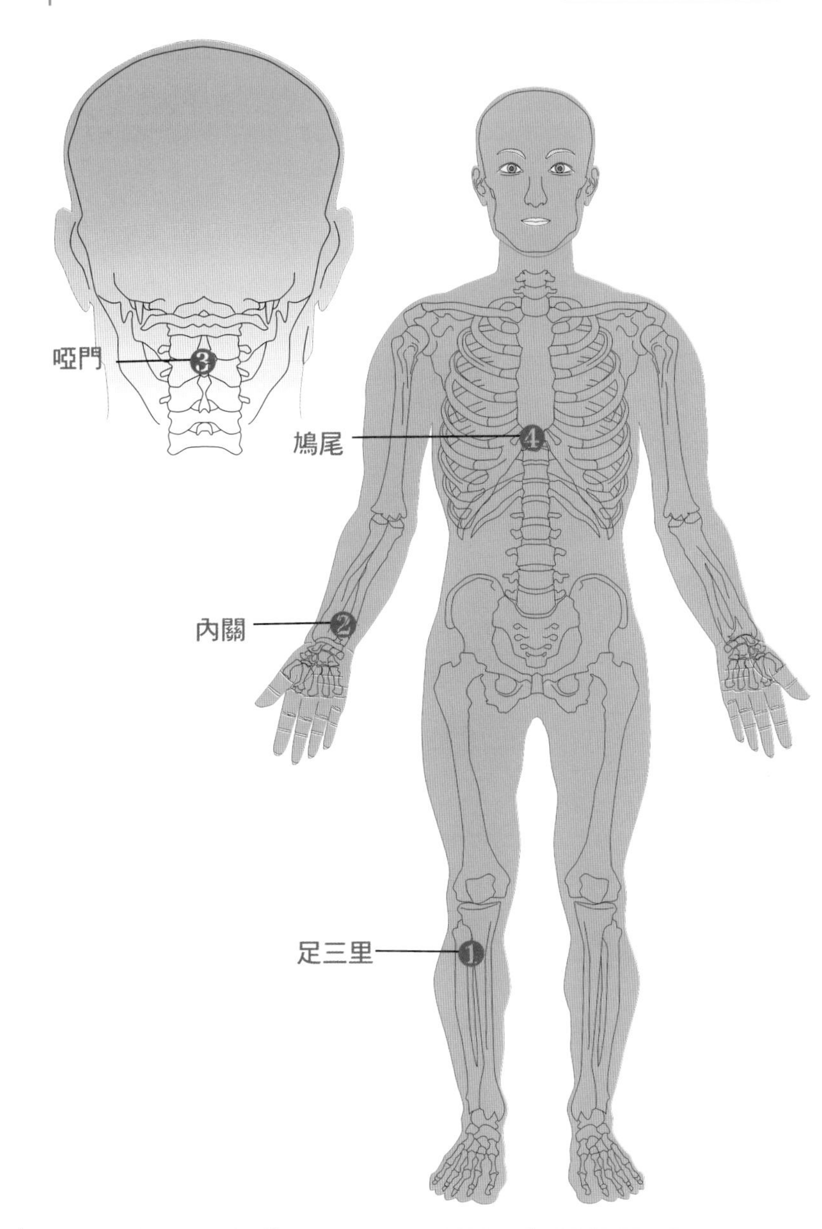

❶足三里	❷內關	❸啞門	❹鳩尾
主治: 神經衰弱、急慢性胃炎、腸炎、中風偏癱、消化性潰瘍、闌尾炎。	主治: 心痛、心悸、胸悶、嘔吐、高血壓、胃痛、休克、痙攣。	主治: 頭暈、聲暗、舌強不語、癲狂病。	主治: 胸痛、腹漲、癲狂病。

057

糖尿病症（一）

治療方法

將電極片置於：❶三陰交 ❷足三里 ❸中脘 ❹膀胱俞

【建議處方】

❶ C ❷ 3 ❸ B23 ❹ B3

每日治療二次
10~20次
為一療程

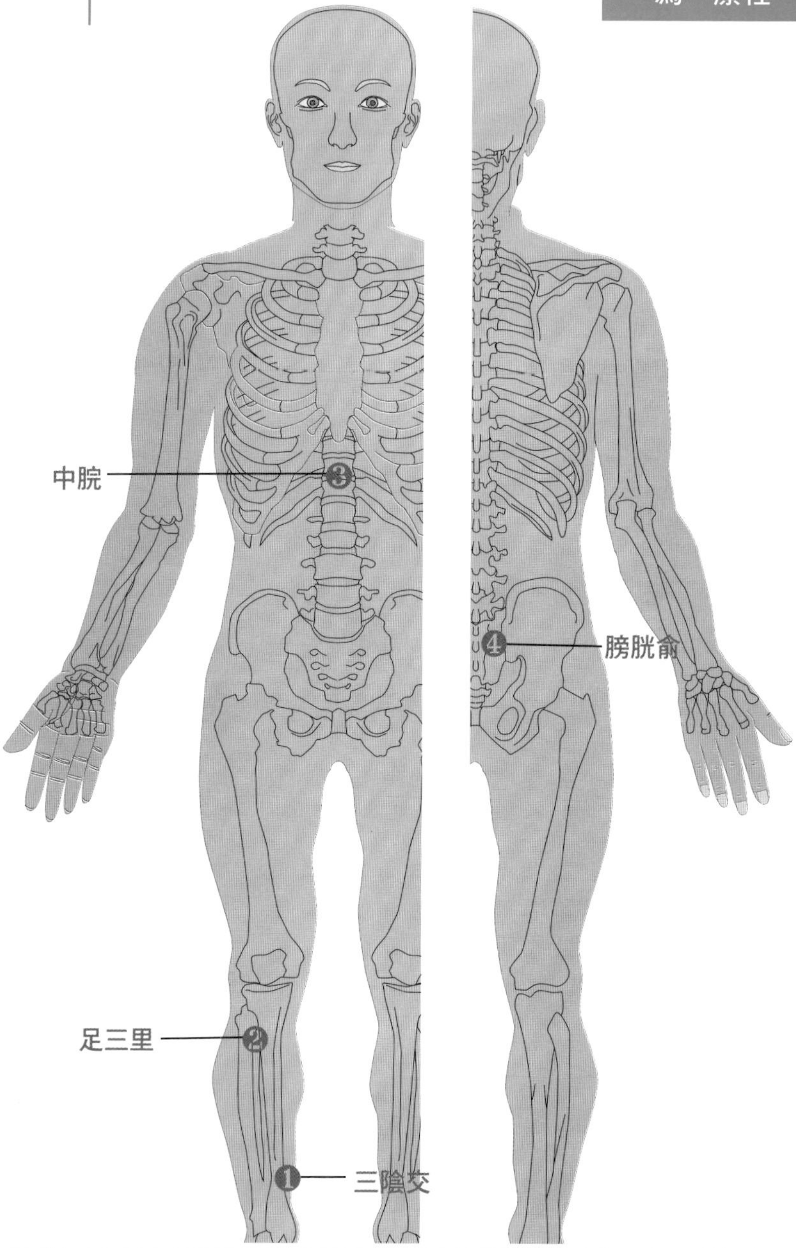

❶三陰交	❷足三里	❸中脘	❹膀胱俞
主治：失眠、高血壓、子宮出血、急慢性胃炎腸炎、陽痿、遺尿、滯產、中風。	主治：神經衰弱、急慢性胃炎、腸炎、中風偏癱、消化性潰瘍、闌尾炎。	主治：消化不良、嘔吐、潰瘍病、胃炎、胃下垂、急性胰腺炎。	主治：膀胱疾病、遺尿、腰痛。

058

糖尿病症(二)

治療方法

將電極片置於：❶腎俞 ❷關元 ❸足三里 ❹膈俞

【建議處方】

❶ B1 ❷ C1 ❸ 3 ❹ 12

每日治療二次
10~20次
為一療程

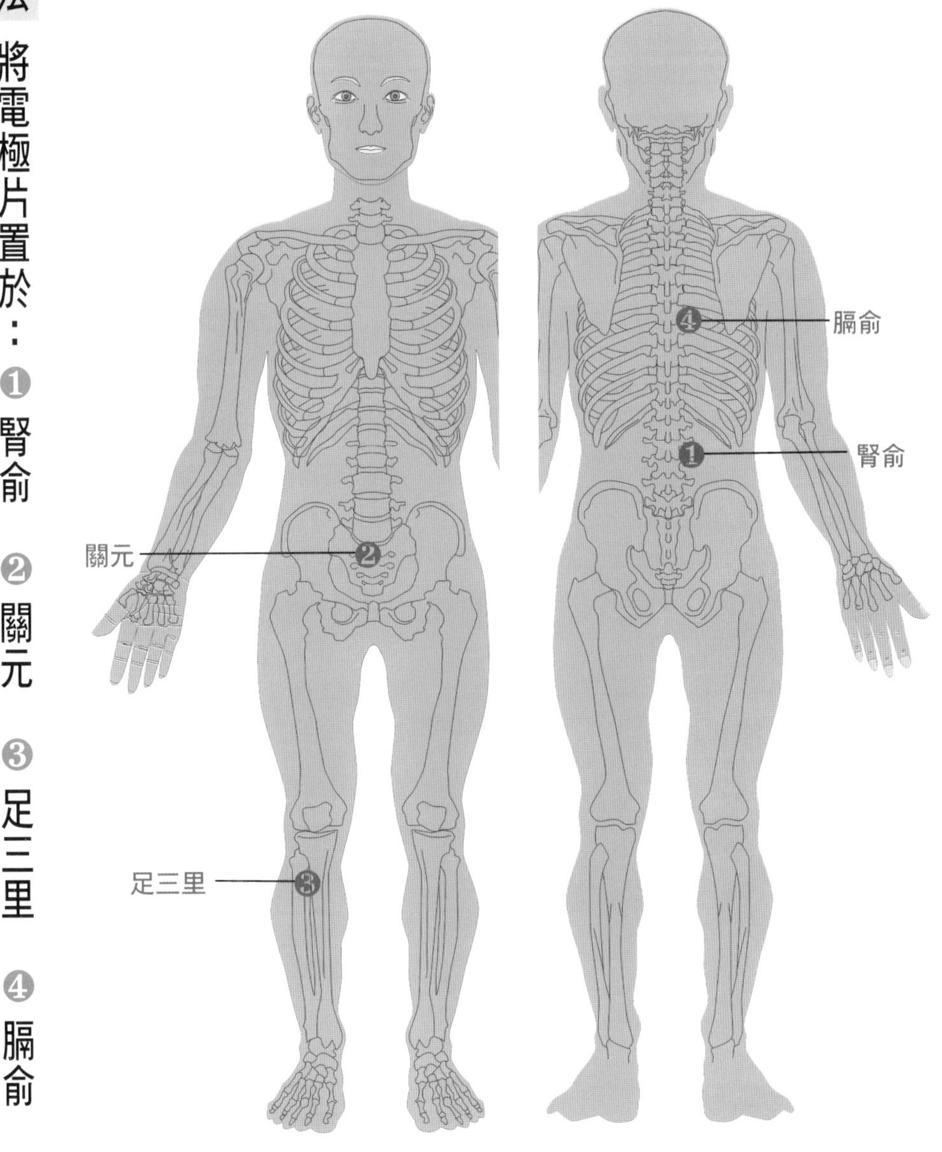

❶腎俞	❷關元	❸足三里	❹膈俞
主治： 腎炎腎、結石、尿道感染、腰部扭傷、腰腿痛。	主治： 腸病、抗衰症、陽萎、遺尿、子宮脫垂、尿淤留。	主治： 神經衰弱、急慢性胃炎、腸炎、中風偏癱、消化性潰瘍、蘭尾炎。	主治： 膈肌痙攣、咯血、嘔吐、咳嗽。

059

糖尿病症(二)

治療方法

將電極片置於：❶腎俞 ❷水道 ❸中脘 ❹三陰交

【建議處方】

❶ B2 ❷ C2 ❸ 1 ❹ 3

每日治療二次
10~20次
為一療程

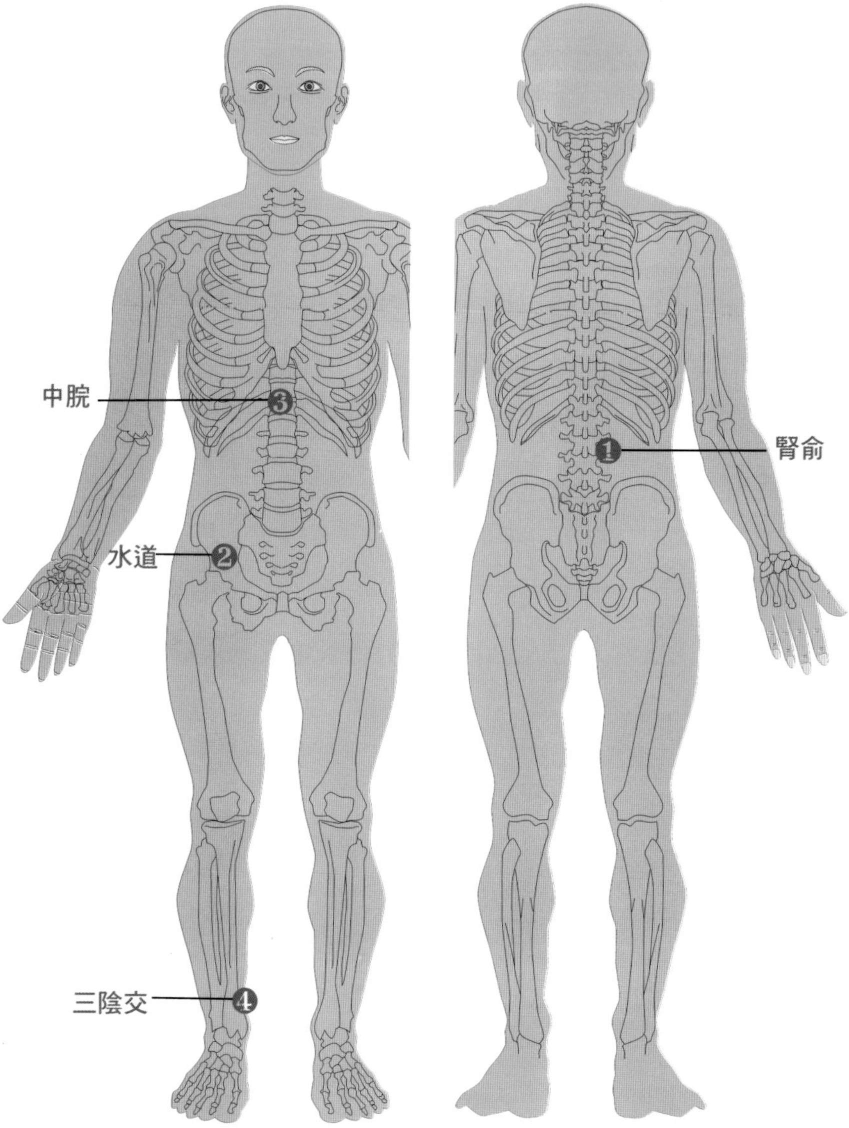

❶腎俞	❷水道	❸中脘	❹三陰交
主治： 腎炎腎、結石、 尿道感染、腰部扭傷、 腰腿痛。	主治： 腎炎、膀光炎、遺尿、 睪丸炎、腹水	主治： 急慢性腸炎、胃炎、 消化性潰瘍、打呃、急性 胰腺炎。	主治： 失眠、高血壓、 子宮出血、 急慢性胃炎腸炎、陽痿、 遺尿、滯產、中風。

060

增加精力

治療方法

將電極片置於：❶中極 ❷關元 ❸腎俞 ❹氣海俞

【建議處方】

❶ C ❷ B1 ❸ C2 ❹ A1

每日治療二次
10~20次
為一療程

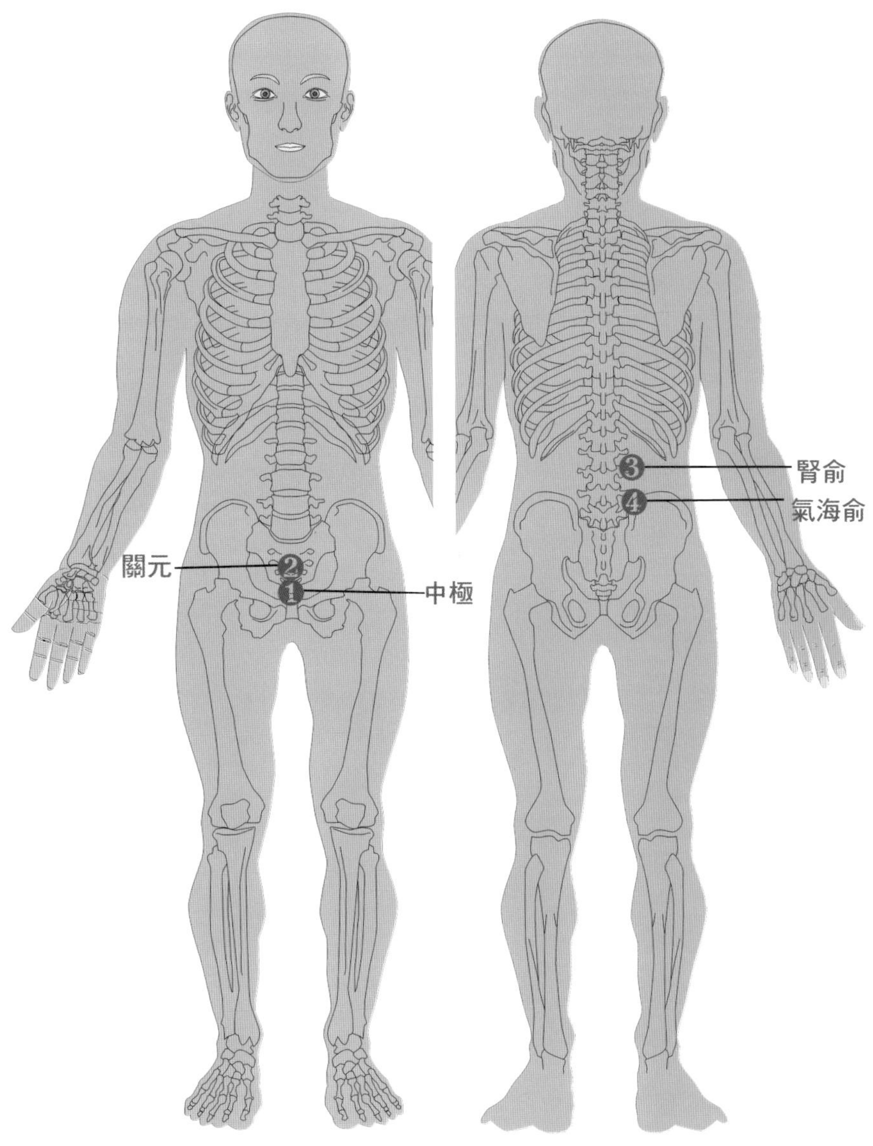

❶中極	❷關元	❸腎俞	❹氣海俞
主治： 陽萎、功能性不射精、經痛、尿道感染、遺尿、便尿。	主治： 腸病、抗衰症、陽萎、遺尿、子宮脫垂、尿淤留。	主治： 腎炎腎、結石、尿道感染、腰部扭傷、腰腿痛。	主治： 腸胃病、經痛、腰痛、婦科病。

061

醉酒、嘔吐（一）

治療方法

將電極片置於：❶ 足三里 ❷ 天突 ❸ 中脘 ❹ 水分

【建議處方】

❶ 1 ❷ C1 ❸ 12 ❹ C3

每日治療二次
10~20次
為一療程

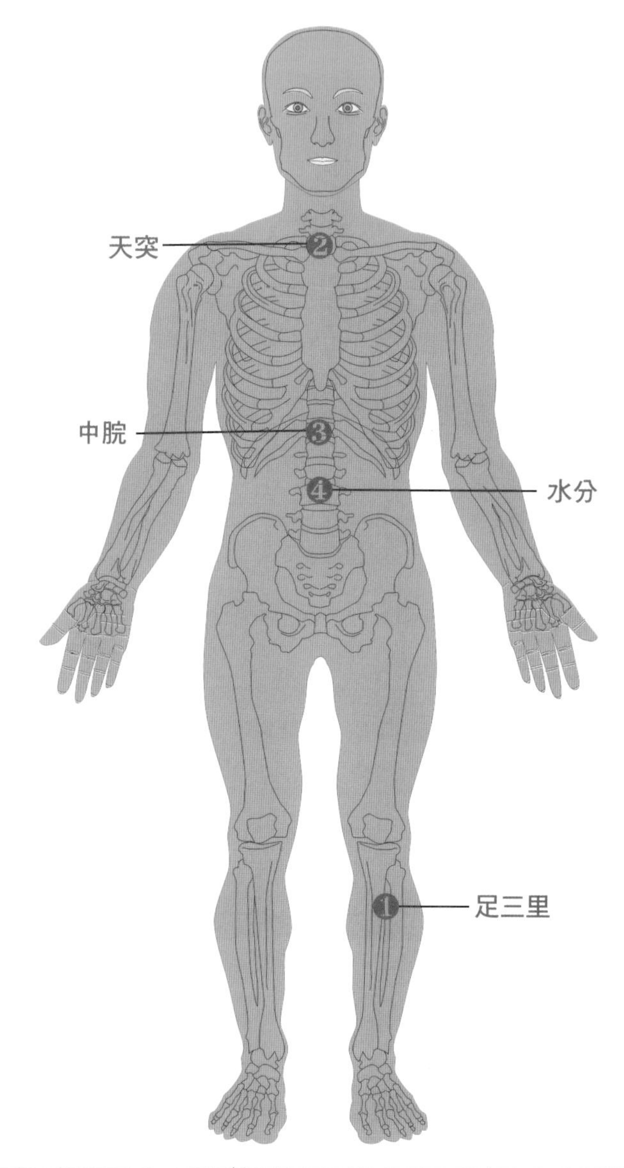

❶足三里	❷天突	❸中脘	❹水分
主治： 神經衰弱、急慢性胃炎、腸炎、中風偏癱、消化性潰瘍、闌尾炎。	主治： 支氣管炎、咽喉炎、聲帶疾病、痰多症。	主治： 急慢性腸炎、胃炎、消化性潰瘍、打呃、急性胰腺炎。	主治： 腸胃病、泄瀉、水腫、小便不適。

062

醉酒、嘔吐(二)

治療方法

將電極片置於：❶足三里 ❷中脘 ❸肝俞 ❹胃俞

【建議處方】

❶ 3 ❷ C2 ❸ C3 ❹ 12

每日治療二次
10~20次
為一療程

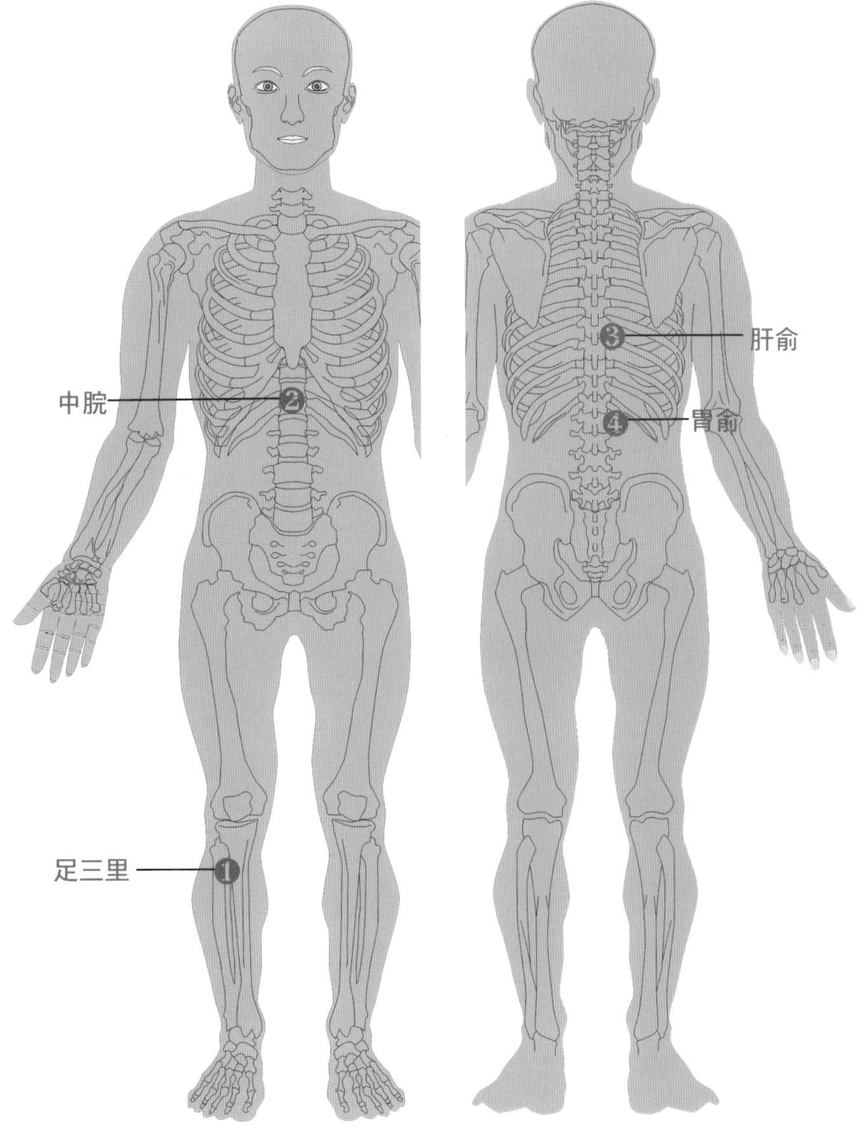

❶足三里	❷中脘	❸肝俞	❹胃俞
主治：神經衰弱、急慢性胃炎、腸炎、中風偏癱、消化性潰瘍、闌尾炎。	主治：急慢性腸炎、胃炎、化性潰瘍、打呃、急性胰腺炎。	主治：急慢性腸炎、膽囊炎、眼病、神經衰弱。	主治：胃痛、胃炎、消化性潰瘍症、胰腺炎。

063

醉酒、嘔吐（三）

治療方法

將電極片置於：❶足三里 ❷天樞 ❸下脘 ❹肝俞

【建議處方】

❶ 1 ❷ 3 ❸ C1 ❹ B23

每日治療二次
10~20次
為一療程

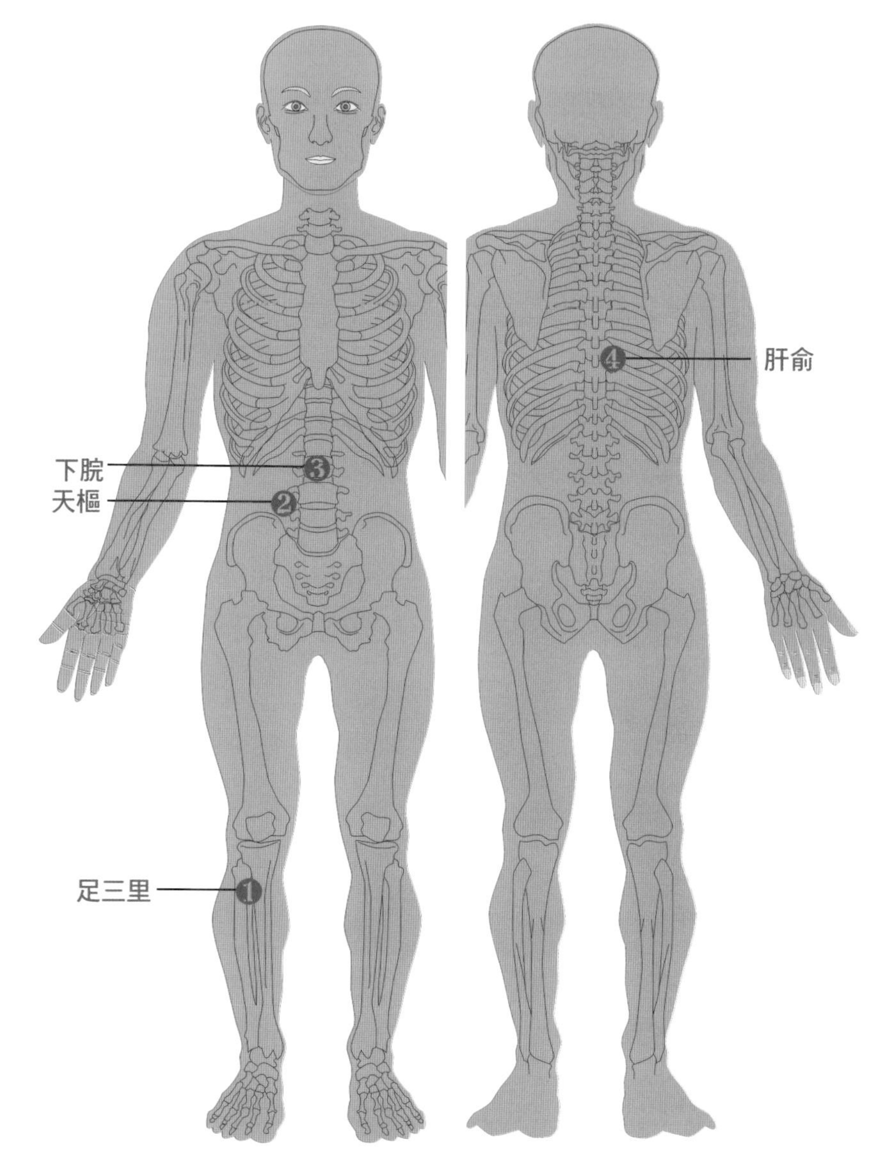

❶足三里	❷天樞	❸下脘	❹肝俞
主治： 神經衰弱、急慢性胃炎、腸炎、中風偏癱、消化性潰瘍、蘭尾炎。	主治： 急慢性、腸炎、胃炎、蘭尾炎、便秘、細菌性痢疾。	主治： 腹痛、嘔吐、水腫。	主治： 急慢性腸炎、膽囊炎、眼病、神經衰弱。

064

瀉肚子

治療方法

將電極片置於：❶天樞 ❷上巨虛 ❸關元 ❹足三里

【建議處方】

❶ C1 ❷ C3 ❸ B23 ❹ 3

每日治療二次
10~20次
為一療程

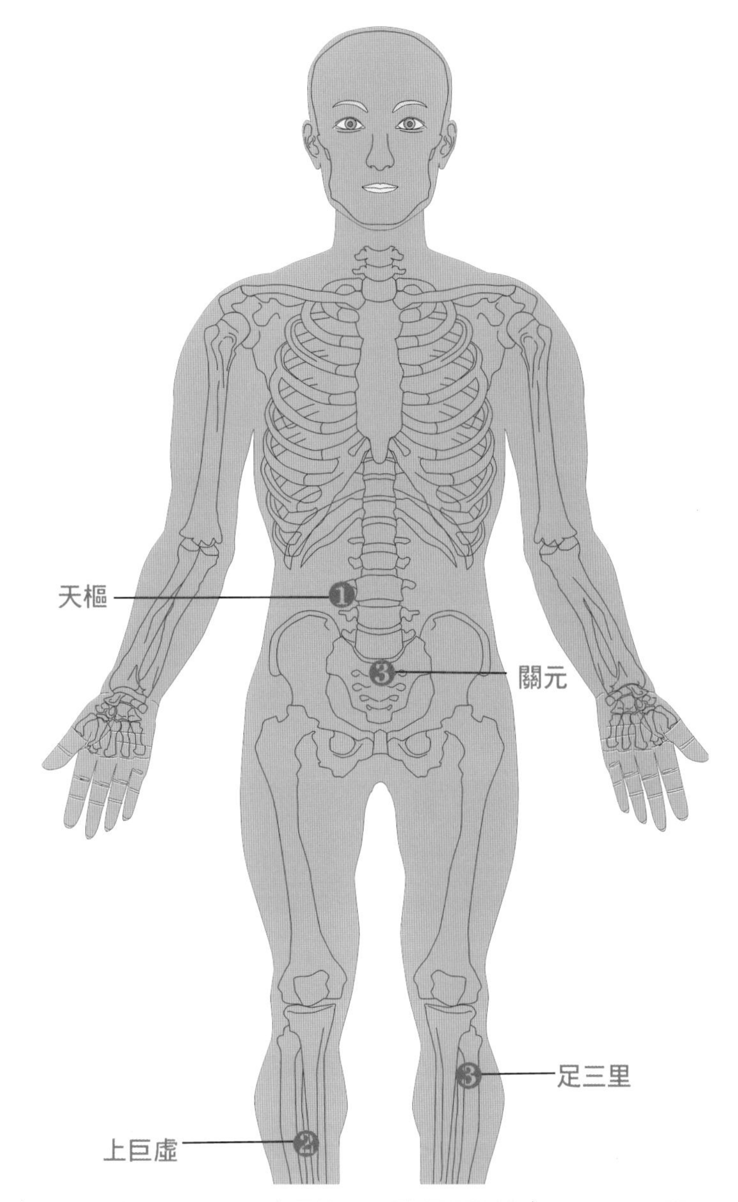

❶天樞	❷上巨虛	❸關元	❹足三里
主治： 急慢性、腸炎、胃炎、蘭尾炎、便秘、細菌性痢疾。	主治： 急慢性、腸炎、蘭尾炎、細菌性痢疾、下肢疼痛。	主治： 腸病、抗衰症、陽萎、遺尿、子宮脫垂、尿淤留。	主治： 神經衰弱、急慢性胃炎、腸炎、中風偏癱、消化性潰瘍、蘭尾炎。

065

陽萎、早洩

治療方法

將電極片置於：❶關元 ❷腎俞 ❸三陰交 ❹足三里

【建議處方】

❶ B ❷ B1 ❸ A ❹ C1

每日治療二次
10~20次
為一療程

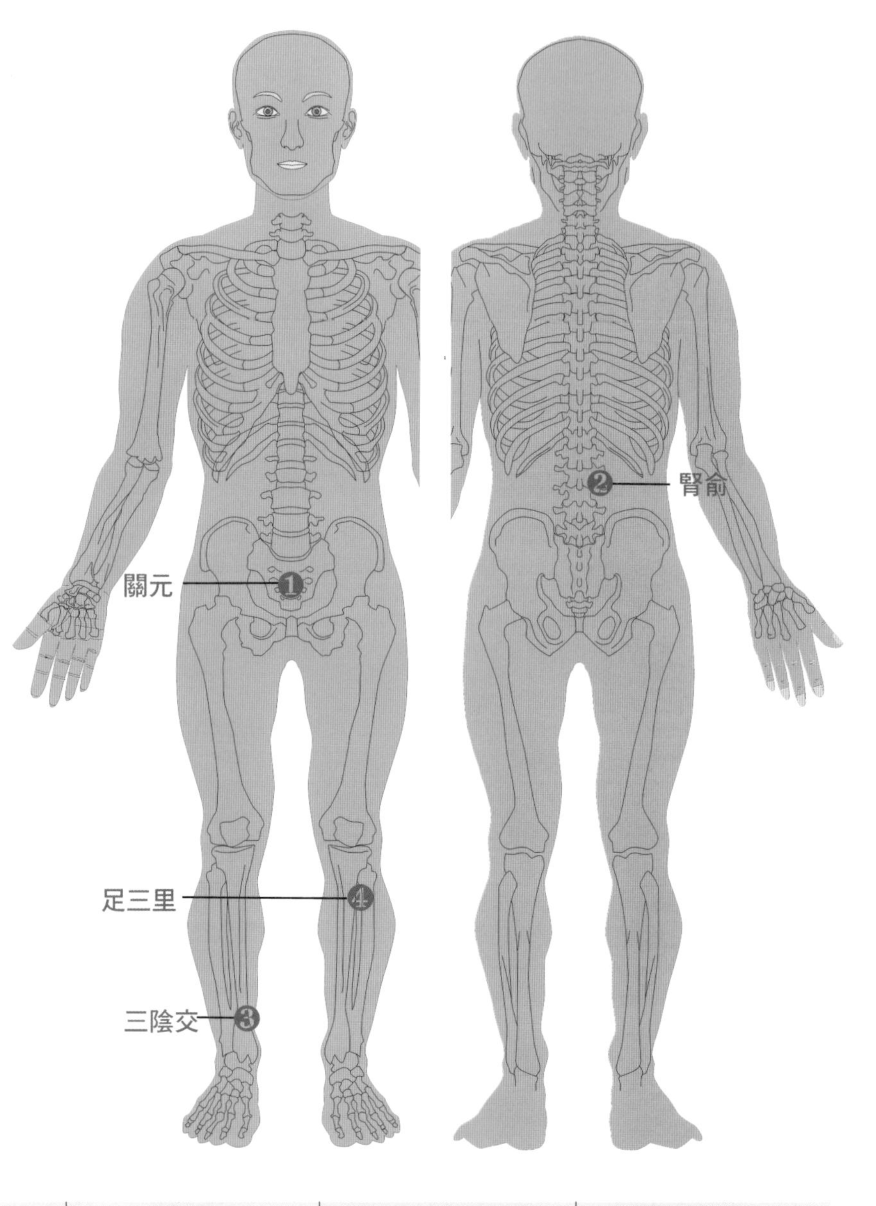

❶關元	❷腎俞	❸三陰交	❹足三里
主治： 腸病、抗衰症、陽萎、遺尿、子宮脫垂、尿淤留。	主治： 腎炎腎、結石、尿道感染、腰部扭傷、腰腿痛。	主治： 失眠、高血壓、子宮出血、急慢性胃炎腸炎、陽痿、遺尿、滯產、中風。	主治： 神經衰弱、急慢性胃炎、腸炎、中風偏癱、消化性潰瘍、蘭尾炎。

066

早洩

治療方法

將電極片置於：❶關元 ❷腎俞 ❸三陰交 ❹氣海

【建議處方】

❶ C1 ❷ B3 ❸ 3 ❹ B23

每日治療二次
10~20次
為一療程

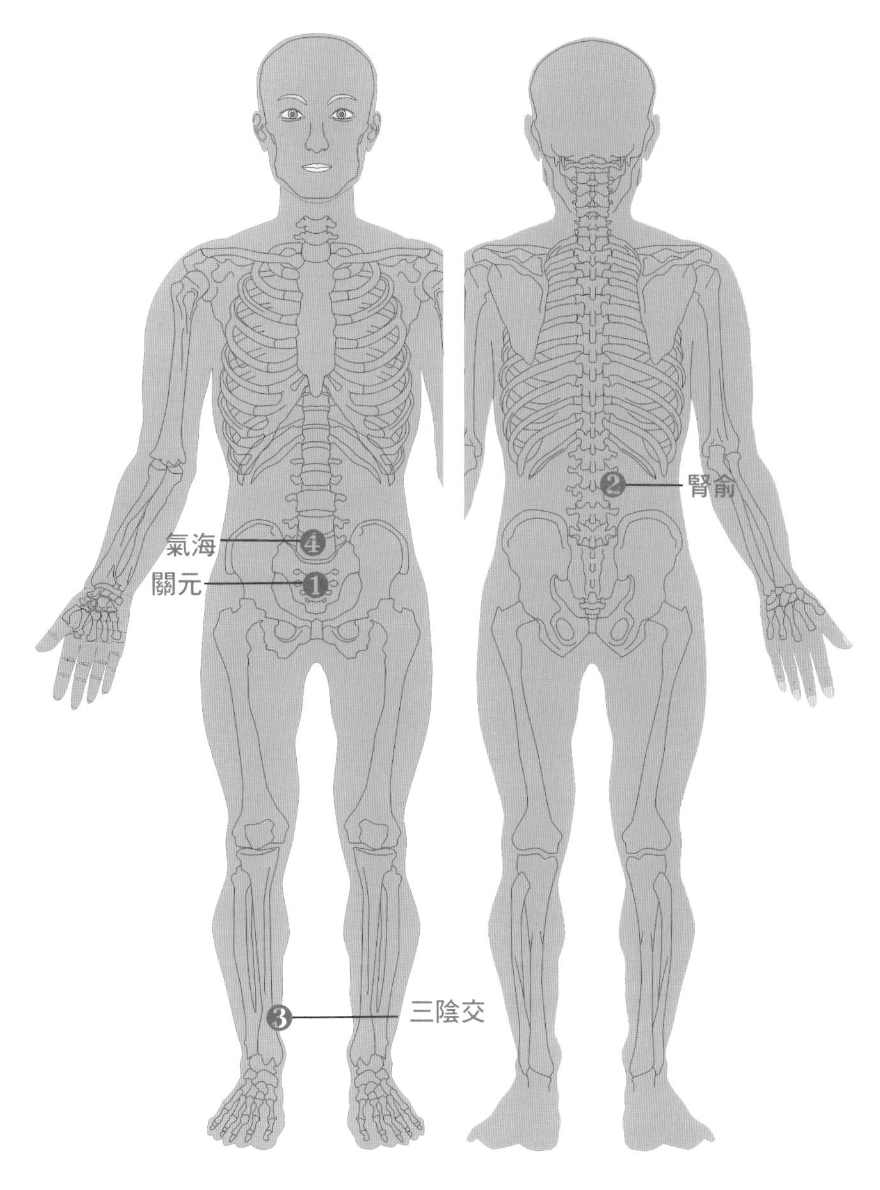

❶關元	❷腎俞	❸三陰交	❹氣海
主治： 腸病、抗衰症、陽萎、遺尿、子宮脫垂、尿淤留。	主治： 腎炎腎、結石、尿道感染、腰部扭傷、腰腿痛。	主治： 失眠、高血壓、子宮出血、急慢性胃炎腸炎、陽痿、遺尿、滯產、中風。	主治： 腹痛、腹漲、尿瘀留、胃下垂、經痛、子宮出血、子宮下垂。

067

遺精

治療方法

將電極片置於：

❶ 中極 ❷ 關元 ❸ 命門 ❹ 三陰交

【建議處方】

❶ A ❷ B1 ❸ 2 ❹ C3

每日治療二次
10~20次
為一療程

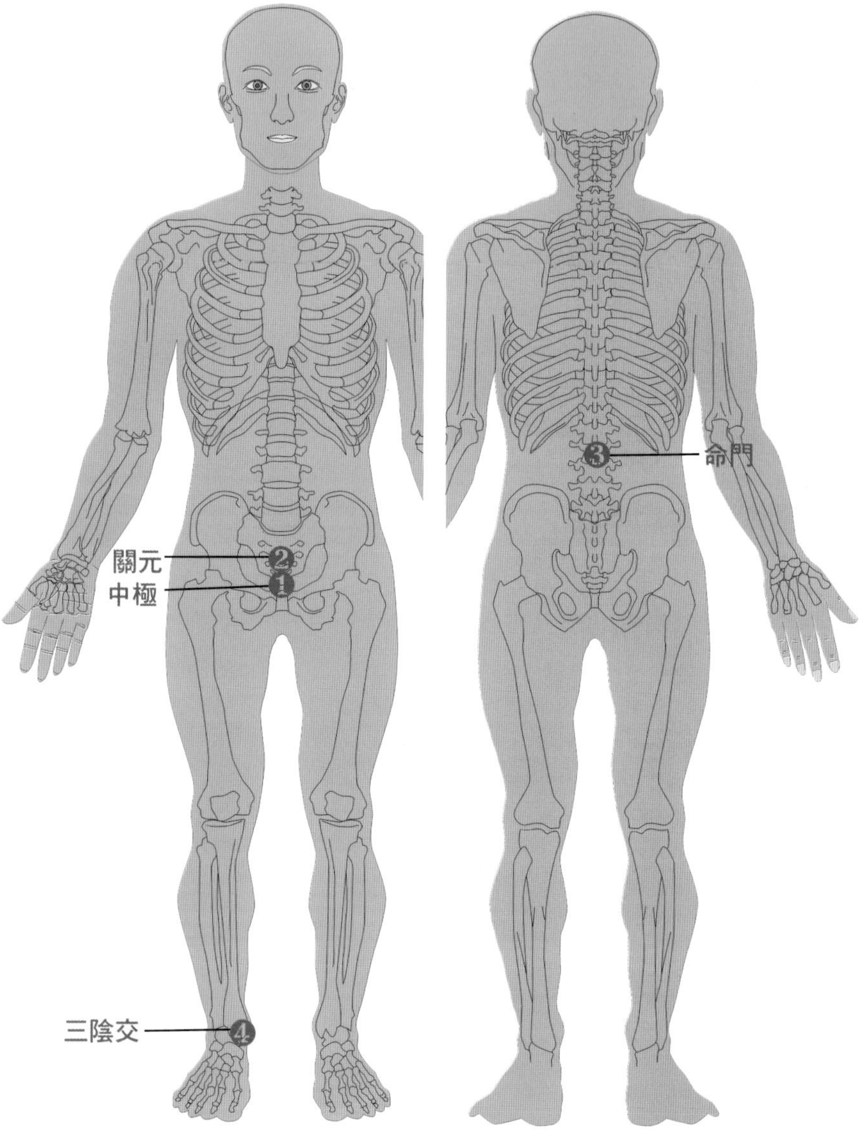

❶中極	❷關元	❸命門	❹三陰交
主治： 陽萎、功能性不射精、經痛、尿道感染、遺尿、便尿。	主治： 腸病、抗衰症、陽萎、遺尿、子宮脫垂、尿淤留。	主治： 遺尿、盆腔炎、不孕症、下肢癱瘓、急性腰扭傷。	主治： 失眠、高血壓、子宮出血、急慢性胃炎腸炎、陽痿、遺尿、滯產、中風。

068 遺精及小便濁

治療方法

將電極片置於：❶ 氣海 ❷ 命門 ❸ 腎俞 ❹ 三陰交

【建議處方】

❶ C2 ❷ B23 ❸ 12 ❹ 3

每日治療二次
10~20次
為一療程

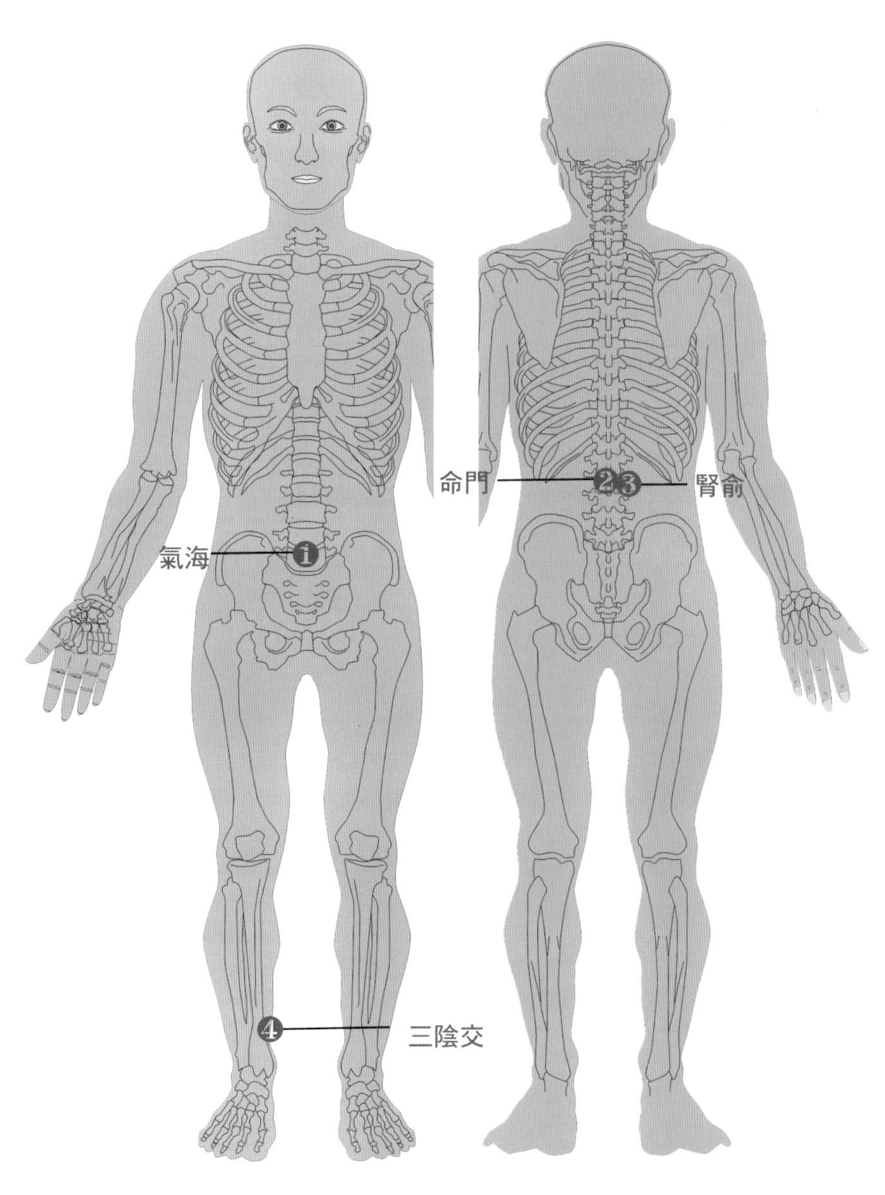

❶氣海	❷命門	❸腎俞	❹三陰交
主治：腹痛、腹脹、尿瘀留、胃下垂、經痛、子宮出血、子宮下垂。	主治：遺尿、盆腔炎、不孕症、下肢癱瘓、急性腰扭傷。	主治：腎炎腎、結石、尿道感染、腰部扭傷、腰腿痛。	主治：失眠、高血壓、子宮出血、急慢性胃炎腸炎、陽痿、遺尿、滯產、中風。

069

殘尿、遺尿

治療方法

將電極片置於：❶關元 ❷三陰交 ❸陰陵泉 ❹腎俞

【建議處方】

❶ B1 ❷ 1 ❸ C2 ❹ C3

每日治療二次
10~20次
為一療程

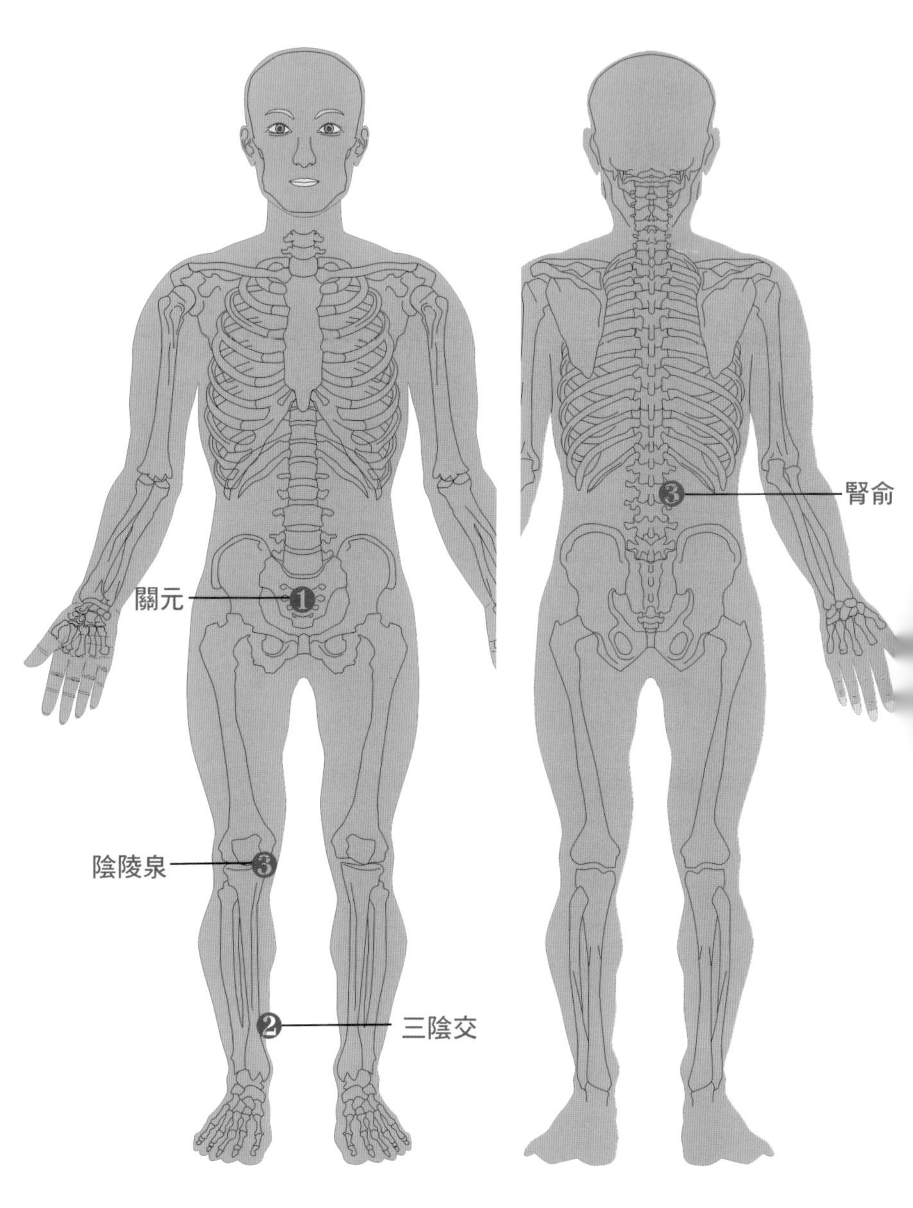

❶關元	❷三陰交	❸陰陵泉	❹腎俞
主治： 腸病、抗衰症、陽萎、遺尿、子宮脫垂、尿淤留。	主治： 失眠、高血壓、子宮出血、急慢性胃炎腸炎、陽痿、遺尿、滯產、中風。	主治： 尿瘀留、腸炎、腎炎、水腫、膝蓋小腿腫漲疼痛。	主治： 腎炎腎、結石、尿道感染、腰部扭傷、腰腿痛。

070 淋病（急性尿道感染）

治療方法

將電極片置於：❶腎俞 ❷復溜 ❸歸來 ❹中極

【建議處方】

❶ C1 ❷ 3 ❸ 12 ❹ C1

每日治療二次
10~20次
為一療程

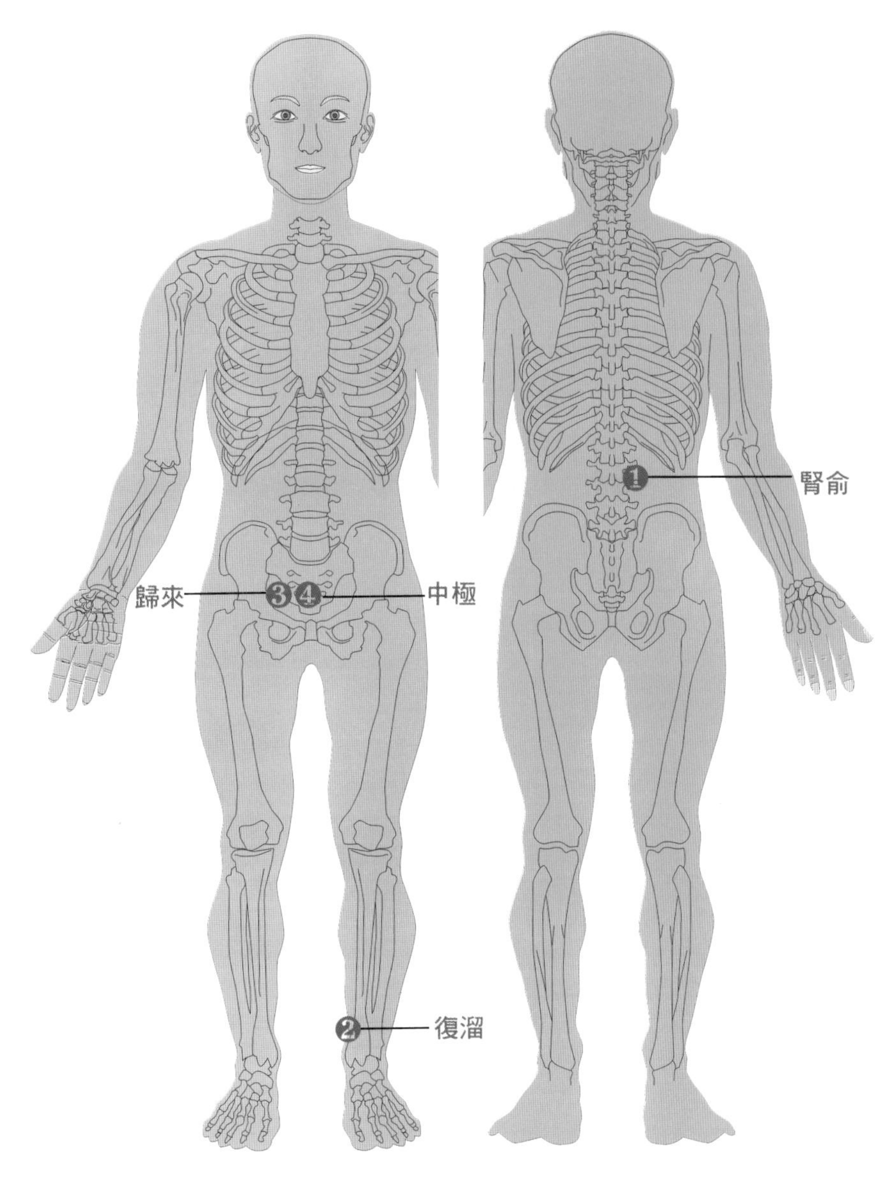

❶腎俞	❷復溜	❸歸來	❹中極
主治： 腎炎腎、結石、尿道感染、腰部扭傷、腰腿痛。	主治： 睪丸炎、功能性子宮出血、多汗症、下肢癱瘓。	主治： 疝氣、月經不順、睪丸炎、子宮下垂、不孕症。	主治： 陽萎、功能性不射精、經痛、尿道感染、遺尿、便尿。

071

淋病(慢性尿道感染)

治療方法

將電極片置於：❶腎俞 ❷氣海 ❸關元 ❹大小腸俞

【建議處方】

❶ C1 ❷ C2 ❸ 1 ❹ 12

每日治療二次
10~20次
為一療程

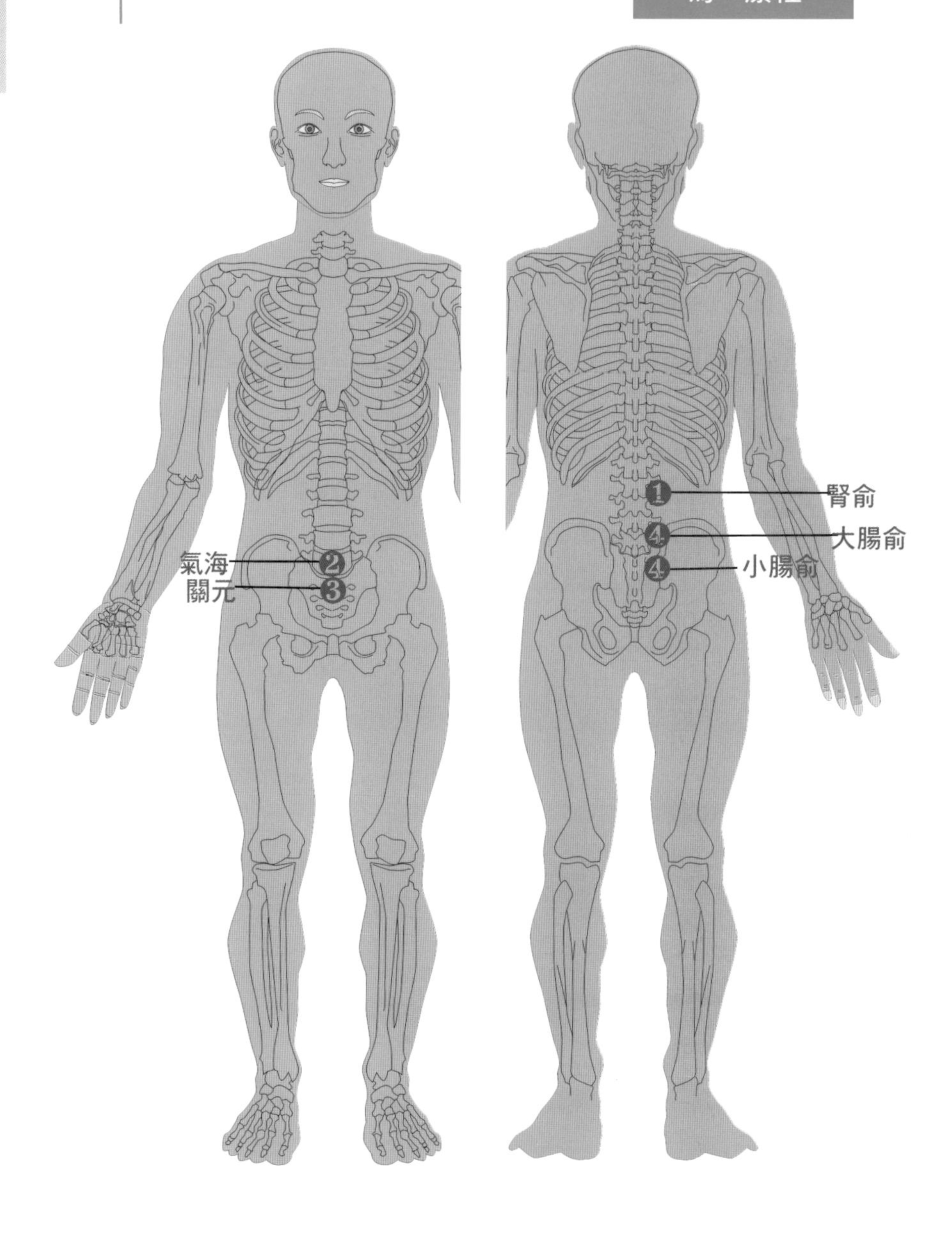

❶腎俞	❷氣海	❸關元	❹大小腸俞
主治： 腎炎腎、結石、尿道感染、腰部扭傷、腰腿痛。	主治： 腹痛、腹漲、尿瘀留、胃下垂、經痛、子宮出血、子宮下垂	主治： 腸病、抗衰症、陽萎、遺尿、子宮脫垂、尿淤留。	主治： 腸病、便秘、腹瀉、腰痛、遺尿。

072

更年期綜合症(一)

治療方法

將電極片置於：❶三陰交 ❷大椎 ❸足三里 ❹曲池

【建議處方】

❶ C2 ❷ 1 ❸ 3 ❹ C3

每日治療二次
10~20次
為一療程

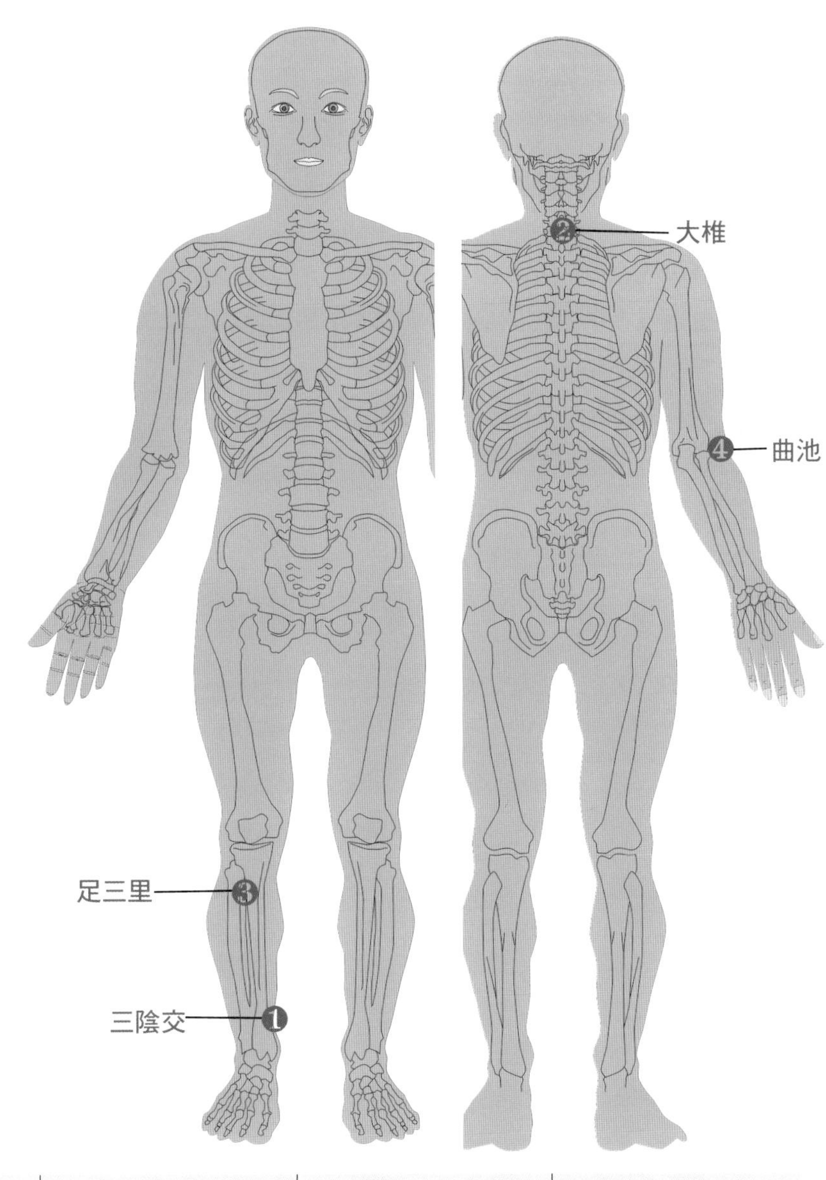

❶三陰交	❷大椎	❸足三里	❹曲池
主治：失眠、高血壓、子宮出血、急慢性胃炎腸炎、陽痿、遺尿、滯產、中風。	主治：頸項強痛、發熱、感冒、支氣管炎、哮喘、中暑。	主治：神經衰弱、急慢性胃炎、腸炎、中風偏癱、消化性潰瘍、闌尾炎。	主治：中風、偏癱、高熱、蕁麻疹、高血壓、扁桃腺炎、吐瀉。

073

更年期綜合症(二)

治療方法

將電極片置於：❶關元 ❷腎俞 ❸足三里 ❹湧泉

【建議處方】

❶ C1 ❷ B1 ❸ 3 ❹C3

每日治療二次
10~20次
為一療程

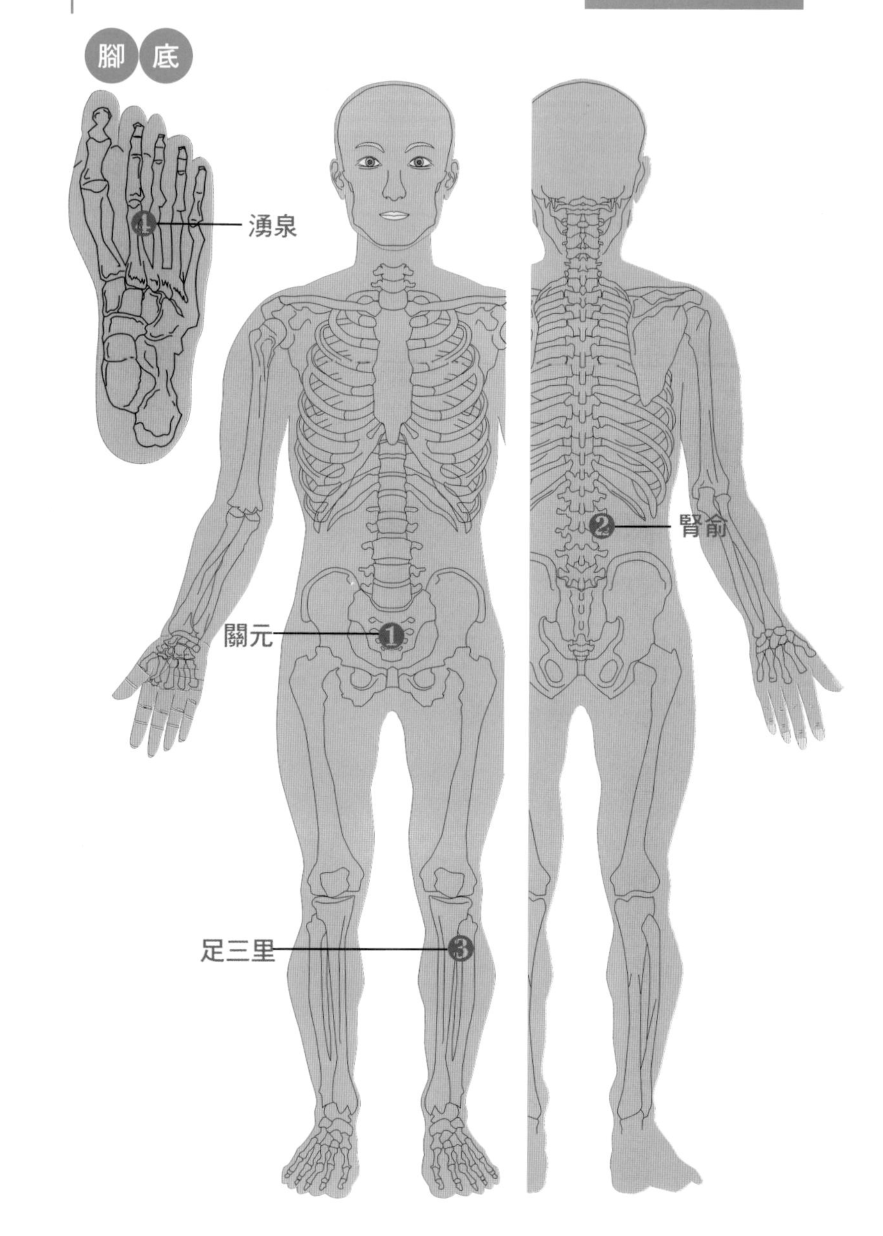

❶關元	❷腎俞	❸足三里	❹湧泉
主治： 腸病、抗衰症、陽萎、遺尿、子宮脫垂、尿淤留。	主治： 腎炎腎、結石、尿道感染、腰部扭傷、腰腿痛。	主治： 神經衰弱、急慢性胃炎、腸炎、中風偏癱、消化性潰瘍、蘭尾炎。	主治： 便秘、小便不利、昏眩、休克、高血壓、下肢癱瘓、精神分裂症。

074

經痛

治療方法

將電極片置於：❶關元 ❷三陰交 ❸公孫 ❹血海

【建議處方】

❶ C1 ❷ 3 ❸ C2 ❹ C3

每日治療二次
10~20次
為一療程

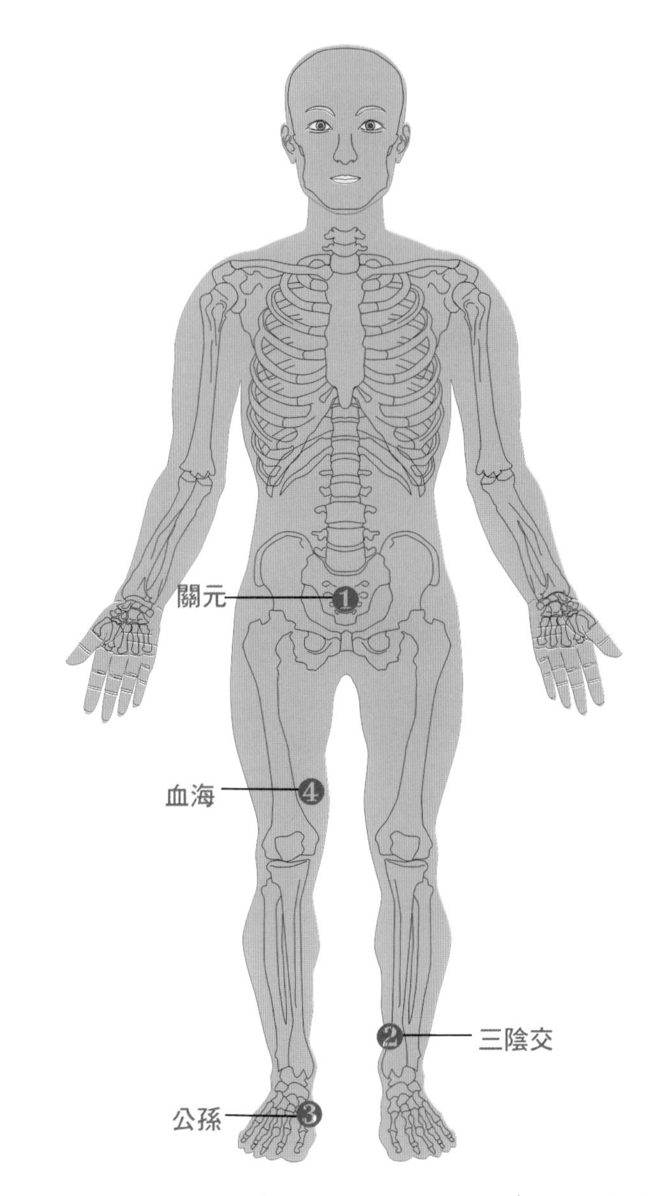

❶關元	❷三陰交	❸公孫	❹血海
主治：腸病、抗衰症、陽萎、遺尿、子宮脫垂、尿淤留。	主治：失眠、高血壓、子宮出血、急慢性胃炎腸炎、陽痿、遺尿、滯產、中風。	主治：經痛、心煩失眠、急慢性腸胃炎、胃痛、嘔吐。	主治：補腎、膝關節痛、蕁麻疹、月經不調、皮膚瘙癢、子宮功能性出血。

075

月經失調、腹痛

治療方法

將電極片置於：❶陰交 ❷石門 ❸水道 ❹關元

【建議處方】

❶ B3 ❷ C1 ❸ B2 ❹ 3

每日治療二次
10~20次
為一療程

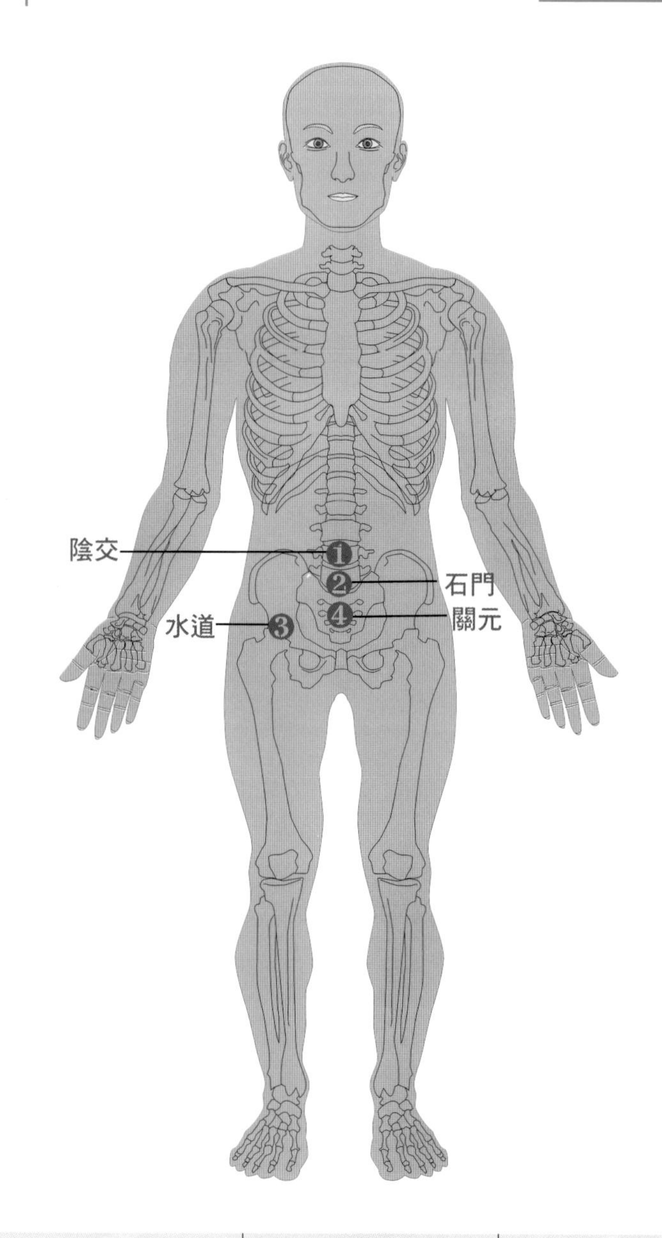

❶陰交	❷石門	❸水道	❹關元
主治： 月經失調、水腫、腹痛、婦科疾病。	主治： 閉經、腹痛、水腫。	主治： 腎炎、膀光炎、遺尿、睾丸炎、腹水。	主治： 腸病、抗衰症、陽萎、遺尿、子宮脫垂、尿淤留。

076 催經（女子月事若不來）

治療方法

將電極片置於：❶三陰交 ❷曲池 ❸支溝 ❹足三里

【建議處方】

❶ 3 ❷ C1 ❸ C2 ❹ 12

每日治療二次
10~20次
為一療程

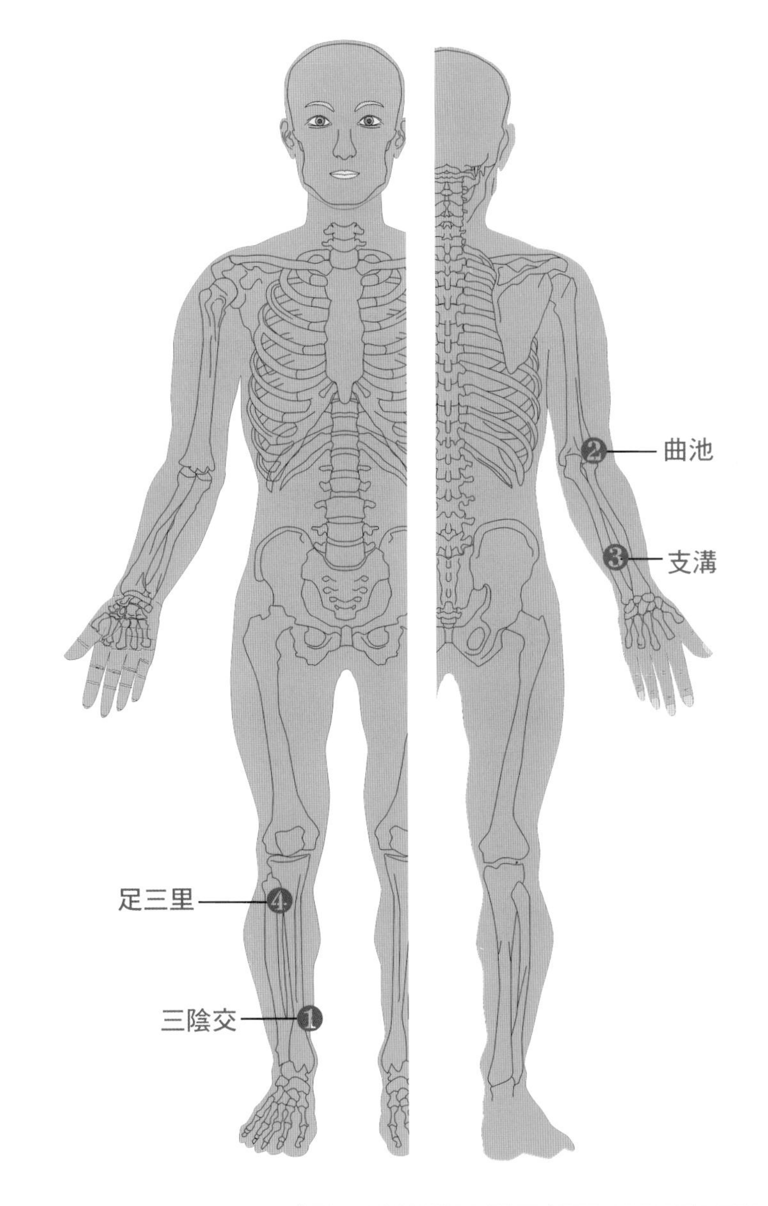

❶三陰交	❷曲池	❸支溝	❹足三里
主治： 失眠、高血壓、子宮出血、急慢性胃炎腸炎、陽痿、遺尿、滯產、中風。	主治： 中風、偏癱、高熱、蕁麻疹、高血壓、扁桃腺炎、吐瀉。	主治： 習慣性便秘、中風偏癱、熱病、肋間神經痛。	主治： 神經衰弱、急慢性胃炎、腸炎、中風偏癱、消化性潰瘍、蘭尾炎。

077 骨盆腔炎

治療方法

將電極片置於：❶三陰交 ❷關元 ❸腎俞 ❹氣海俞

【建議處方】

❶ C1 ❷ 3 ❸ 1 ❹ C3

每日治療二次
10~20次
為一療程

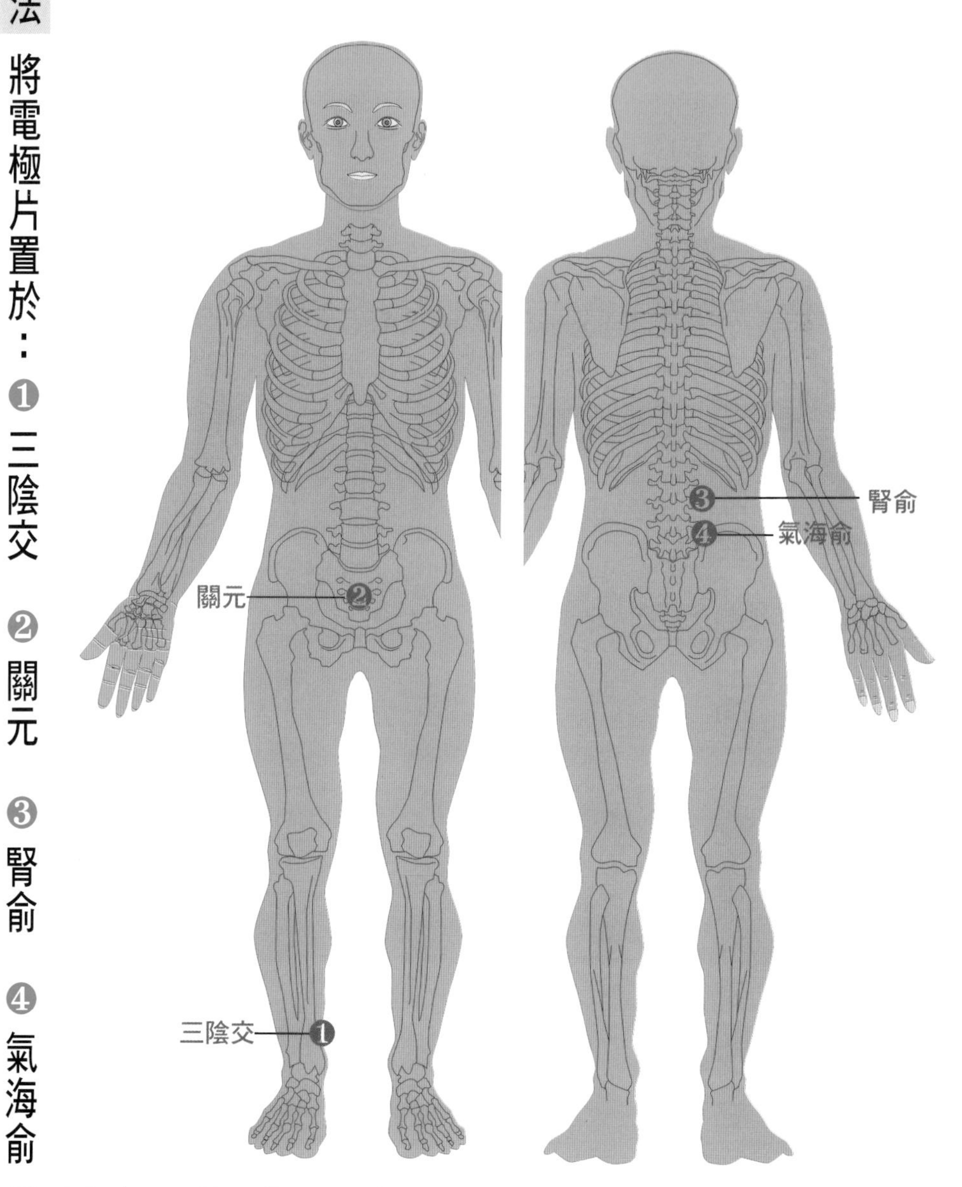

❶三陰交	❷關元	❸腎俞	❹氣海俞
主治： 失眠、高血壓、子宮出血、急慢性胃炎腸炎、陽痿、遺尿、滯產、中風。	主治： 腸病、抗衰症、陽萎、遺尿、子宮脫垂、尿淤留。	主治： 腎炎腎、結石、尿道感染、腰部扭傷、腰腿痛。	主治： 腸胃病、經痛、腰痛、婦科病。

078

急性膀胱炎

治療方法

將電極片置於：❶大腸俞 ❷膀胱俞 ❸陰陵泉 ❹三陰交

【建議處方】

❶ 3 ❷ C1 ❸ B23 ❹ 12

每日治療二次
10~20次
為一療程

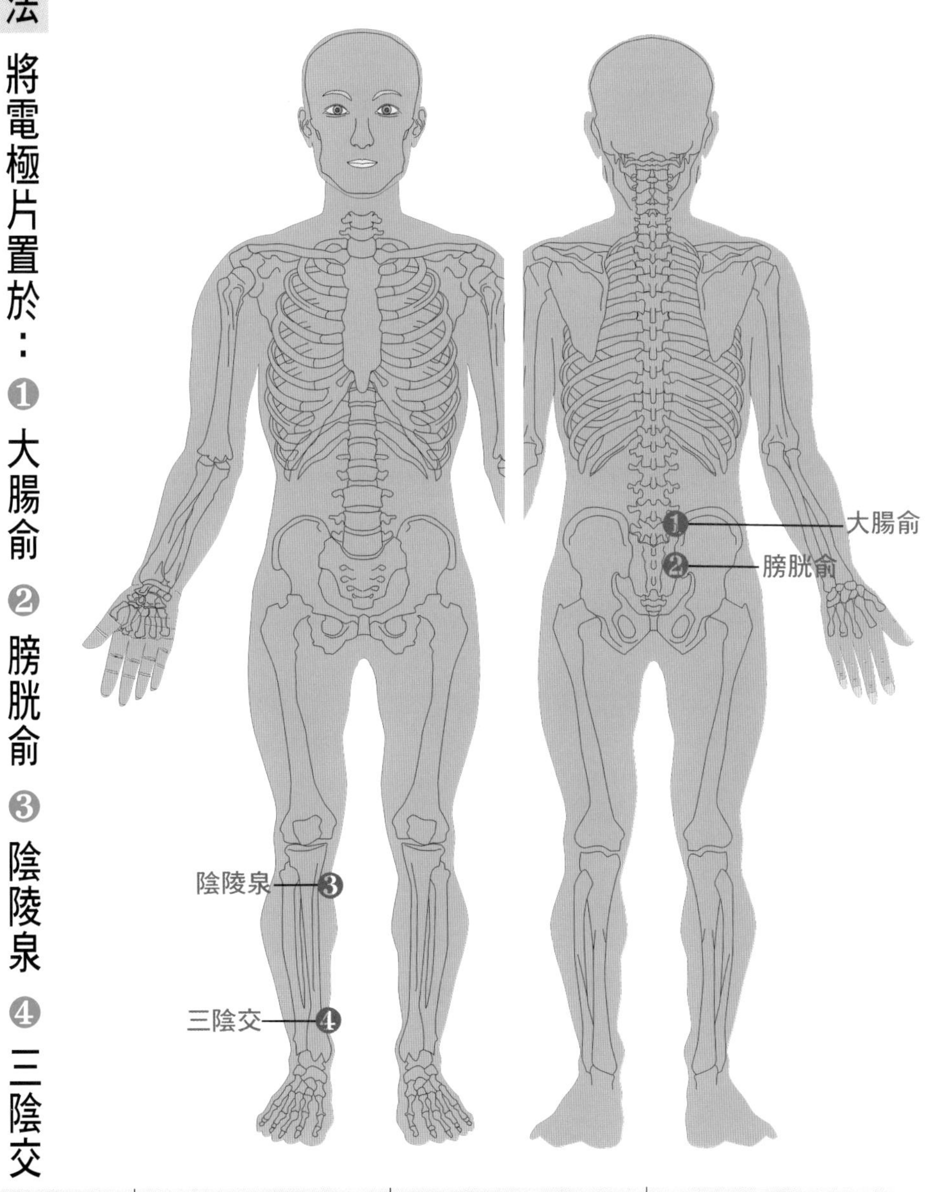

❶大腸俞	❷膀胱俞	❸陰陵泉	❹三陰交
主治： 便秘、腰痛、腹瀉。	主治： 膀胱疾病、遺尿、腰痛。	主治： 尿瘀留、腸炎、 腎炎、水腫、 膝蓋小腿腫漲疼痛。	主治： 失眠、高血壓、 子宮出血、 急慢性胃炎腸炎、陽痿、 遺尿、滯產、中風。

079

慢性膀胱炎

治療方法

將電極片置於：❶腎俞 ❷中脘 ❸氣海 ❹中極

【建議處方】

❶ B2 ❷ B23 ❸ A1 ❹ A2

每日治療二次
10~20次
為一療程

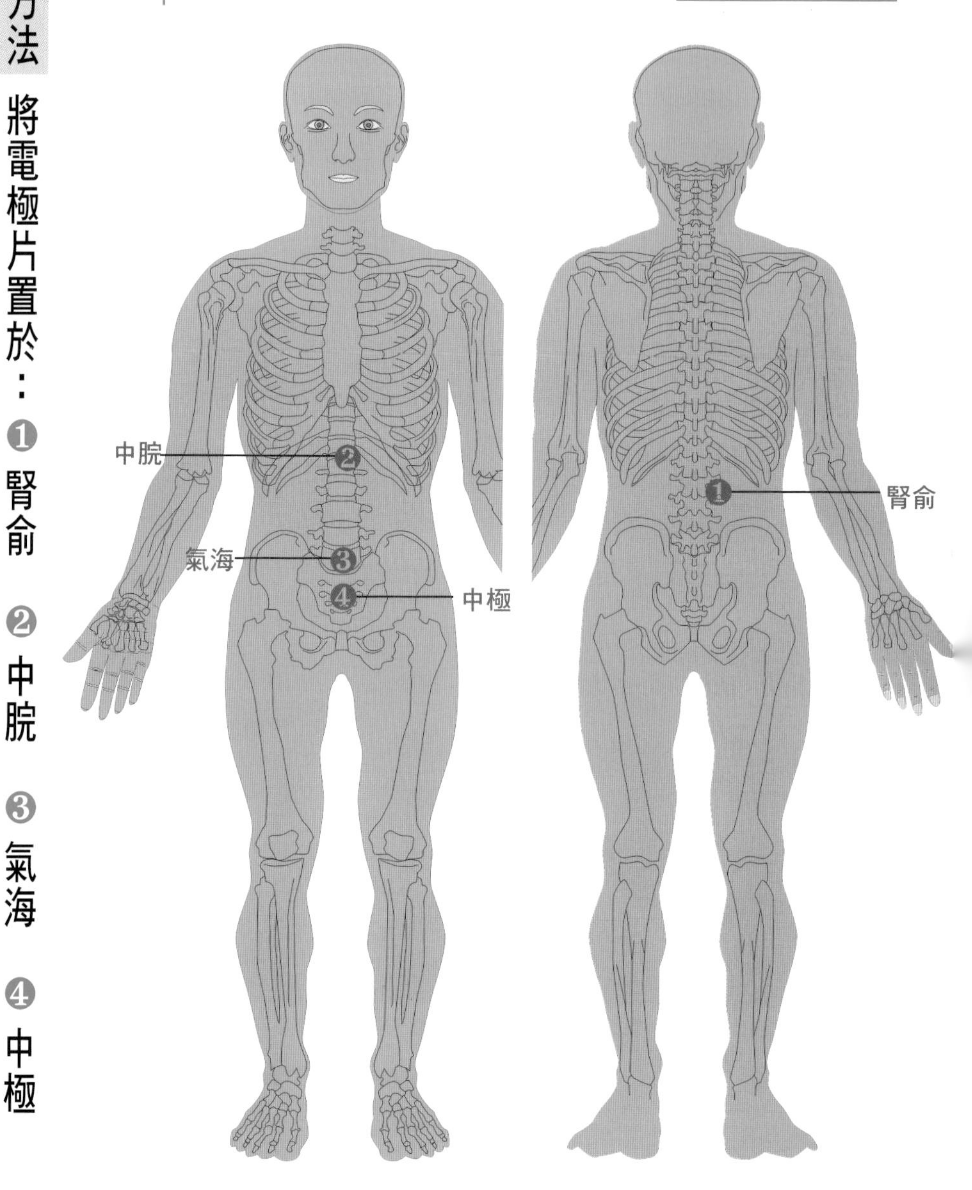

❶腎俞	❷中脘	❸氣海	❹中極
主治： 腎炎腎、結石、尿道感染、腰部扭傷、腰腿痛。	主治： 急慢性腸炎、胃炎、消化性潰瘍、打呃、急性胰腺炎。	主治： 腹痛、腹漲、尿瀦留、胃下垂、經痛、子宮出血、子宮下垂。	主治： 陽萎、功能性不射精、經痛、尿道感染、遺尿、便尿。

080 貧血

治療方法

將電極片置於：❶足三里 ❷血海 ❸膈俞 ❹三陰交

【建議處方】

❶ 3 ❷ C1 ❸ C2 ❹ C3

每日治療二次
10~20次
為一療程

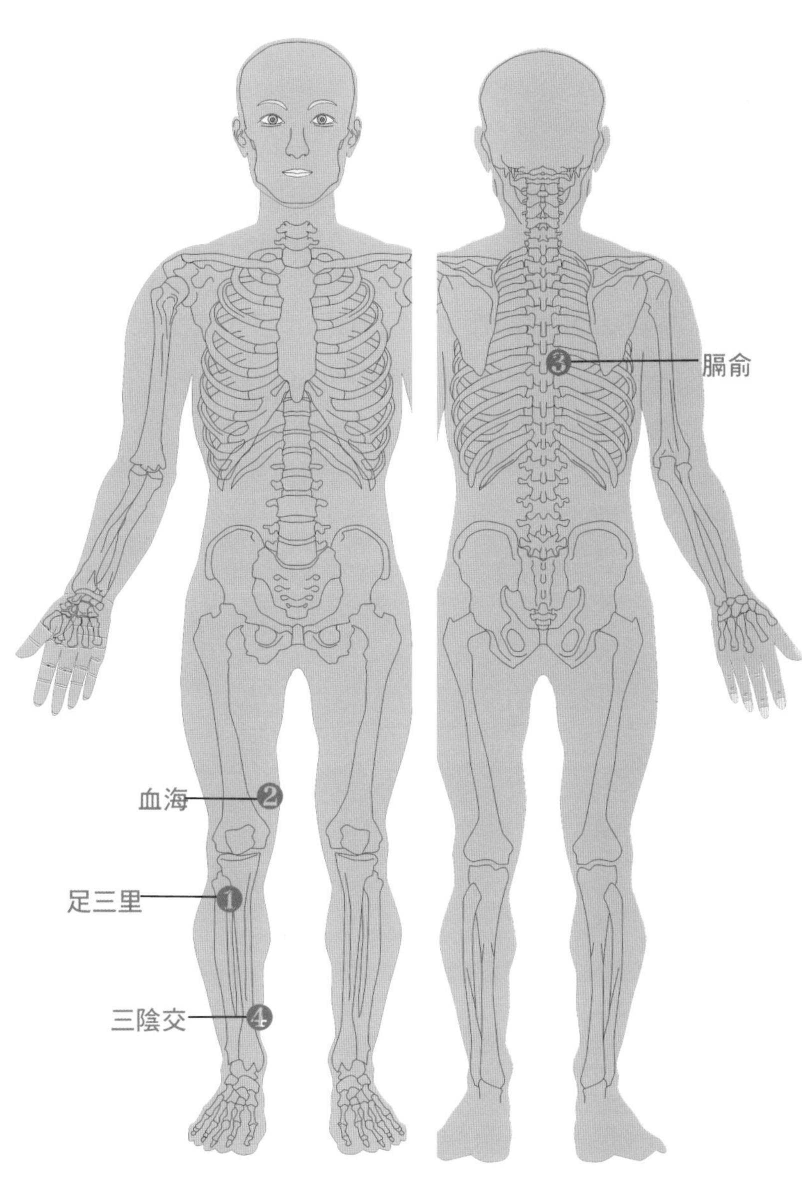

❶足三里	❷血海	❸膈俞	❹三陰交
主治： 神經衰弱、急慢性胃炎、腸炎、中風偏癱、消化性潰瘍、闌尾炎。	主治： 補腎、膝關節痛、蕁麻疹、月經不調、皮膚瘙癢、子宮功能性出血。	主治： 膈肌痙攣、咯血、嘔吐、咳嗽。	主治： 失眠、高血壓、子宮出血、急慢性胃炎腸炎、陽痿、遺尿、滯產、中風。

081

臉面、口、眼、鼻的毛病

治療方法

將電極片置於：❶曲池 ❷合谷 ❸足三里 ❹列缺

【建議處方】

❶ 1 ❷ C1 ❸ C2 ❹ 3

每日治療二次
10~20次
為一療程

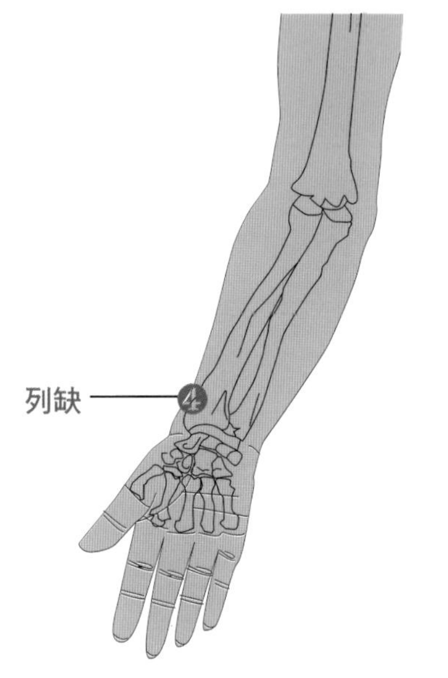

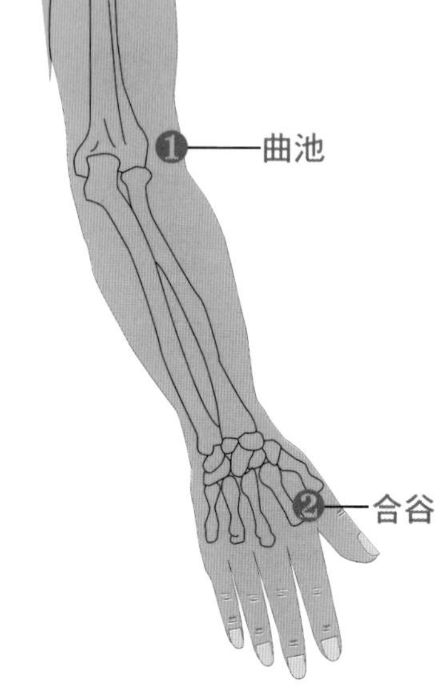

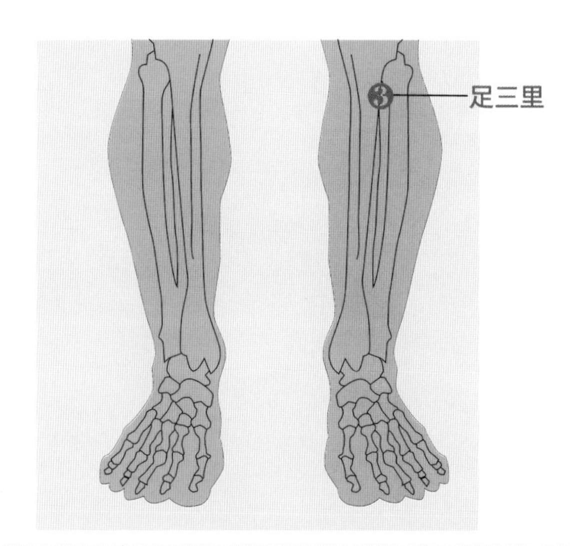

❶曲池	❷合谷	❸足三里	❹列缺
主治： 中風、偏癱、高熱、蕁麻疹、高血壓、扁桃腺炎、吐瀉。	主治： 感冒、顏面神經麻痺、中風偏癱、頭痛、牙痛、三叉神經痛、扁桃腺炎。	主治： 神經衰弱、急慢性胃炎、腸炎、中風偏癱、消化性潰瘍、闌尾炎。	主治： 咳嗽、哮喘。

082

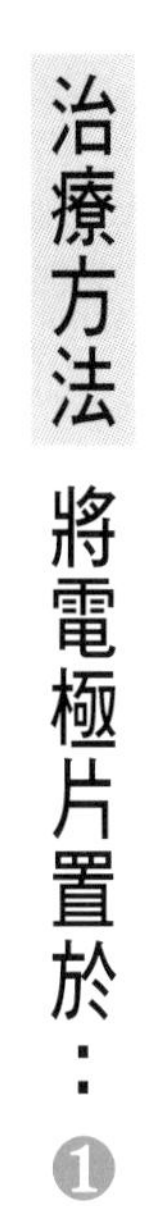

治療方法

將電極片置於：

❶頰車 ❷合谷 ❸太沖 ❹下關

【建議處方】

❶C1 ❷1 ❸C2 ❹3

每日治療二次
10~20次
為一療程

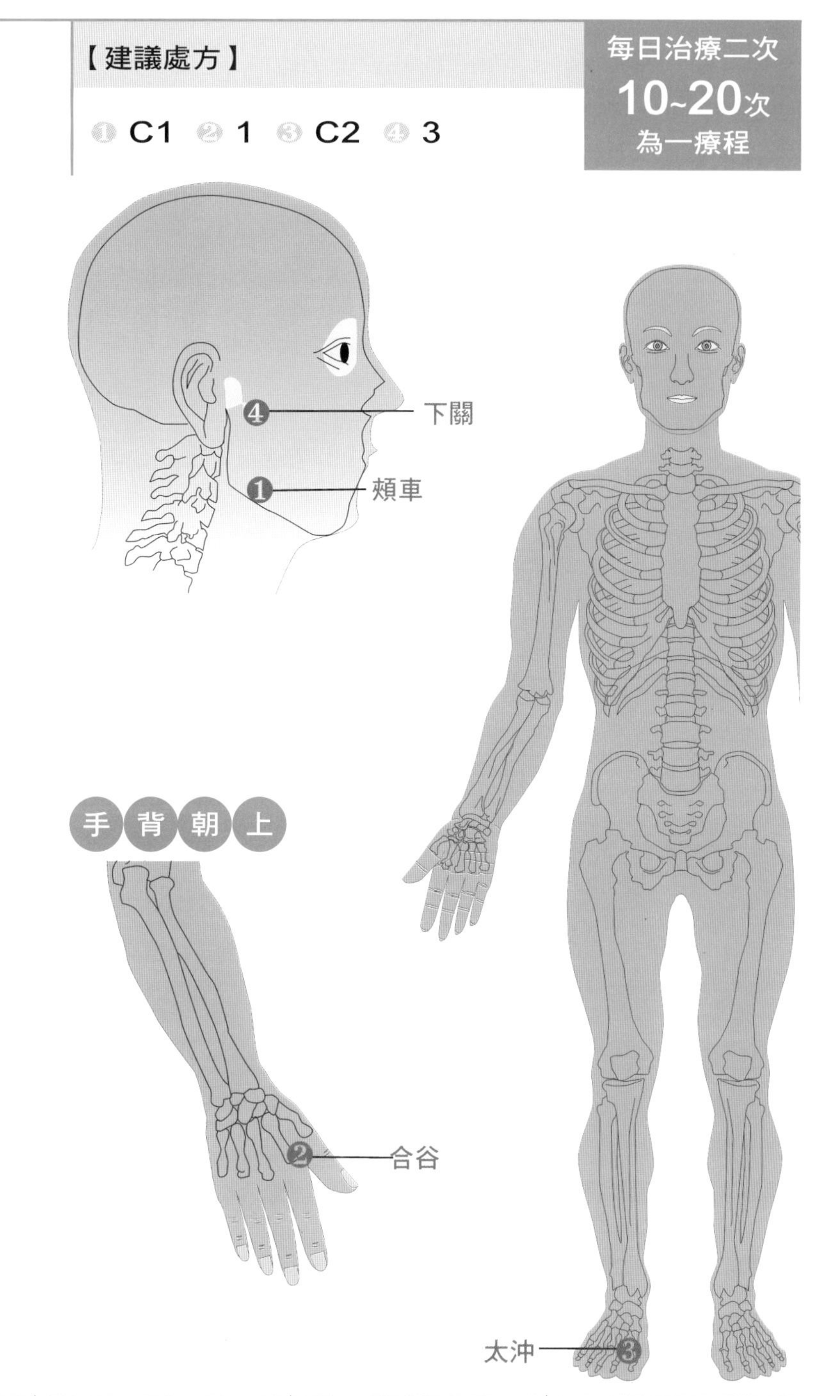

❶頰車	❷合谷	❸太沖	❹下關
主治：顏面神經麻痺、三叉神經痛、下頷關節紊亂症、腮腺炎、牙痛。	主治：感冒、顏面神經麻痺、中風偏癱、頭痛、牙痛、三叉神經痛、扁桃腺炎。	主治：神經衰弱、肝炎、高血壓、頭痛、眩暈、子宮出血、乳腺炎。	主治：下頷關節紊亂、耳聾、顏面神經麻痺、三叉神經痛牙痛。

083

口眼歪斜、耳疾

治療方法

將電極片置於：❶ 翳風 ❷ 中渚 ❸ 合谷 ❹ 曲池

【建議處方】

❶ C1 ❷ 3 ❸ 1 ❹ 12

每日治療二次
10~20次
為一療程

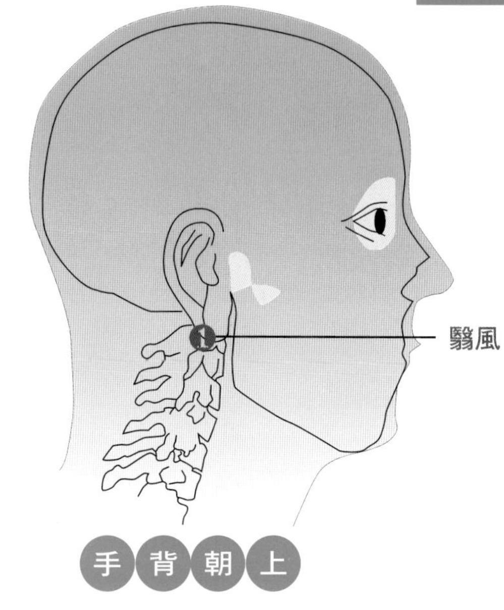

手背朝上

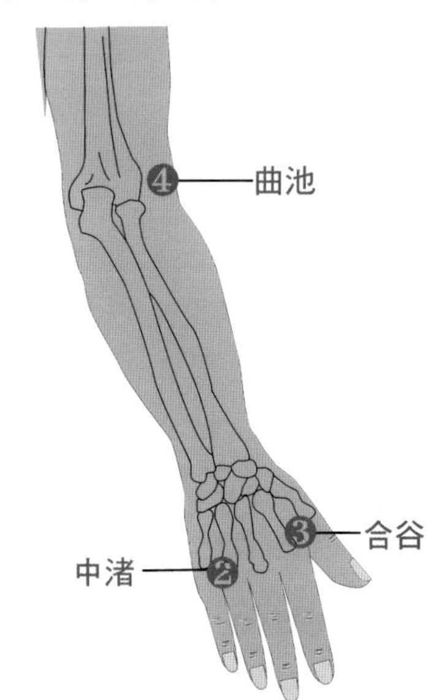

❶翳風	❷中渚	❸合谷	❹曲池
主治： 耳聾、耳鳴、腮腺炎、顏面神經麻痺。	主治： 耳聾、手指癱瘓疼痛、頭痛、肋間神經痛。	主治： 感冒、顏面神經麻痺、中風偏癱、頭痛、牙痛、三叉神經痛、扁桃腺炎。	主治： 中風、偏癱、高熱、蕁麻疹、高血壓、扁桃腺炎、吐瀉。

084

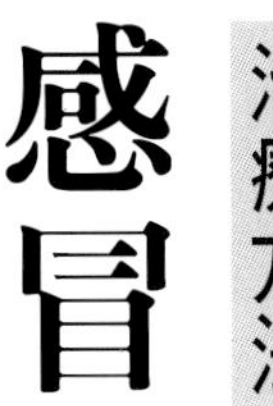

感冒、咳嗽、痰多

治療方法

將電極片置於：①天突 ②列缺 ③合谷 ④豐隆

【建議處方】

① 1 ② C2 ③ C1 ④ 3

每日治療二次
10~20次
為一療程

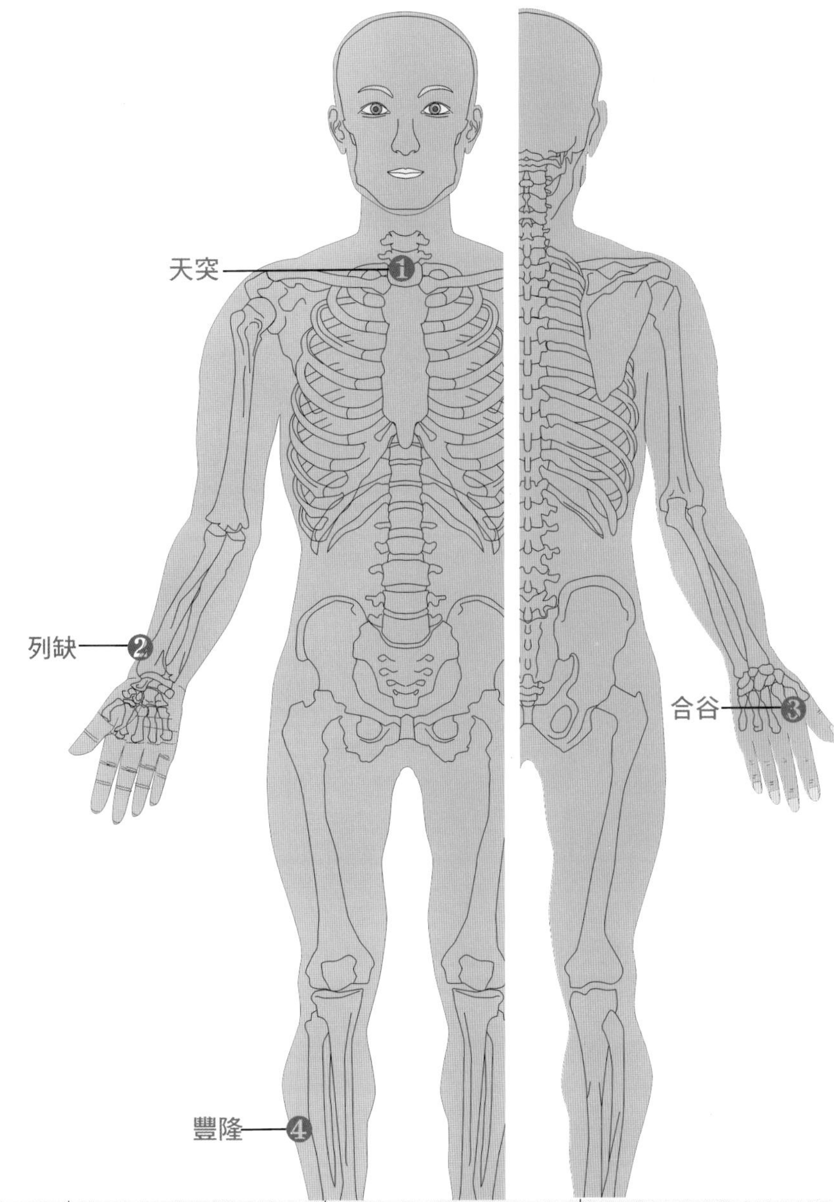

①天突	②列缺	③合谷	④豐隆
主治：支氣管炎、咽喉炎、聲帶疾病、痰多症。	主治：咳嗽、哮喘、頭痛、咽喉腫痛。	主治：感冒、顏面神經麻痺、中風偏癱、頭痛、牙痛、三叉神經痛、扁桃腺炎。	主治：咳嗽痰多、支氣管炎、高血壓、高血脂、下肢癱疾。

085

鼻塞、噴嚏、多涕

治療方法

將電極片置於：❶迎香 ❷禾膠 ❸合谷 ❹曲池

【建議處方】

❶ 1 ❷ A2 ❸ 3 ❹ 12

每日治療二次
10~20次
為一療程

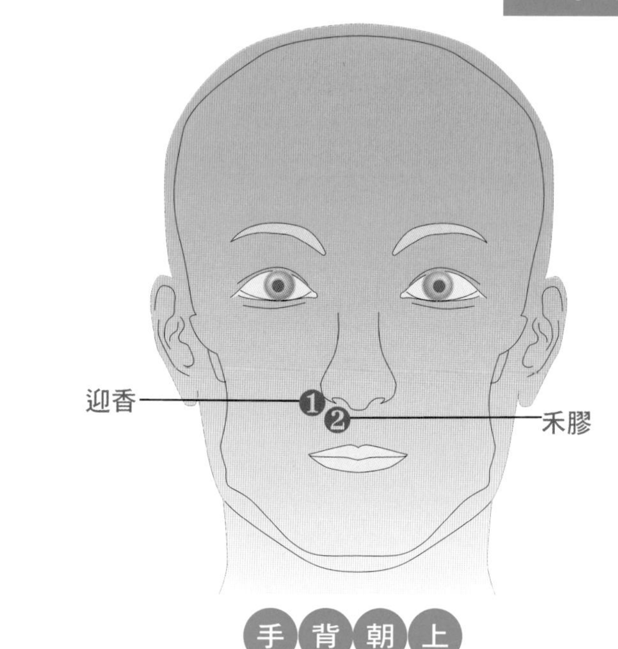

手背朝上

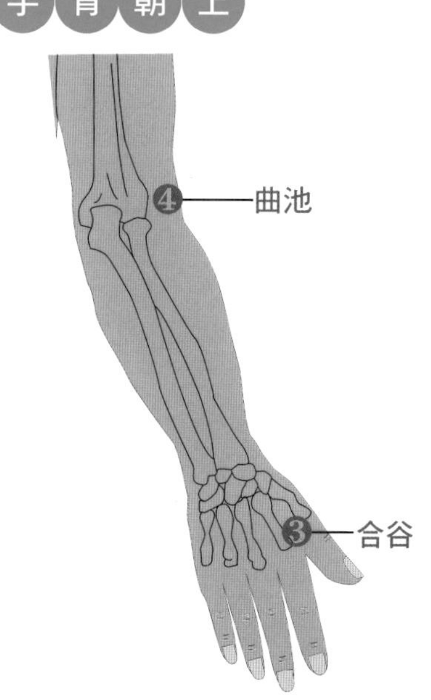

❶迎香	❷禾膠	❸合谷	❹曲池
主治： 鼻炎、鼻竇炎、 顏面神經麻痺、鼻塞。	主治： 鼻炎、鼻涕、 黃褐斑、 顏面神經麻痺。	主治： 感冒、顏面神經麻痺、 中風偏癱、頭痛、 牙痛、三叉神經痛、 扁桃腺炎。	主治： 中風、偏癱、高熱、 蕁麻疹、高血壓、 扁桃腺炎、吐瀉。

086 支氣管炎、咳嗽

治療方法

將電極片置於：❶天突 ❷內關 ❸大椎 ❹肺俞

【建議處方】

❶ B2 ❷ 3 ❸ C1 ❹ C2

每日治療二次
10~20次
為一療程

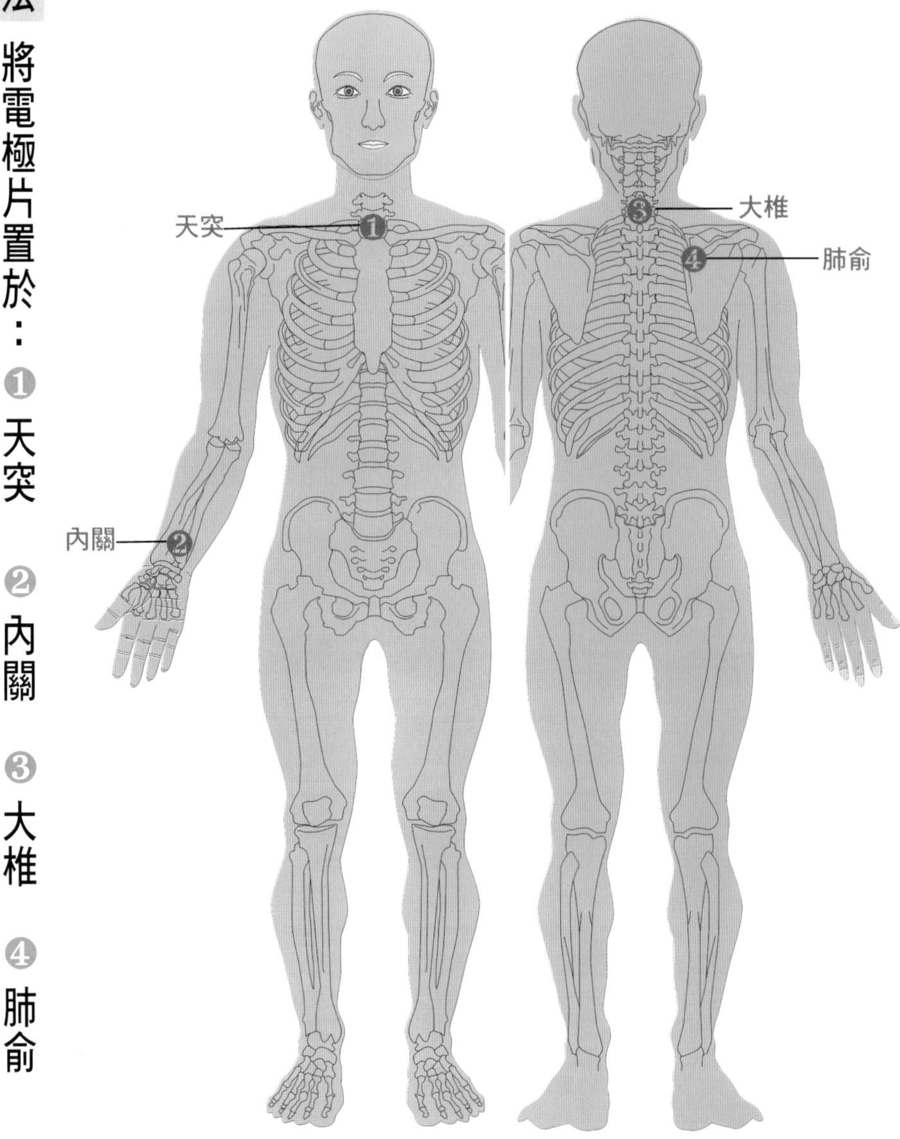

❶天突	❷內關	❸大椎	❹肺俞
主治： 支氣管炎、咽喉炎、聲帶疾病、痰多症。	主治： 心痛、心悸、胸悶、嘔吐、高血壓、胃痛、休克、痙攣。	主治： 頸項強痛、發熱、感冒、支氣管炎、哮喘、中暑。	主治： 肺炎、百日咳、支氣管炎、哮喘。

087

痰多

治療方法

將電極片置於：

❶ 天突

❷ 肺俞

❸ 豐隆

❹ 列缺

【建議處方】

❶ C1 ❷ C2 ❸ 1 ❹ 3

每日治療二次
10~20次
為一療程

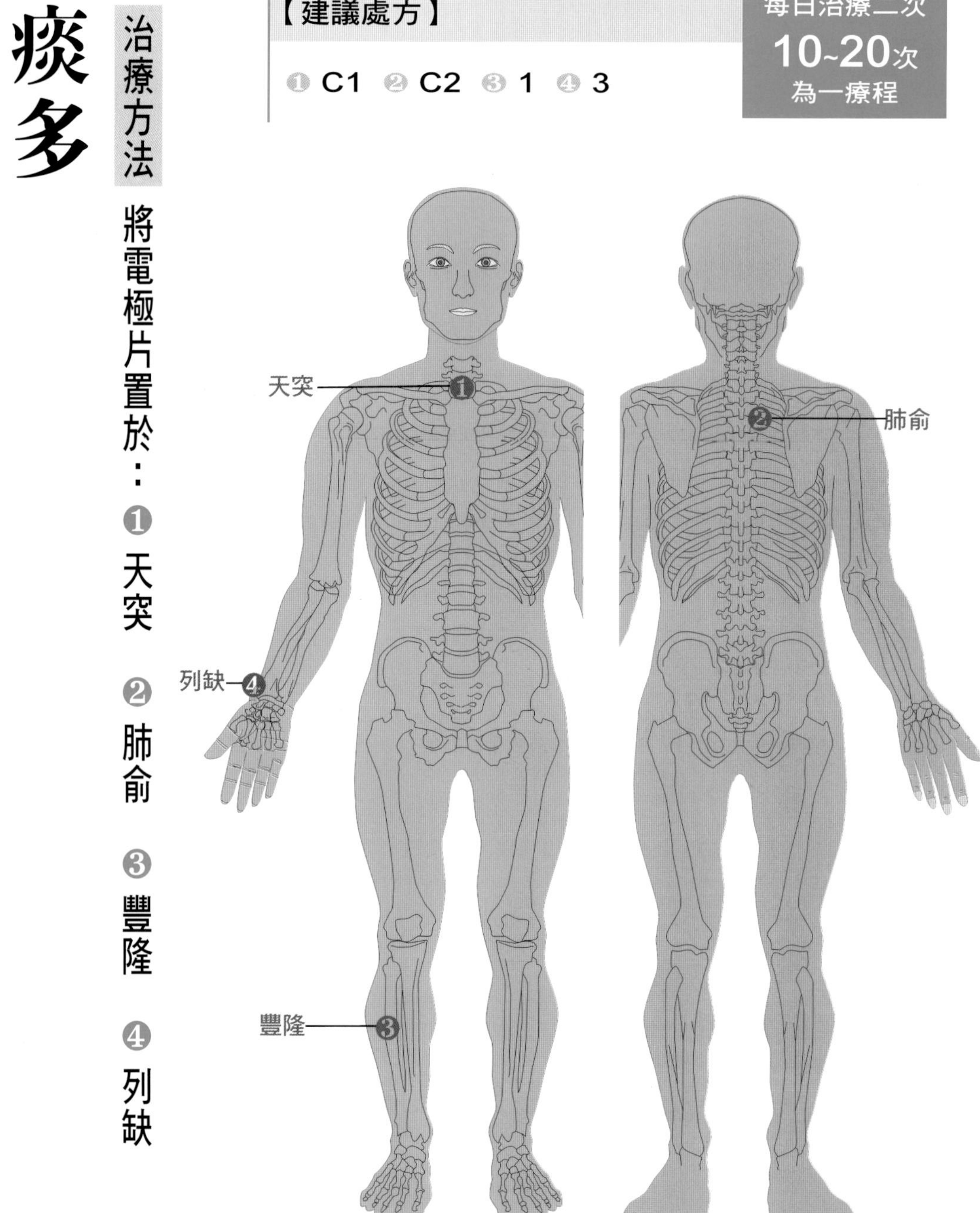

❶天突	❷肺俞	❸豐隆	❹列缺
主治： 支氣管炎、咽喉炎、聲帶疾病、痰多症。	主治： 肺炎、百日咳、支氣管炎、哮喘。	主治： 咳嗽痰多、支氣管炎、高血壓、高血脂、下肢癱瘓。	主治： 咳嗽、哮喘、頭痛、咽喉腫痛。

088

感冒

治療方法

將電極片置於：❶大椎 ❷曲池 ❸肺俞 ❹合谷

【建議處方】

❶ B ❷ C1 ❸ C2 ❹ 1

每日治療二次
10~20次
為一療程

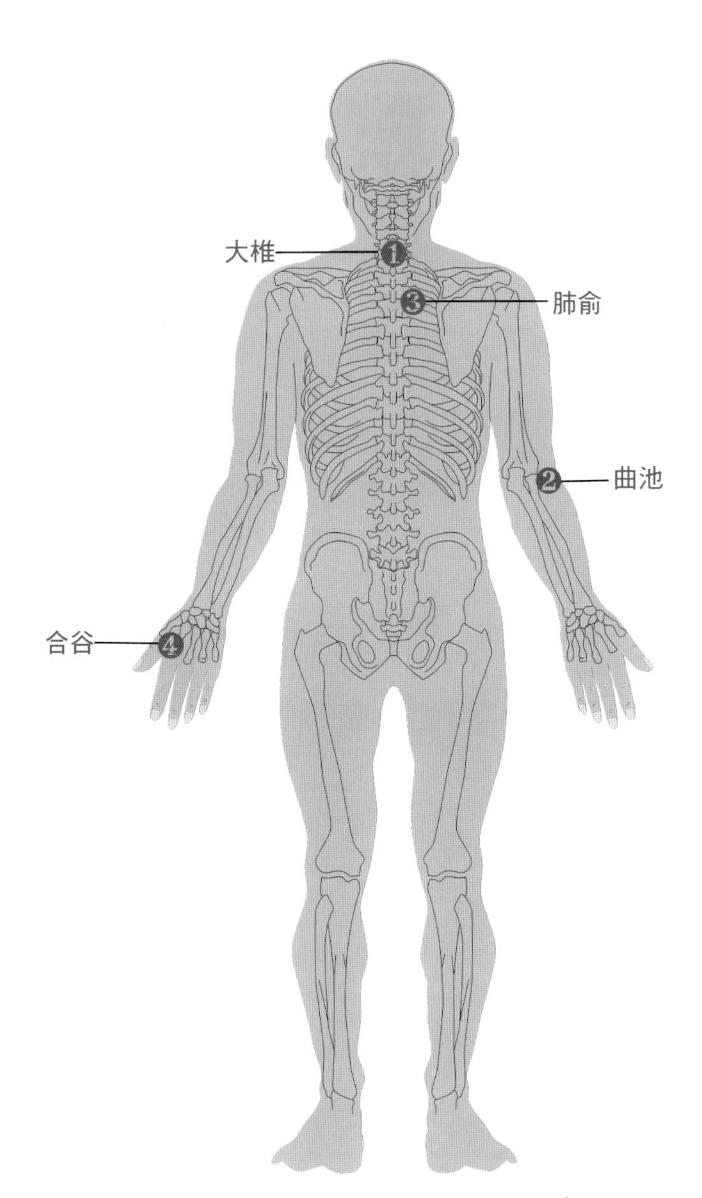

❶大椎	❷曲池	❸肺俞	❹合谷
主治： 頸項強痛、發熱、感冒、支氣管炎、哮喘、中暑。	主治： 中風、偏癱、高熱、蕁麻疹、高血壓、扁桃腺炎、吐瀉。	主治： 肺炎、百日咳、支氣管炎、哮喘。	主治： 感冒、顏面神經麻痺、中風偏癱、頭痛、牙痛、三叉神經痛、扁桃腺炎。

089

急性支氣管炎

治療方法

將電極片置於：❶曲池 ❷肺俞 ❸合谷 ❹豐隆

【建議處方】

❶ A1 ❷ A23 ❸ B1 ❹ C3

每日治療二次
10~20次
為一療程

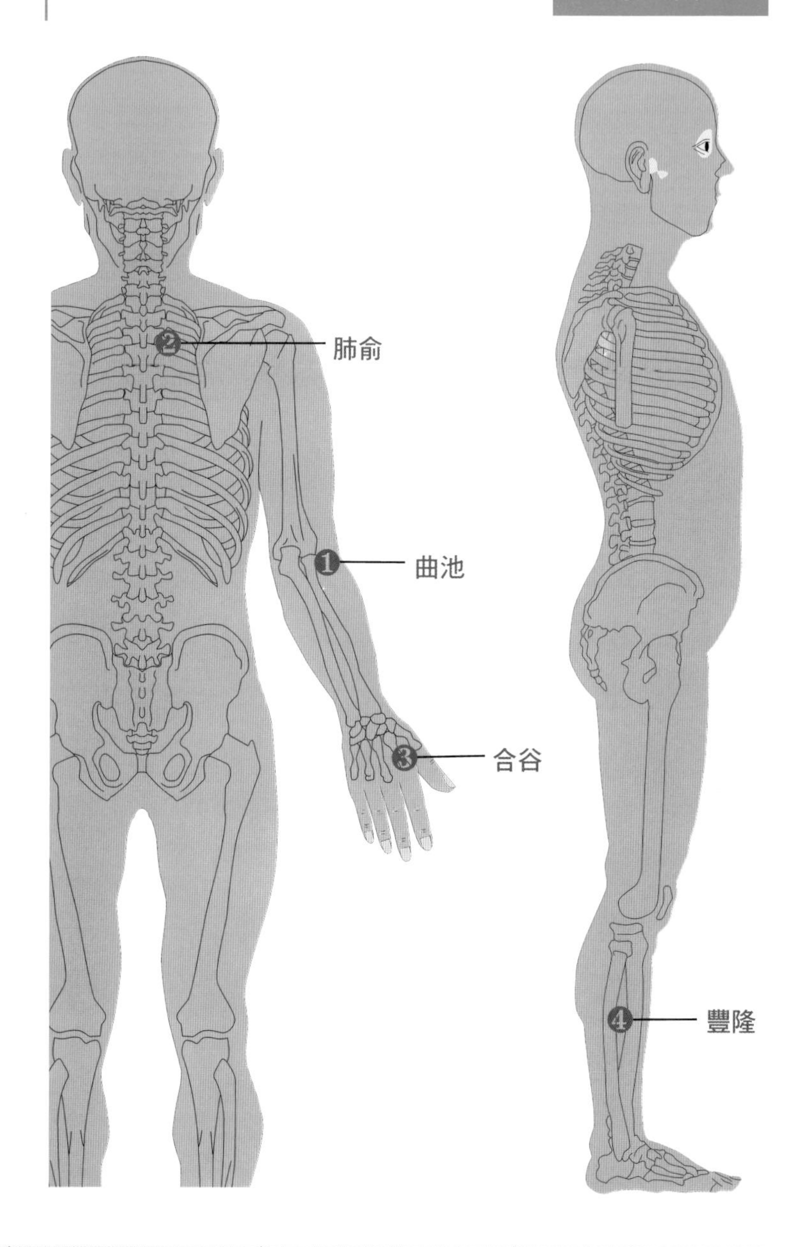

❶曲池	❷肺俞	❸合谷	❹豐隆
主治： 中風、偏癱、高熱、蕁麻疹、高血壓、扁桃腺炎、吐瀉。	主治： 肺炎、百日咳、支氣管炎、哮喘。	主治： 感冒、顏面神經麻痺、中風偏癱、頭痛、牙痛、三叉神經痛、扁桃腺炎。	主治： 咳嗽痰多、支氣管炎、高血壓、高血脂、下肢癱疾。

090

慢性支氣管炎

治療方法

將電極片置於：❶風門 ❷列缺 ❸大椎 ❹曲池

【建議處方】

❶ 3 ❷ C1 ❸ B2 ❹ 1

每日治療二次
10~20次
為一療程

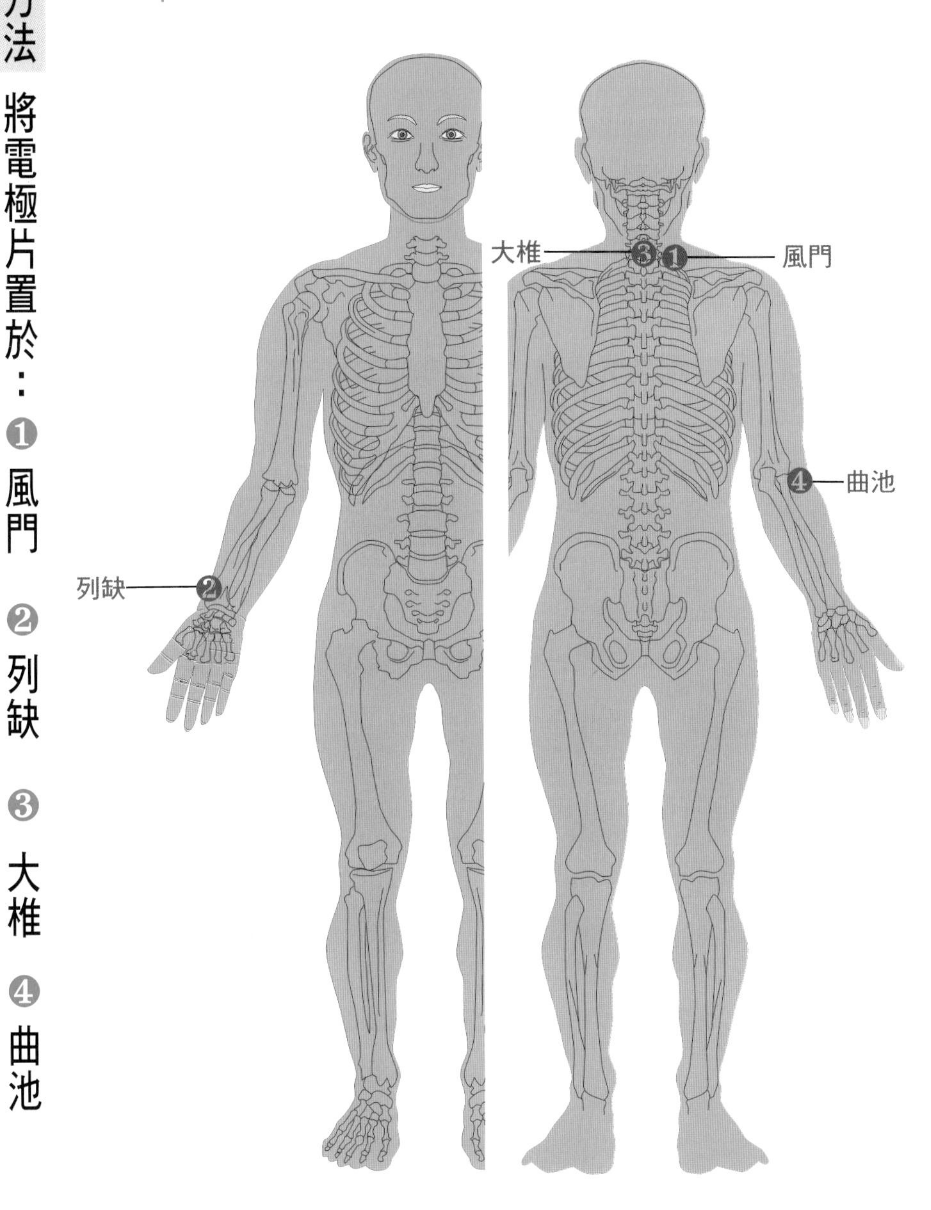

❶風門	❷列缺	❸ 大椎	❹曲池
主治： 傷風、感冒、咳嗽、胸悶、胸背疼痛。	主治： 咳嗽、哮喘、頭痛、咽喉腫痛。	主治： 頸項強痛、發熱、感冒、支氣管炎、哮喘、中暑。	主治： 中風、偏癱、高熱、蕁麻疹、高血壓、扁桃腺炎、吐瀉。

091

急、慢性咽炎

治療方法

將電極片置於：❶天突 ❷頰車 ❸合谷 ❹地倉

【建議處方】

❶ A1 ❷ A2 ❸ C1 ❹ 1

每日治療二次
10~20次
為一療程

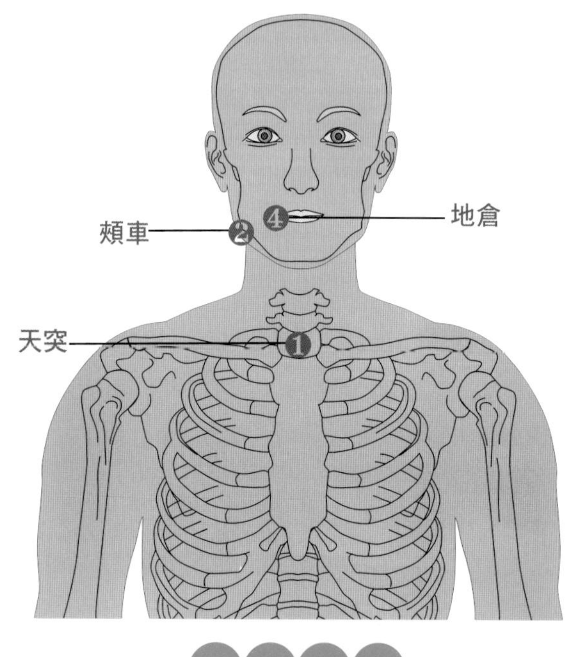

手背朝上

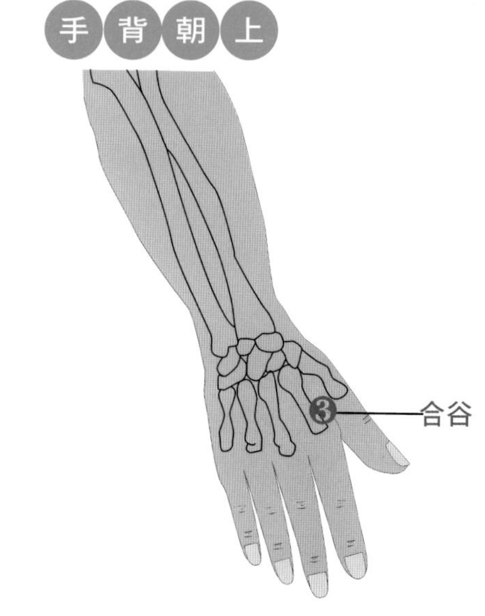

❶天突	❷頰車	❸合谷	❹地倉
主治： 支氣管炎、咽喉炎、聲帶疾病、痰多症。	主治： 顏面神經麻痺、三叉神經痛、下頷關節紊亂症、腮腺炎、牙痛。	主治： 感冒、顏面神經麻痺、中風偏癱、頭痛、牙痛、三叉神經痛、扁桃腺炎。	主治： 顏面神經麻痺、三叉神經痛、流涎牙關緊閉。

092 扁桃腺發炎

治療方法 將電極片置於：❶少商 ❷合谷 ❸內關 ❹曲池

【建議處方】

❶ A1 ❷ A2 ❸ B2.3 ❹ B3

每日治療二次
10~20次
為一療程

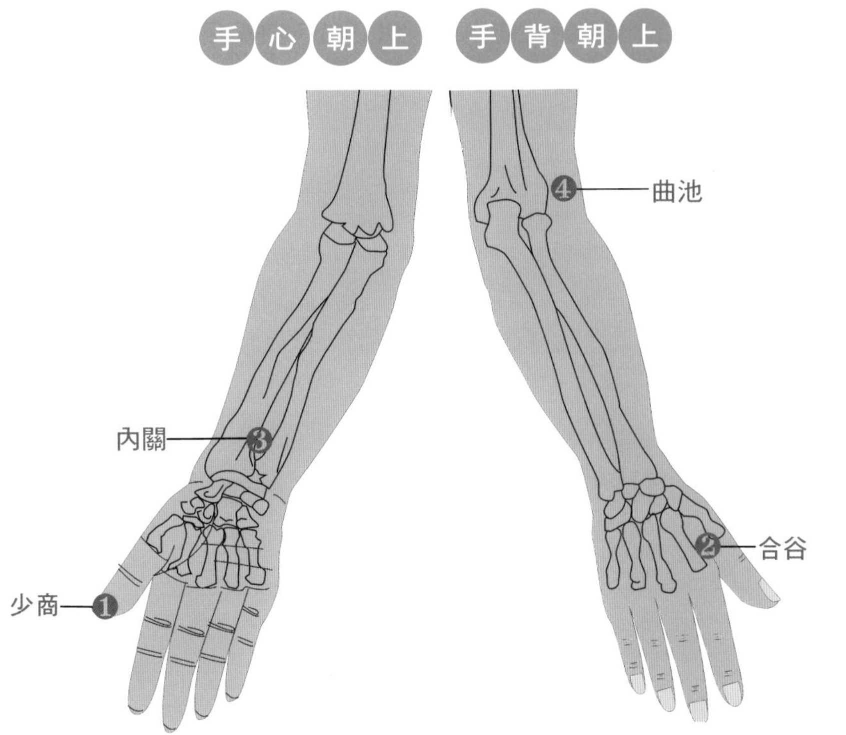

❶少商	❷合谷	❸內關	❹曲池
主治：咽喉腫痛、咳嗽、氣喘、發熱。	主治：感冒、顏面神經麻痺、中風偏癱、頭痛、牙痛、三叉神經痛、扁桃腺炎。	主治：心痛、心悸、胸悶、嘔吐、高血壓、胃痛、休克、痙攣。	主治：中風、偏癱、高熱、蕁麻疹、高血壓、扁桃腺炎、吐瀉。

093

急性鼻炎

治療方法

將電極片置於：❶印堂 ❷迎香 ❸合谷 ❹足三里

【建議處方】

❶ 1 ❷ 3 ❸ C1 ❹ 12

每日治療二次
10~20次
為一療程

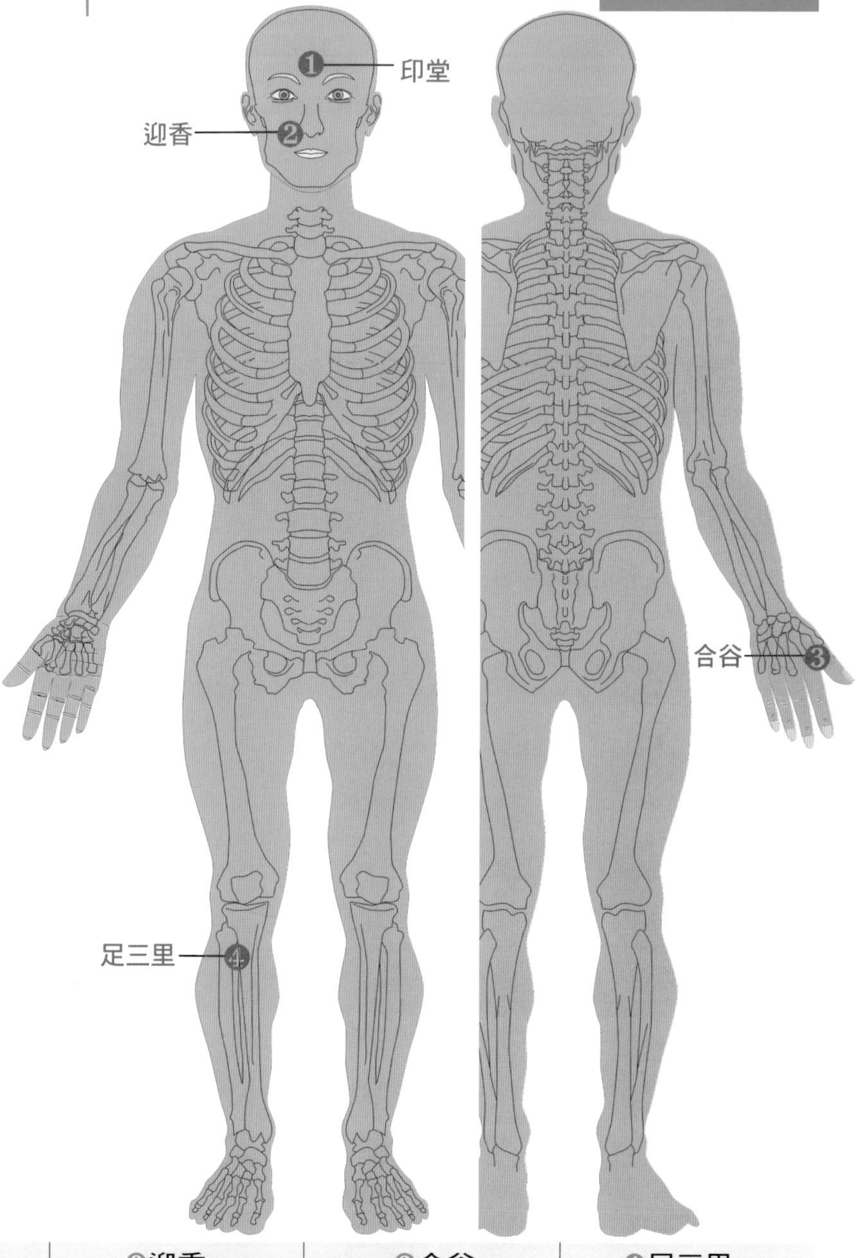

❶印堂	❷迎香	❸合谷	❹足三里
主治： 眩暈、頭痛、鼻炎、感冒。	主治： 鼻炎、鼻竇炎、顏面神經麻痺、鼻塞。	主治： 感冒、顏面神經麻痺、中風偏癱、頭痛、牙痛、三叉神經痛、扁桃腺炎。	主治： 神經衰弱、急慢性胃炎、腸炎、中風偏癱、消化性潰瘍、闌尾炎。

094 慢性鼻炎

治療方法

將電極片置於：❶風池 ❷印堂 ❸合谷 ❹肺俞

【建議處方】

❶ A1 ❷ A2 ❸ B2.3 ❹ B3

每日治療二次
10~20次
為一療程

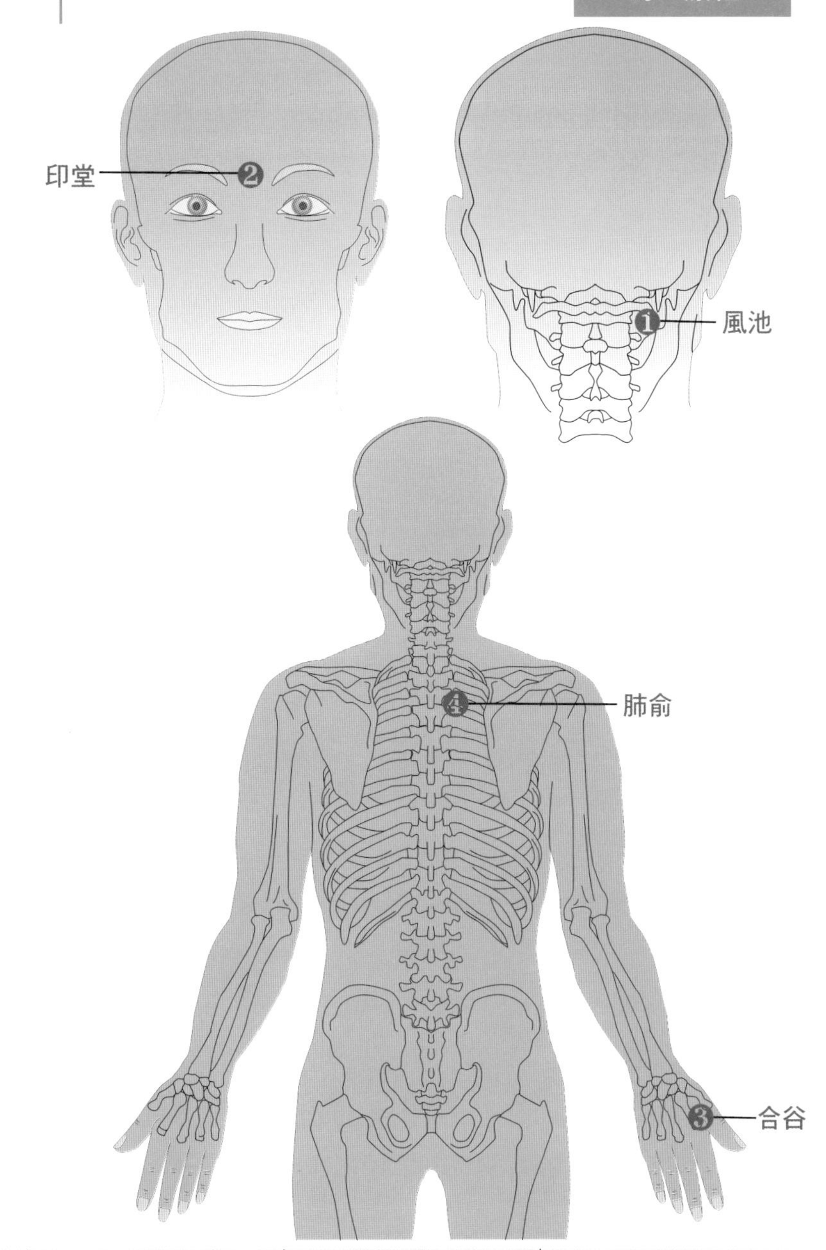

❶風池	❷印堂	❸合谷	❹肺俞
主治： 頭痛、頸項強痛、眼疾明目、感冒。	主治： 眩暈、頭痛、鼻炎、感冒。	主治： 感冒、顏面神經麻痺、中風偏癱、頭痛、牙痛、三叉神經痛、扁桃腺炎。	主治： 肺炎、百日咳、支氣管炎、哮喘。

095 耳痛、耳鳴

治療方法

將電極片置於：❶聽宮 ❷聽會 ❸翳風 ❹中渚

【建議處方】

❶ 1 ❷ C3 ❸ B3 ❹ C2

每日治療二次
10~20次
為一療程

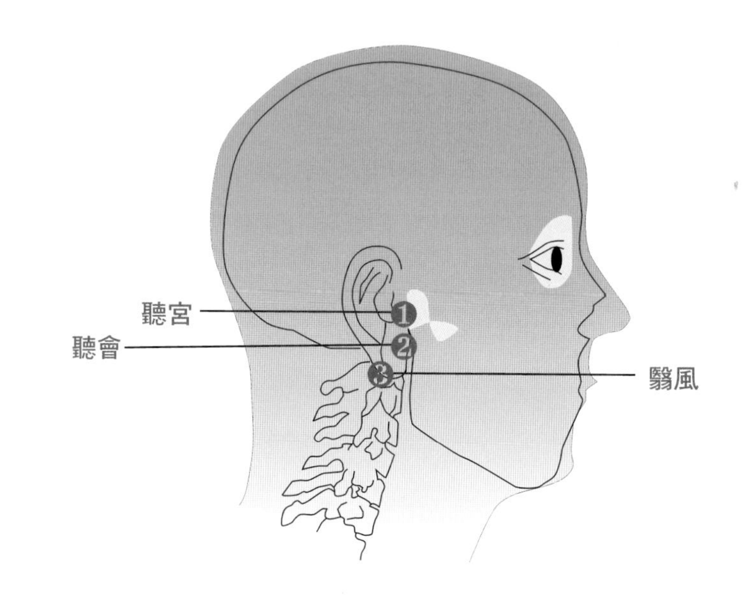

手背

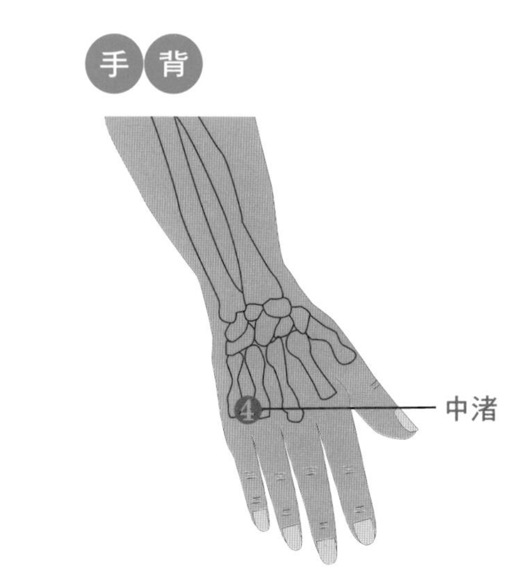

❶聽宮	❷聽會	❸翳風	❹中渚
主治： 耳聾、中耳炎、 內耳性眩暈症。	主治： 耳聾、中耳炎、 耳鳴、內耳炎、 腮腺炎。	主治： 耳聾、耳鳴、 腮腺炎、 顏面神經麻痺。	主治： 耳聾、手指癱瘓疼痛、 頭痛、肋間神經痛。

096

眼睛疲勞、酸痛

治療方法 將電極片置於：❶印堂 ❷合谷 ❸列缺 ❹曲池

【建議處方】

❶ 1 ❷ C1 ❸ 3 ❹ 12

每日治療二次
10~20次
為一療程

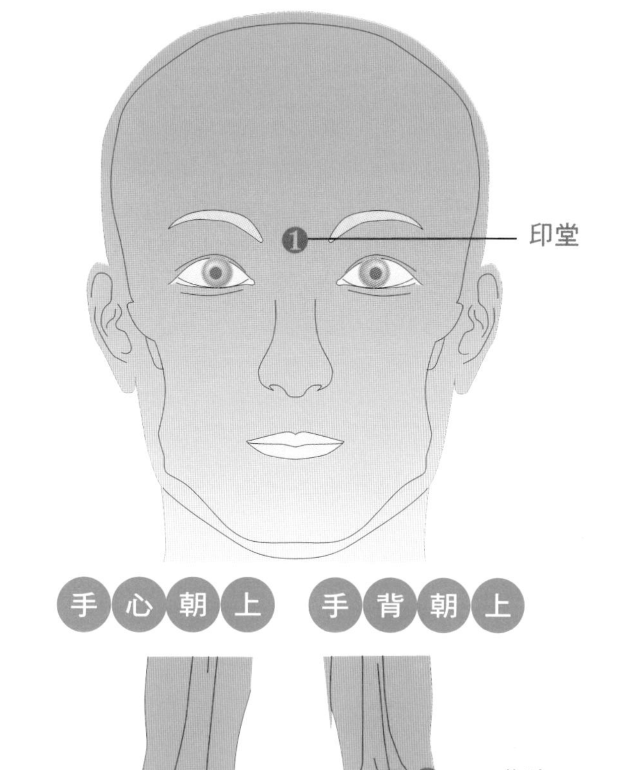

手心朝上　手背朝上

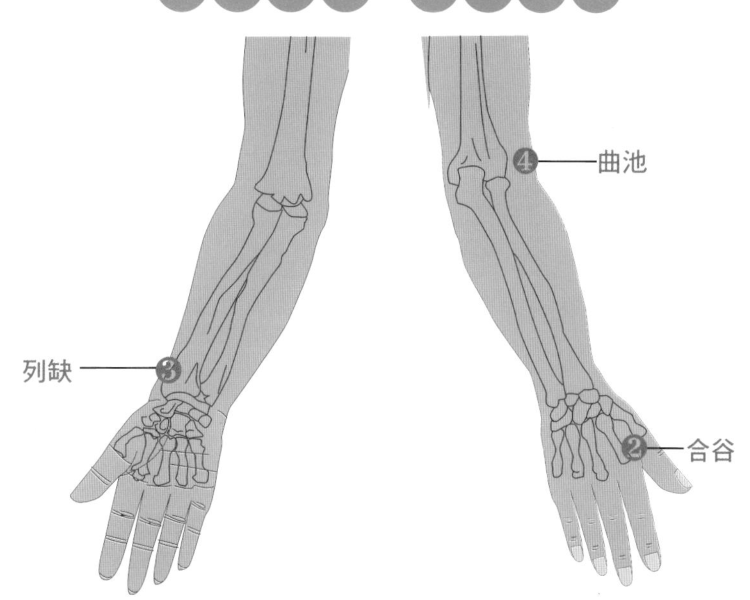

❶印堂	❷合谷	❸列缺	❹曲池
主治： 眩暈、頭痛、鼻炎、感冒。	主治： 感冒、顏面神經麻痺、中風偏癱、頭痛、牙痛、三叉神經痛、扁桃腺炎。	主治： 咳嗽、哮喘、頭痛、咽喉腫痛。	主治： 中風、偏癱、高熱、蕁麻疹、高血壓、扁桃腺炎、吐瀉。

097

近視

治療方法

【建議處方】

❶ C1 ❷ C2 ❸ 1 ❹ 3

每日治療二次
10~20次
為一療程

將電極片置於：❶太陽 ❷印堂 ❸光明 ❹合谷

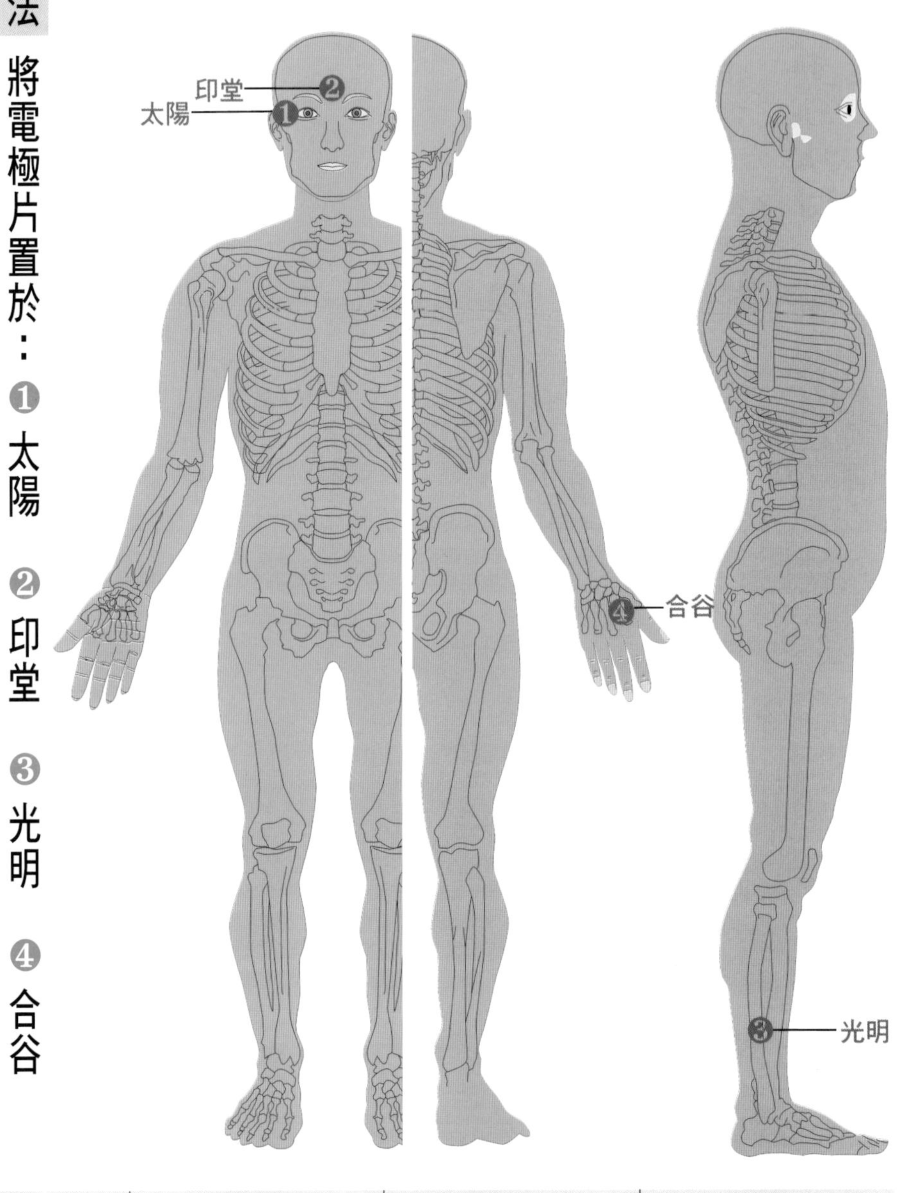

❶太陽	❷印堂	❸光明	❹合谷
主治： 頭痛、偏頭痛、眩暈、顏面神經麻痺、牙痛、急性結膜炎。	主治： 頭暈、頭痛、鼻炎、感冒。	主治： 青光眼、早期白內障、視神經萎縮、頭痛、下肢癱瘓疼痛。	主治： 感冒、顏面神經麻痺、中風偏癱、頭痛、牙痛、三叉神經痛、扁桃腺炎。

098 青光眼

治療方法 將電極片置於：❶太陽 ❷光明 ❸肝俞 ❹合谷

【建議處方】

❶ C3 ❷ 12 ❸ 1 ❹ 3

每日治療二次
10~20次
為一療程

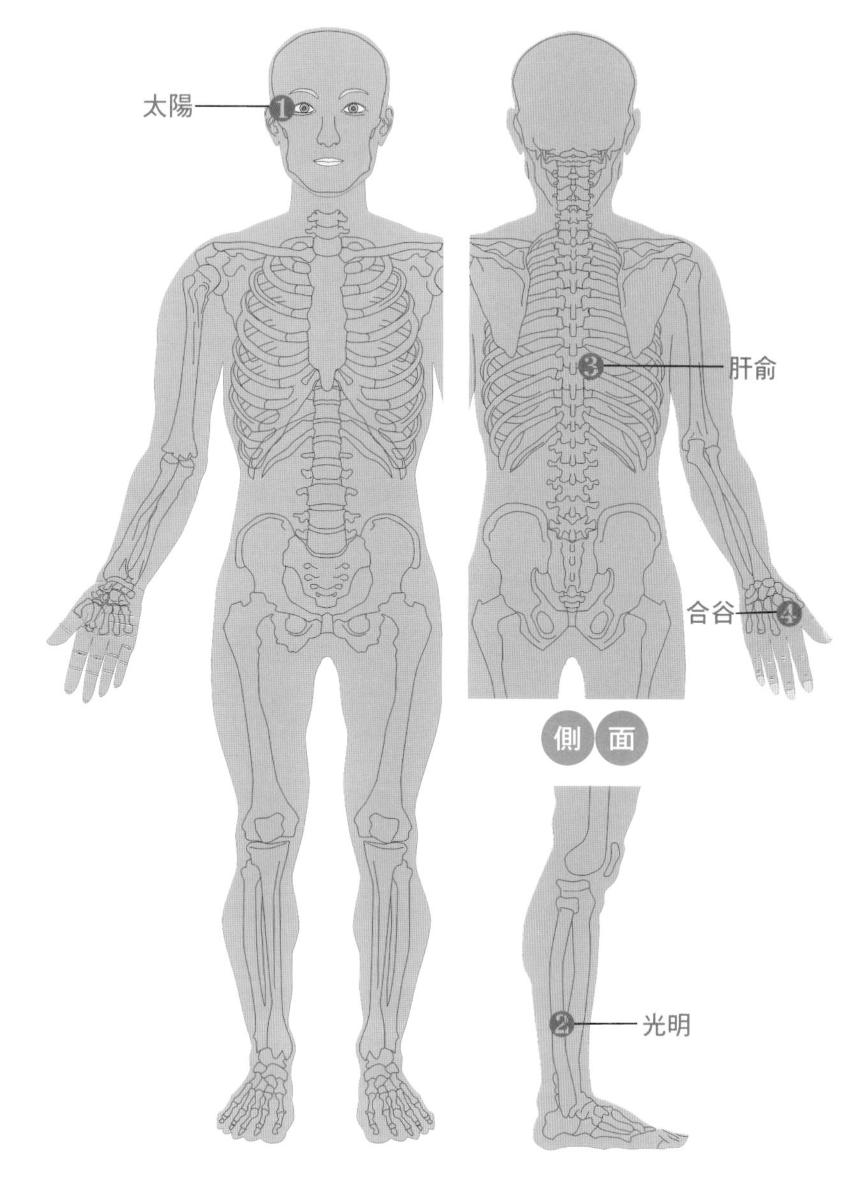

❶太陽	❷光明	❸肝俞	❹合谷
主治： 頭痛、偏頭痛、眩暈、顏面神經麻痺、牙痛、急性結膜炎。	主治： 青光眼、早期白內障、視神經萎縮、頭痛、下肢癱瘓疼痛。	主治： 急慢性腸炎、膽囊炎、眼病、神經衰弱。	主治： 感冒、顏面神經麻痺、中風偏癱、頭痛、牙痛、三叉神經痛、扁桃腺炎。

099

頭痛

治療方法

將電極片置於：❶列缺 ❷太陽 ❸天柱 ❹大椎

【建議處方】

❶ 1 ❷ 3 ❸ 12 ❹ C1

每日治療二次
10~20次
為一療程

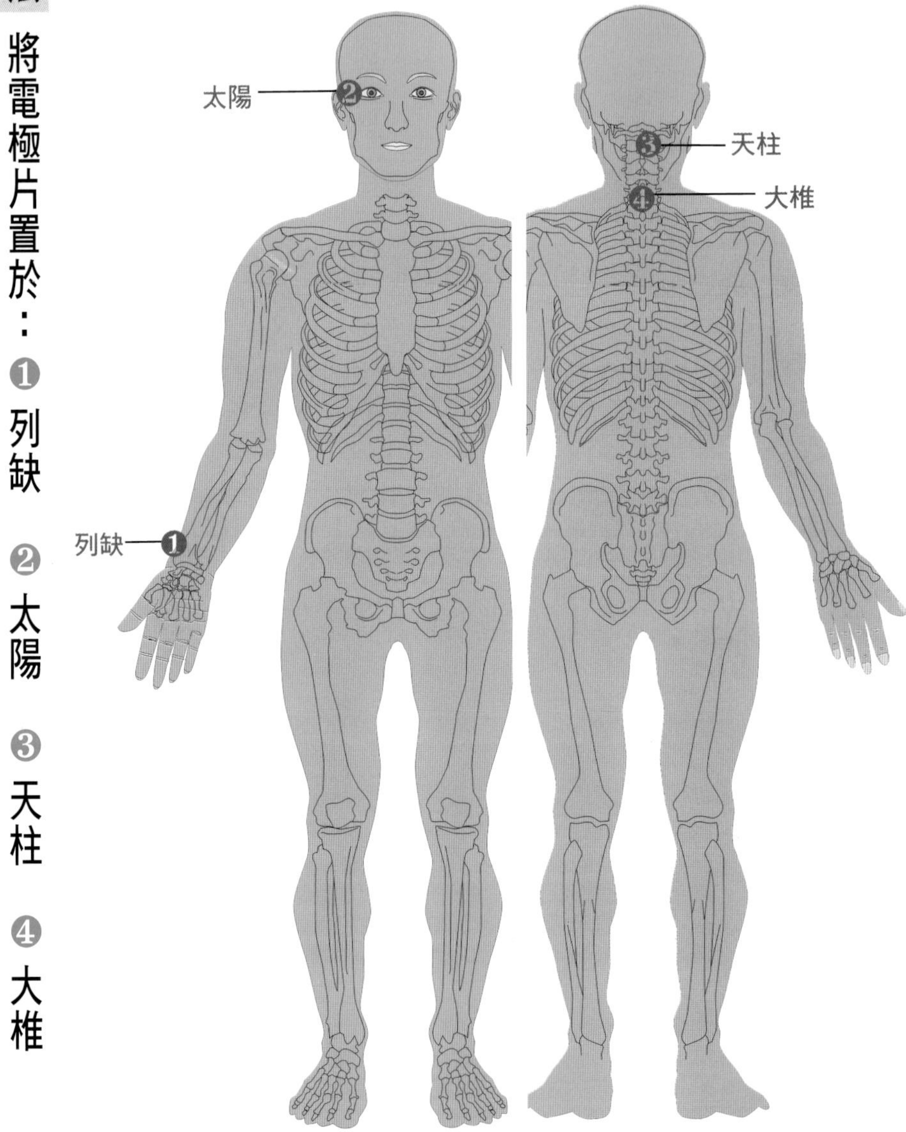

❶列缺	❷太陽	❸天柱	❹大椎
主治： 咳嗽、哮喘、頭痛、咽喉腫痛。	主治： 頭痛、偏頭痛、眩暈、顏面神經麻痺、牙痛、急性結膜炎。	主治： 後頭痛、落枕、咽喉炎、神經衰弱。	主治： 頸項強痛、發熱、感冒、支氣管炎、哮喘、中暑。

100

頭痛、肩項痛

治療方法

將電極片置於：❶ 附分 ❷ 天柱 ❸ 合谷 ❹ 曲池

【建議處方】

❶ 1 ❷ 3 ❸ C1 ❹ A2

每日治療二次
10~20次
為一療程

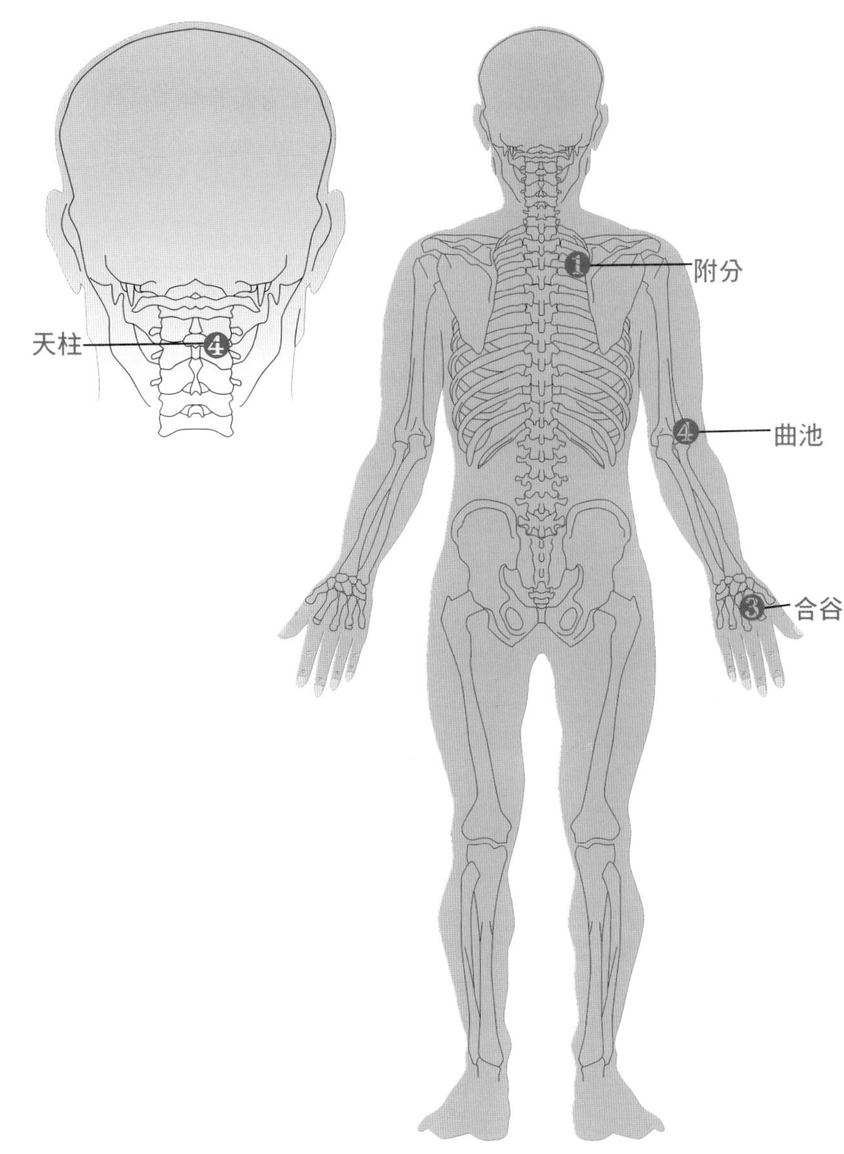

❶附分	❷天柱	❸合谷	❹曲池
主治：肩背酸緊、頭痛。	主治：後頭痛、落枕、咽喉炎、神經衰弱。	主治：感冒、顏面神經麻痺、中風偏癱、頭痛、牙痛、三叉神經痛、扁桃腺炎。	主治：中風、偏癱、高熱、蕁麻疹、高血壓、扁桃腺炎、吐瀉。

101

前額痛

治療方法

將電極片置於：❶印堂 ❷合谷 ❸內庭 ❹陽白

【建議處方】

❶ 1 ❷ C1 ❸ 3 ❹ 12

每日治療二次
10~20次
為一療程

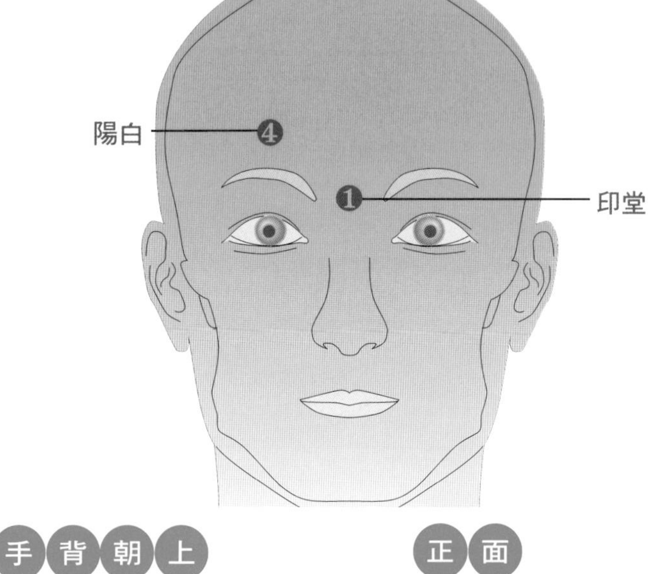

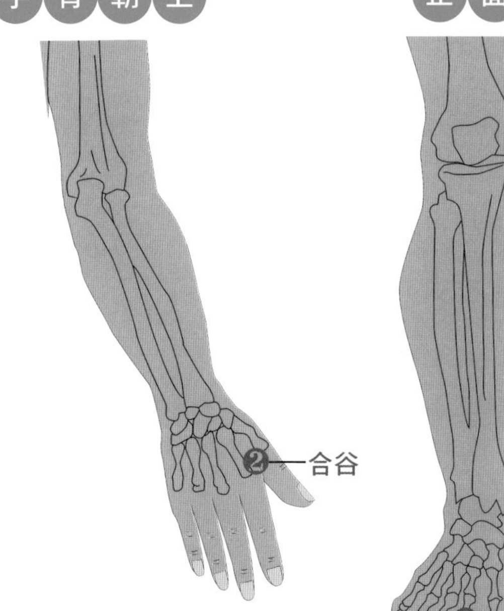

❶印堂	❷合谷	❸內庭	❹陽白
主治： 眩暈、頭痛、 鼻炎、感冒。	主治： 感冒、顏面神經麻痺、 中風偏癱、頭痛、牙痛、 三叉神經痛、扁桃腺炎。	主治： 三叉神經痛、牙痛、 咽喉腫痛、腹漲、 胃痛、熱病、 足部麻木疼痛。	主治： 前額痛、 顏面神經麻痺、 眼病、眼瞼下垂。

102

後頭痛

治療方法

將電極片置於：❶天柱 ❷風池 ❸後溪 ❹合谷

【建議處方】

❶ 3 ❷ C1 ❸ C2 ❹ 12

每日治療二次
10~20次
為一療程

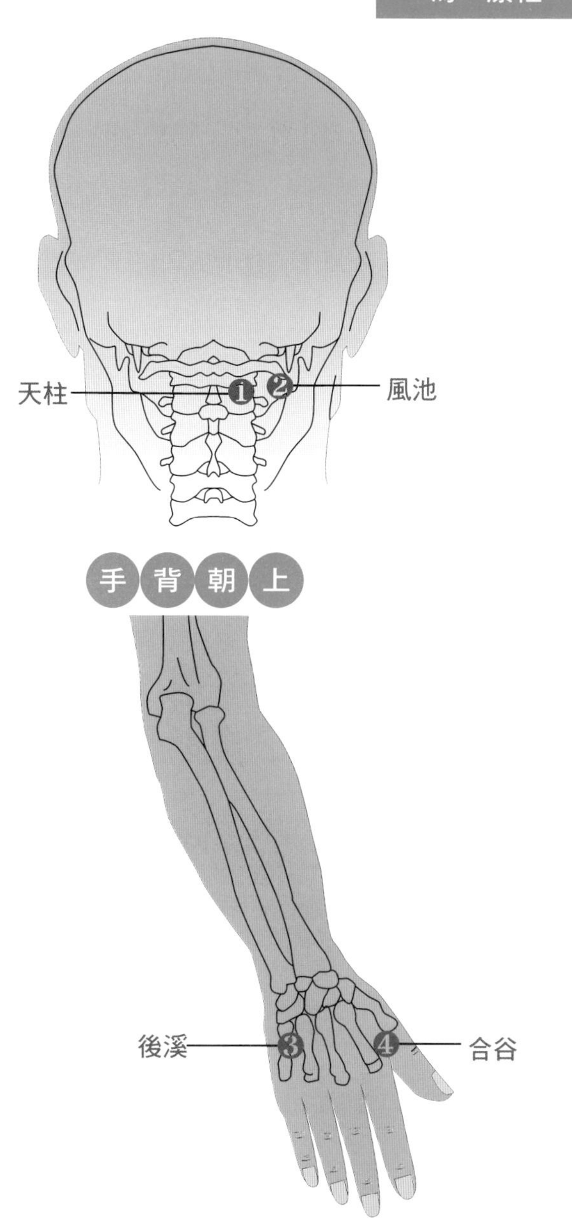

❶天柱	❷風池	❸後溪	❹合谷
主治： 後頭痛、落枕、咽喉炎、神經衰弱。	主治： 頭痛、頸項強痛、眼疾明目、感冒。	主治： 頭項強痛、目赤耳聾、手指肘臂攣痛、中風後遺症。	主治： 感冒、顏面神經麻痺、中風偏癱、頭痛、牙痛、三叉神經痛、扁桃腺炎。

103 頭頂痛

治療方法

將電極片置於：❶湧泉 ❷太沖 ❸三陰交 ❹合谷

【建議處方】

❶ 1 ❷ 3 ❸ C2 ❹ C1

每日治療二次
10~20次
為一療程

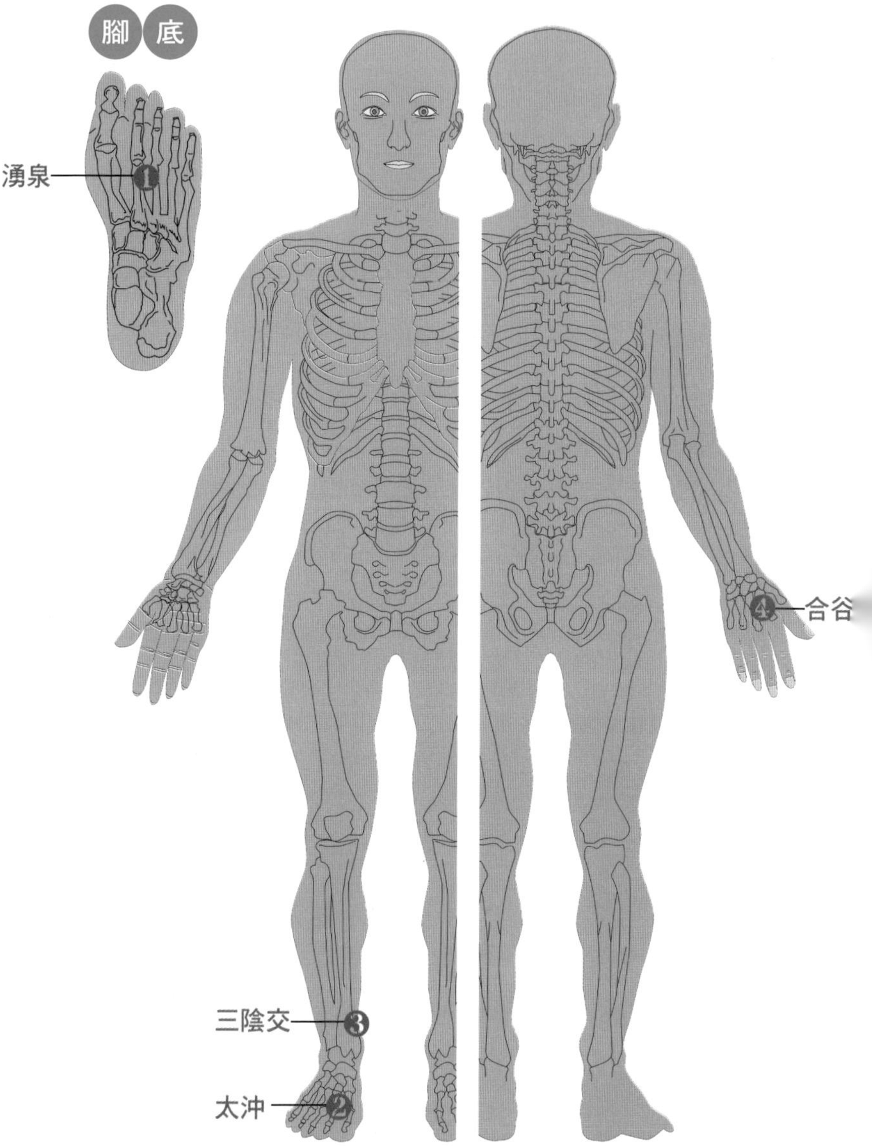

腳底

湧泉 ❶

三陰交 ❸

太沖 ❷

❹ 合谷

❶湧泉	❷太沖	❸三陰交	❹合谷
主治：便秘、小便不利、昏眩、休克、高血壓、下肢癱瘓、精神分裂症。	主治：神經衰弱、肝炎、高血壓、頭痛、眩暈、子宮出血、乳腺炎。	主治：失眠、高血壓、子宮出血、急慢性胃炎腸炎、陽痿、遺尿、滯產、中風。	主治：感冒、顏面神經痲痺、中風偏癱、頭痛、牙痛、三叉神經痛、扁桃腺炎。

104

頭頸痛

治療方法

將電極片置於：❶列缺 ❷後溪 ❸合谷 ❹足三里

【建議處方】

❶ 1 ❷ C2 ❸ C3 ❹ 3

每日治療二次
10~20次
為一療程

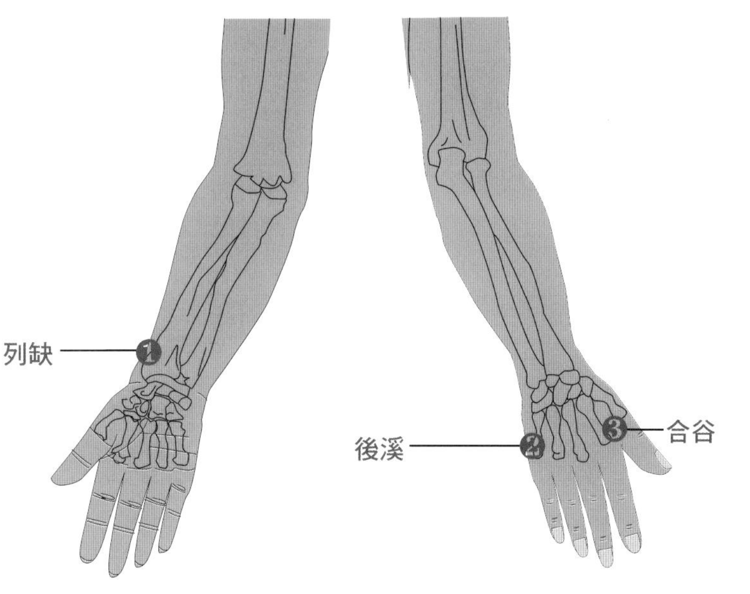

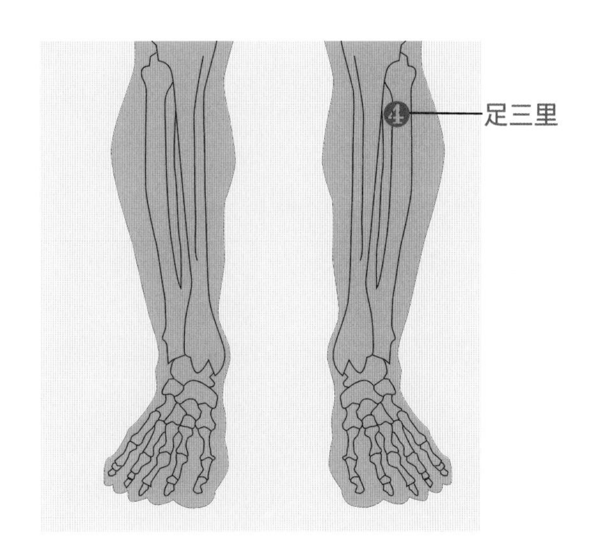

❶列缺	❷後溪	❸合谷	❹足三里
主治： 咳嗽、哮喘。	主治： 頭項強痛、目赤耳聾、手指肘臂攣痛、中風後遺症。	主治： 感冒、顏面神經麻痺、中風偏癱、頭痛、牙痛、三叉神經痛、扁桃腺炎。	主治： 神經衰弱、急慢性胃炎、腸炎、中風偏癱、消化性潰瘍、闌尾炎。

105

偏頭痛(一)

治療方法

將電極片置於：❶合谷 ❷足三里 ❸太陽穴 ❹中渚

【建議處方】

❶ 1 ❷ C1 ❸ C2 ❹ 12

每日治療二次
10~20次
為一療程

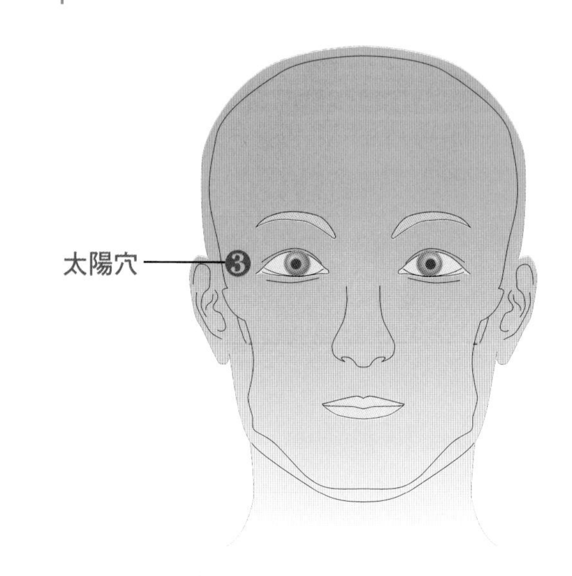

手背朝上

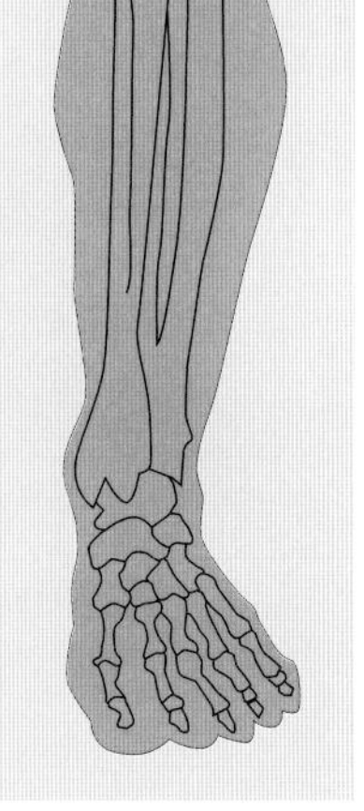

❶合谷	❷足三里	❸太陽穴	❹中渚
主治： 感冒、顏面神經麻痺、中風偏癱、頭痛、牙痛、三叉神經痛、扁桃腺炎。	主治： 神經衰弱、急慢性胃炎、腸炎、中風偏癱、消化性潰瘍、蘭尾炎。	主治： 頭痛、偏頭痛、眩暈、顏面神經麻痺、牙痛、急性結膜炎。	主治： 頭痛、耳聾、肋間神經痛、手指癱瘓疼痛。

106 偏頭痛（二）

治療方法

將電極片置於：❶合谷 ❷列缺 ❸湧泉 ❹太陽穴

【建議處方】

❶ 1 ❷ 3 ❸ C1 ❹ C3

每日治療二次
10~20次
為一療程

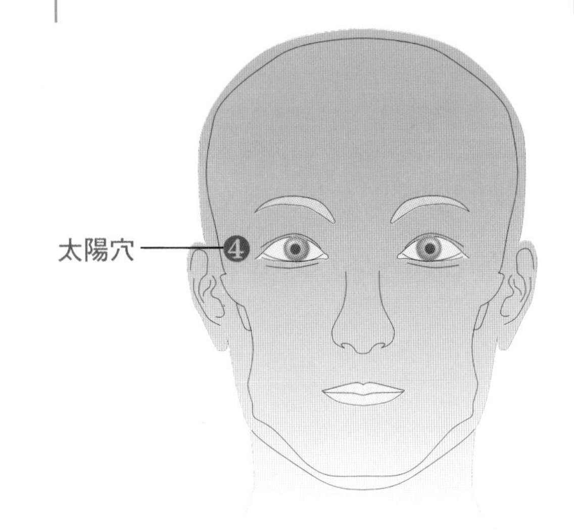

手心朝上

列缺 ❷

手背朝上

❶ 合谷

腳底

❸ 湧泉

❶合谷	❷列缺	❸湧泉	❹太陽穴
主治： 感冒、顏面神經麻痺、中風偏癱、頭痛、牙痛、三叉神經痛、扁桃腺炎。	主治： 咳嗽、哮喘。	主治： 便秘、小便不利、昏眩、休克、高血壓、下肢癱瘓、精神分裂症。	主治： 頭痛、偏頭痛、眩暈、顏面神經麻痺、牙痛、急性結膜炎。

107

憂鬱情緒不安

治療方法

將電極片置於：❶湧泉 ❷勞宮 ❸足三里 ❹合谷

【建議處方】

❶B23 ❷3 ❸C1 ❹C3

每日治療二次
10~20次
為一療程

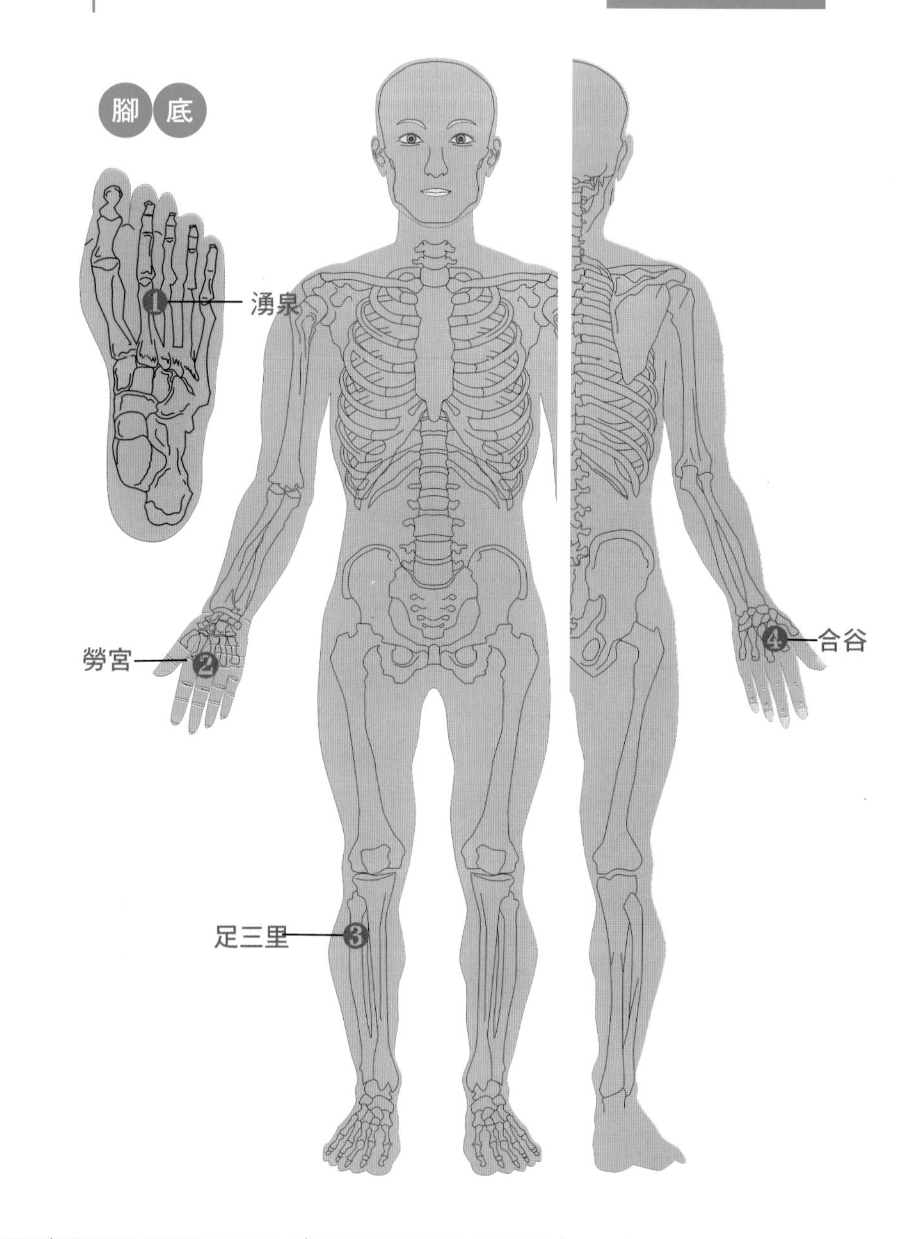

❶湧泉	❷勞宮	❸足三里	❹合谷
主治： 便秘、小便不利、昏眩、休克、高血壓、下肢癱瘓、精神分裂症。	主治： 心痛、心悸、小兒麻痺、失憶症、中風昏迷。	主治： 神經衰弱、急慢性胃炎、腸炎、中風偏癱、消化性潰瘍、蘭尾炎。	主治： 感冒、顏面神經麻痺、中風偏癱、頭痛、牙痛、三叉神經痛、扁桃腺炎。

108

失眠症（一）

治療方法

將電極片置於：❶神門　❷內關　❸列缺　❹合谷

【建議處方】

❶ 1　❷ 3　❸ 12　❹ C1

每日治療二次
10~20次
為一療程

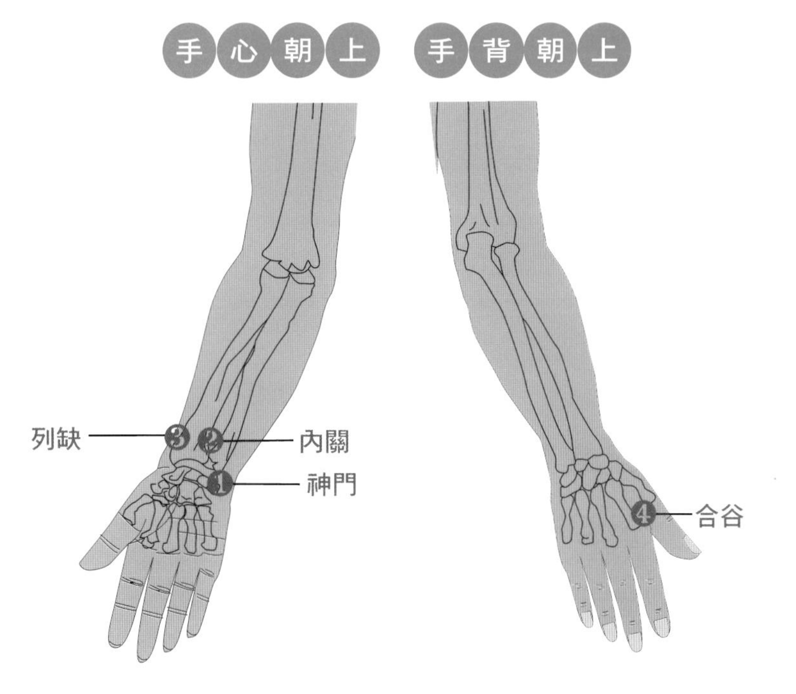

❶神門	❷內關	❸列缺	❹合谷
主治： 心悸、失眠、健忘、癡呆、精神分裂。	主治： 心痛、心悸、胸悶、嘔吐、高血壓、胃痛、休克、痙攣	主治： 咳嗽、哮喘、頭痛、咽喉腫痛。	主治： 感冒、顏面神經麻痺、中風偏癱、頭痛、牙痛、三叉神經痛、扁桃腺炎。

109

失眠症（二）

治療方法

將電極片置於：❶內關 ❷湧泉 ❸勞宮 ❹合谷

【建議處方】

❶ 1 ❷ 3 ❸ C1 ❹ 12

每日治療二次
10~20次
為一療程

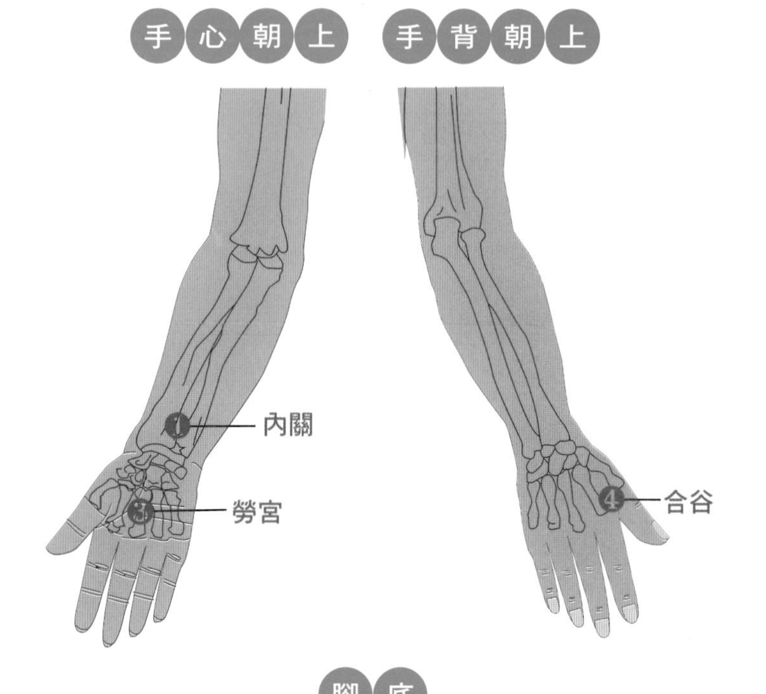

腳底

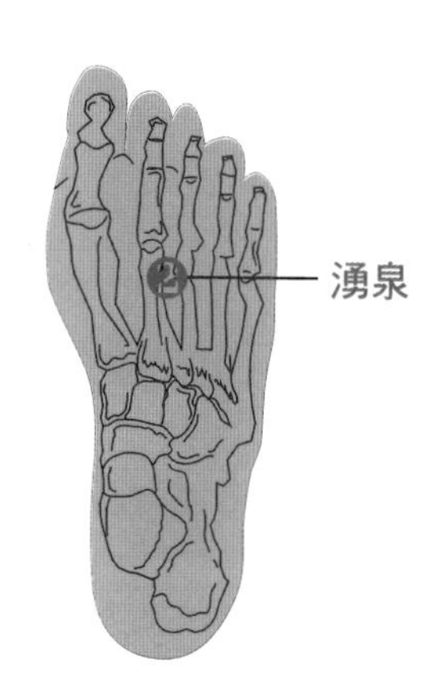

❶內關	❷湧泉	❸勞宮	❹合谷
主治： 心痛、心悸、胸悶、嘔吐、高血壓、胃痛、休克、痙攣。	主治： 便秘、小便不利、昏眩、休克、高血壓、下肢癱瘓、精神分裂症。	主治： 心痛、心悸、小兒麻痺、失憶症、中風昏迷。	主治： 感冒、顏面神經麻痺、中風偏癱、頭痛、牙痛、三叉神經痛、扁桃腺炎。

110

失眠症(三)

治療方法

將電極片置於：❶神門 ❷三陰交 ❸內關 ❹合谷

【建議處方】

❶ 12 ❷ 3 ❸ C2 ❹ 1

每日治療二次
10~20次
為一療程

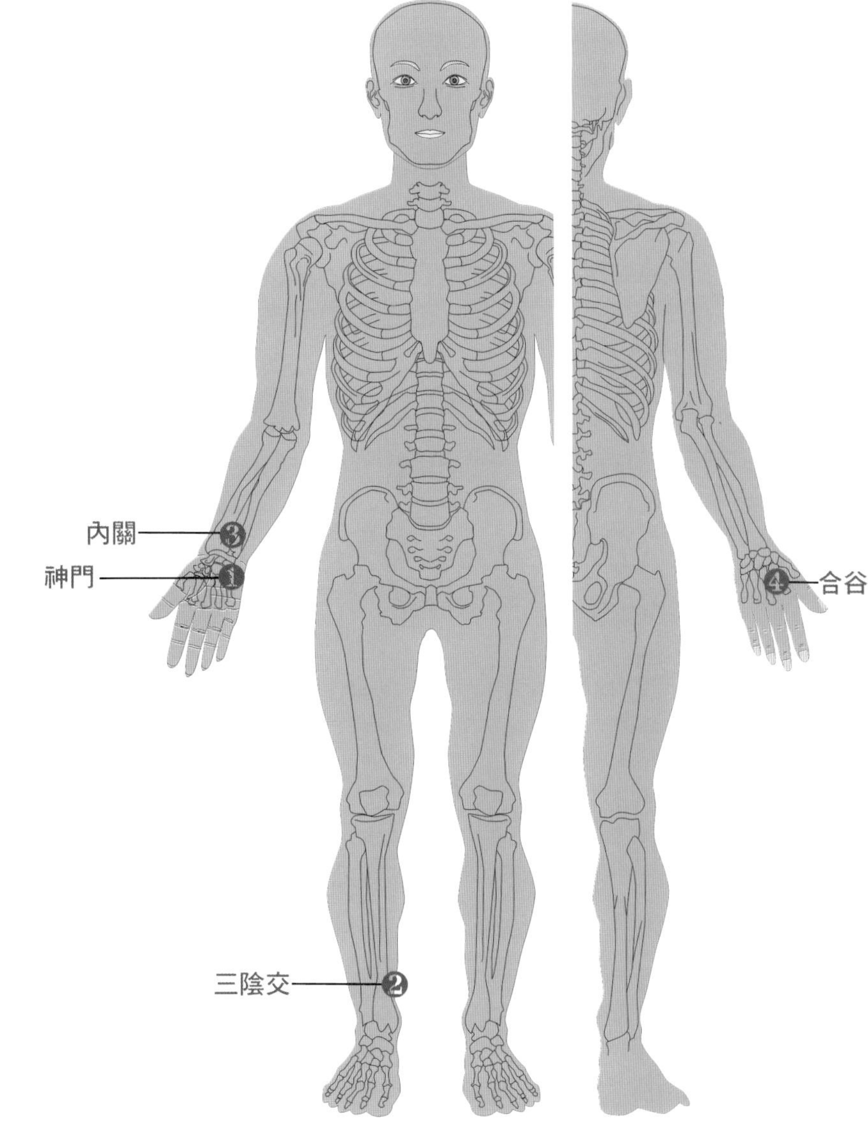

❶神門	❷三陰交	❸內關	❹合谷
主治：心悸、失眠、健忘、癡呆、精神分裂。	主治：失眠、高血壓、子宮出血、急慢性胃炎腸炎、陽痿、遺尿、滯產、中風。	主治：心痛、心悸、胸悶、嘔吐、高血壓、胃痛、休克、痙攣。	主治：感冒、顏面神經麻痺、中風偏癱、頭痛、牙痛、三叉神經痛、扁桃腺炎。

111

腦神經衰弱（一）

治療方法

將電極片置於：❶合谷 ❷列缺 ❸神門 ❹足三里

【建議處方】

❶ 1 ❷ 3 ❸ C1 ❹ 12

每日治療二次
10~20次
為一療程

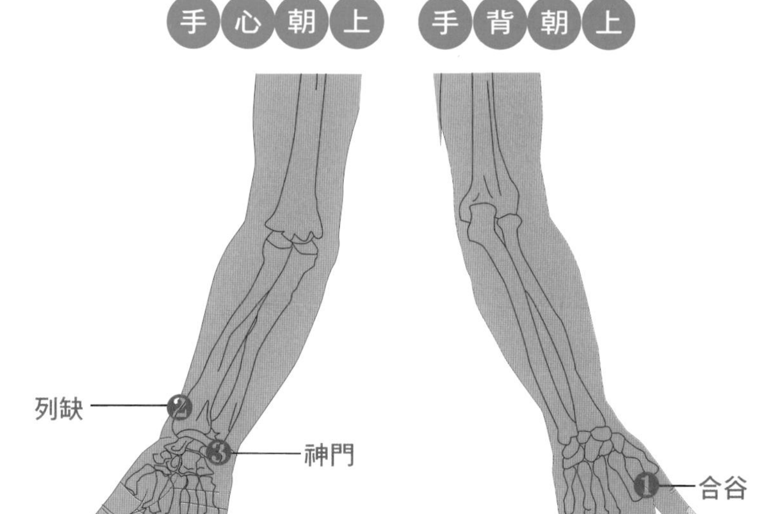

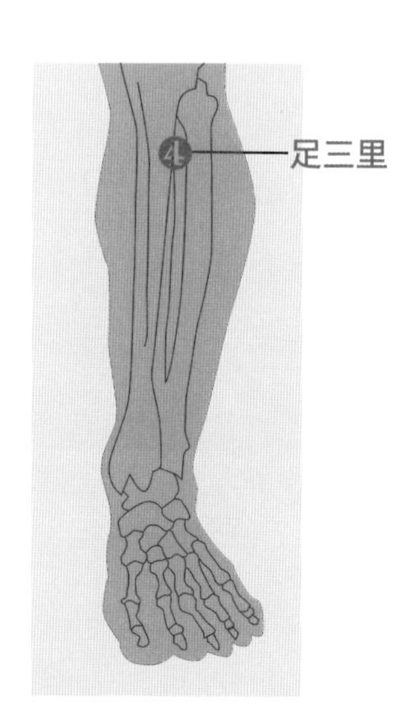

❶合谷	❷列缺	❸神門	❹足三里
主治： 感冒、顏面神經麻痺、中風偏癱、頭痛、牙痛、三叉神經痛、扁桃腺炎。	主治： 咳嗽、哮喘、頭痛、咽喉腫痛。	主治： 心悸、失眠、健忘、癡呆、精神分裂。	主治： 神經衰弱、急慢性胃炎、腸炎、中風偏癱、消化性潰瘍、闌尾炎。

112

腦神經衰弱(二)

治療方法 將電極片置於：❶神門 ❷列缺 ❸神庭 ❹足三里

【建議處方】

❶ C1 ❷ 12 ❸ 3 ❹ B23

每日治療二次
10~20次
為一療程

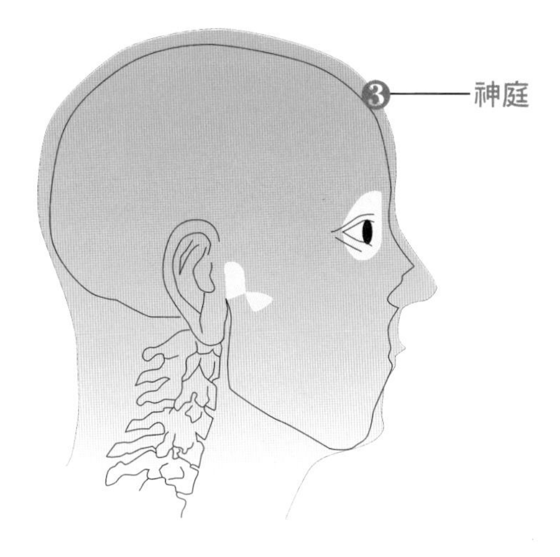

手心朝上

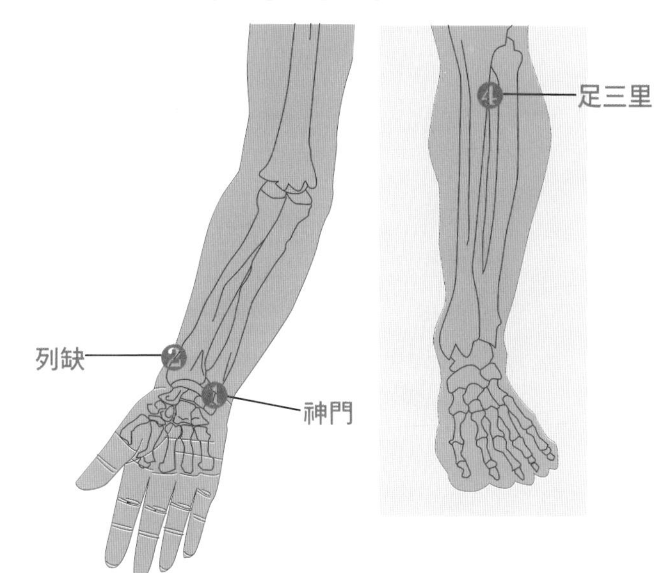

❶神門	❷列缺	❸神庭	❹足三里
主治：心悸、失眠、健忘、癡呆、精神分裂。	主治：咳嗽、哮喘、頭痛、咽喉腫痛。	主治：頭痛、暈眩、神經衰弱、癲病。	主治：神經衰弱、急慢性胃炎、腸炎、中風偏癱、消化性潰瘍、闌尾炎。

113 腦神經衰弱(三)

治療方法

將電極片置於：❶命門 ❷身柱 ❸腎俞 ❹神門

【建議處方】

❶ B23 ❷ A1 ❸ B3 ❹ 3

每日治療二次
10~20次
為一療程

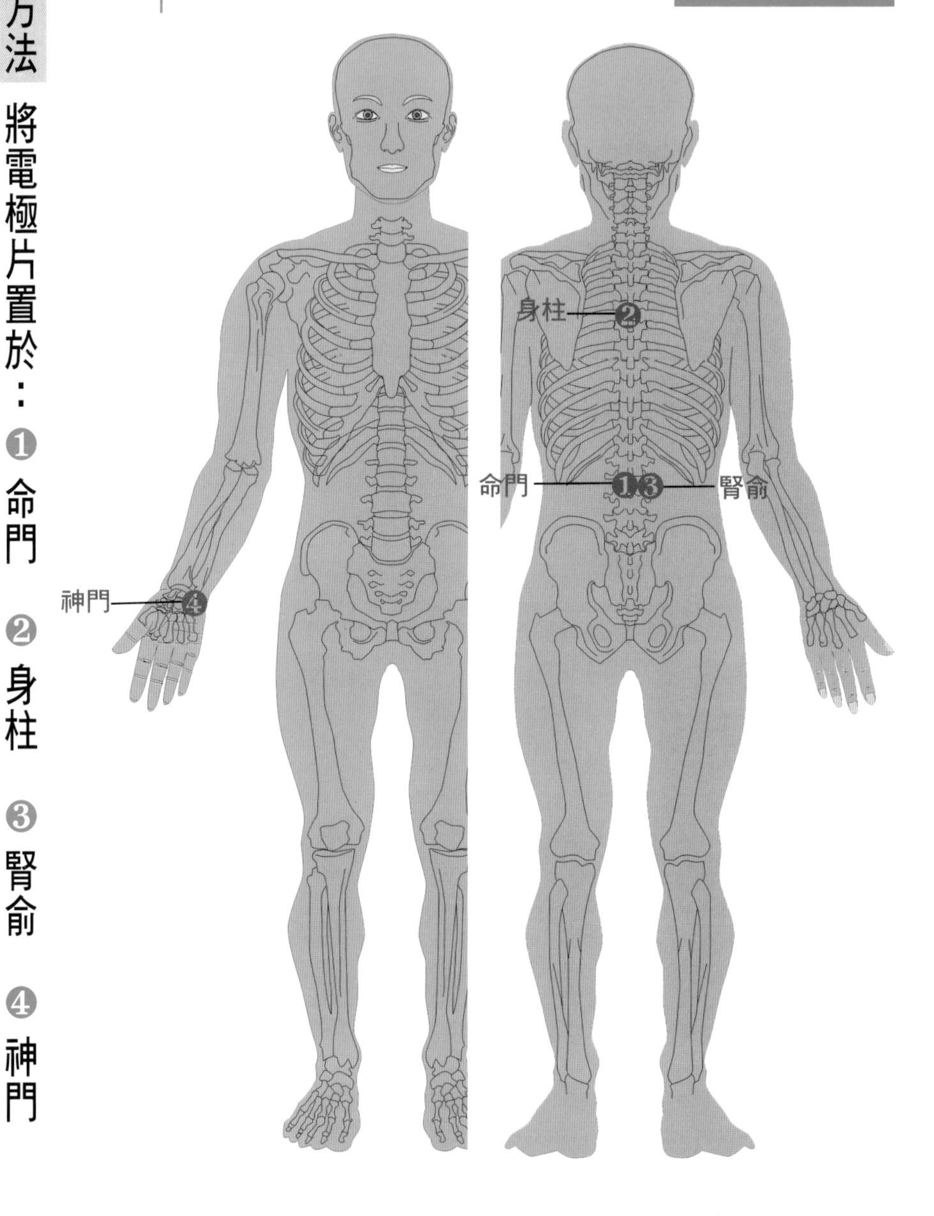

❶命門	❷身柱	❸腎俞	❹神門
主治： 遺尿、盆腔炎、不孕症、下肢癱瘓、急性腰扭傷。	主治： 癲病、脊椎病、咳嗽、氣喘。	主治： 腎炎腎、結石、尿道感染、腰部扭傷、腰腿痛。	主治： 心悸、失眠、健忘、癡呆、精神分裂。

114

腦神經衰弱（四）

治療方法

將電極片置於：❶肝俞 ❷脾俞 ❸中脘 ❹關元

【建議處方】

❶ A ❷ A1 ❸ B3 ❹ 3

每日治療二次
10~20次
為一療程

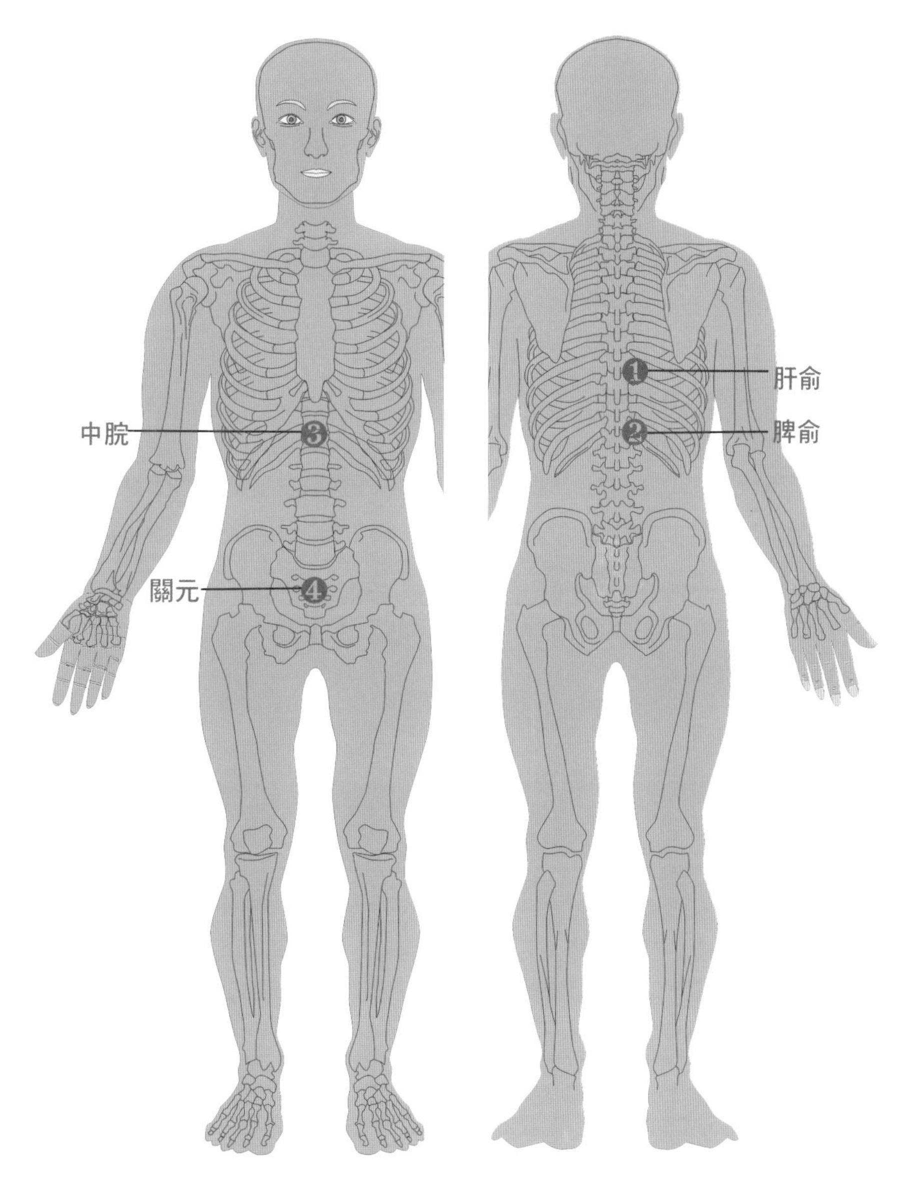

❶肝俞	❷脾俞	❸中脘	❹關元
主治： 急慢性腸炎、膽囊炎、眼病、神經衰弱。	主治： 肢體乏力、胃炎、胃下垂、脾臟炎、潰瘍病、子宮下垂。	主治： 急慢性腸炎、胃炎、消化性潰瘍、打呃、急性胰腺炎。	主治： 腸病、抗衰症、陽萎、遺尿、子宮脫垂、尿淤留。

115 神經衰弱

治療方法 將電極片置於：❶湧泉 ❷內關 ❸合谷 ❹足三里

【建議處方】

❶ 1 ❷ C3 ❸ 3 ❹ C2

每日治療二次
10~20次
為一療程

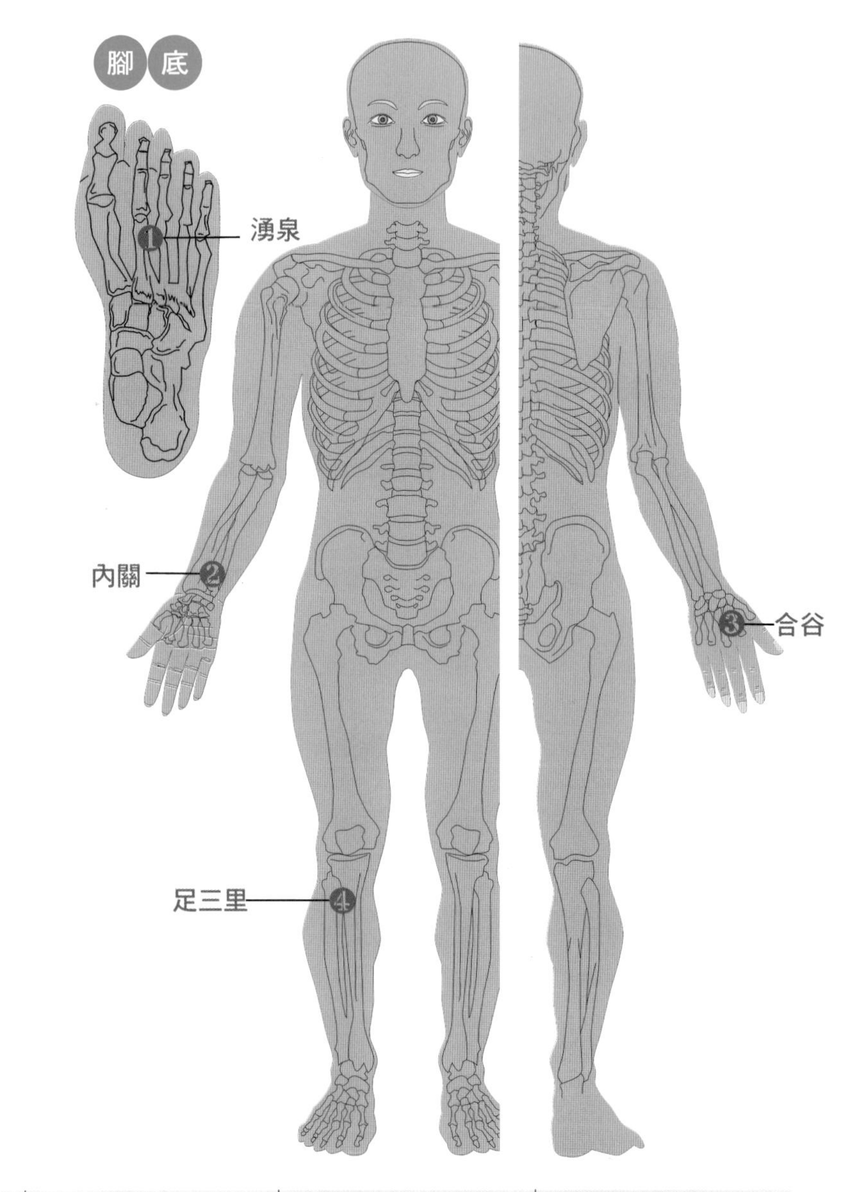

❶湧泉	❷內關	❸合谷	❹足三里
主治：便秘、小便不利、昏眩、休克、高血壓、下肢癱瘓、精神分裂症。	主治：心痛、心悸、胸悶、嘔吐、高血壓、胃痛、休克、痙攣。	主治：感冒、顏面神經麻痺、中風偏癱、頭痛、牙痛、三叉神經痛、扁桃腺炎。	主治：神經衰弱、急慢性胃炎、腸炎、中風偏癱、消化性潰瘍、闌尾炎。

116

疲勞（精力衰退）

治療方法

將電極片置於：❶三陰交 ❷足三里 ❸湧泉 ❹神門

【建議處方】

❶ 1 ❷ 12 ❸ C1 ❹ C3

每日治療二次
10~20次
為一療程

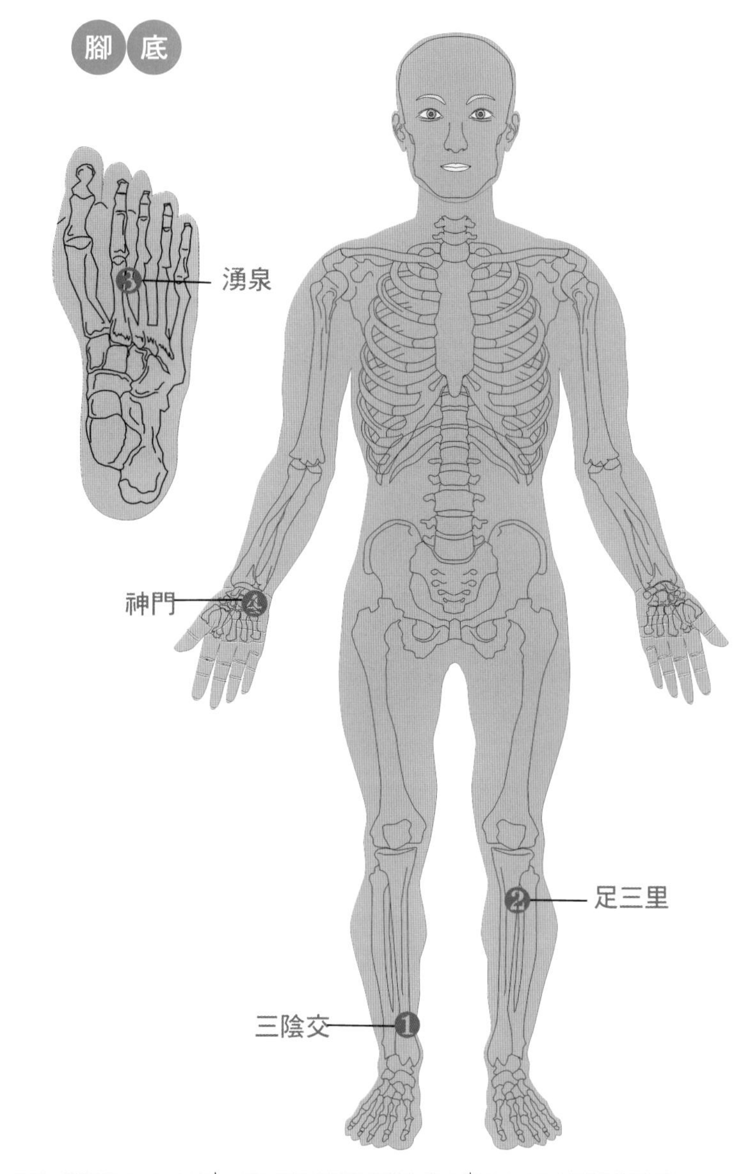

❶三陰交	❷足三里	❸湧泉	❹神門
主治： 失眠、高血壓、子宮出血、急慢性胃炎腸炎、陽痿、遺尿、滯產、中風。	主治： 神經衰弱、急慢性胃炎、腸炎、中風偏癱、消化性潰瘍、闌尾炎。	主治： 便秘、小便不利、昏眩、休克、高血壓、下肢癱瘓、精神分裂症。	主治： 心悸、失眠、健忘、癡呆、精神分裂。

117

半身手部不遂(一)

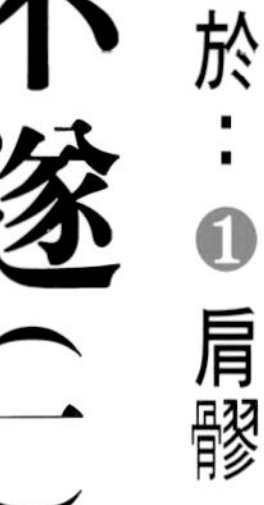

治療方法

將電極片置於：❶肩髃 ❷中府 ❸極泉 ❹足三里

【建議處方】

❶ A1 ❷ B2 ❸ C1 ❹ 3

每日治療二次
10~20次
為一療程

❶肩髃	❷中府	❸極泉	❹足三里
主治： 中風偏癱、高血壓、肩關節炎、蕁麻疹。	主治： 胸痛、氣喘、咳嗽。	主治： 中風、偏癱、肩關節炎、心痛。	主治： 神經衰弱、急慢性胃炎、腸炎、中風偏癱、消化性潰瘍、蘭尾炎。

118

半身手部不遂（二）

治療方法

將電極片置於：❶肩井 ❷天宗 ❸曲池 ❹合谷

【建議處方】

❶ C ❷ A1 ❸ 1 ❹ 3

每日治療二次
10~20次
為一療程

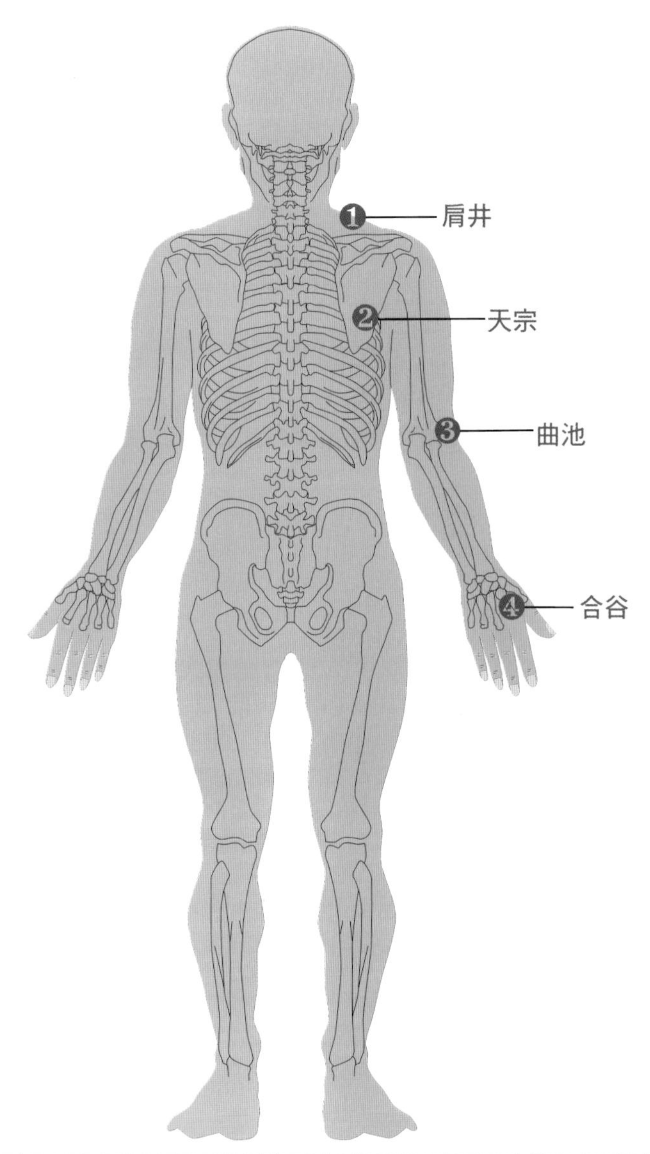

❶肩井	❷天宗	❸曲池	❹合谷
主治： 肩背酸痛、頭項強痛、乳房病、小產。	主治： 肩關節炎、手臂疼痛、急性乳腺炎、乳腺增生病。	主治： 中風、偏癱、高熱、蕁麻疹、高血壓、扁桃腺炎、吐瀉。	主治： 感冒、顏面神經麻痺、中風偏癱、頭痛、牙痛、三叉神經痛、扁桃腺炎。

119

半身手部不遂(三)

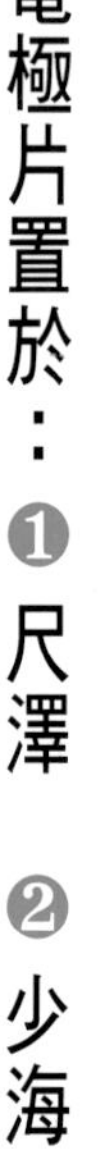

治療方法

將電極片置於：❶尺澤 ❷少海 ❸曲池 ❹合谷

【建議處方】

❶ 3 ❷ 1 ❸ C1 ❹ 12

每日治療二次
10~20次
為一療程

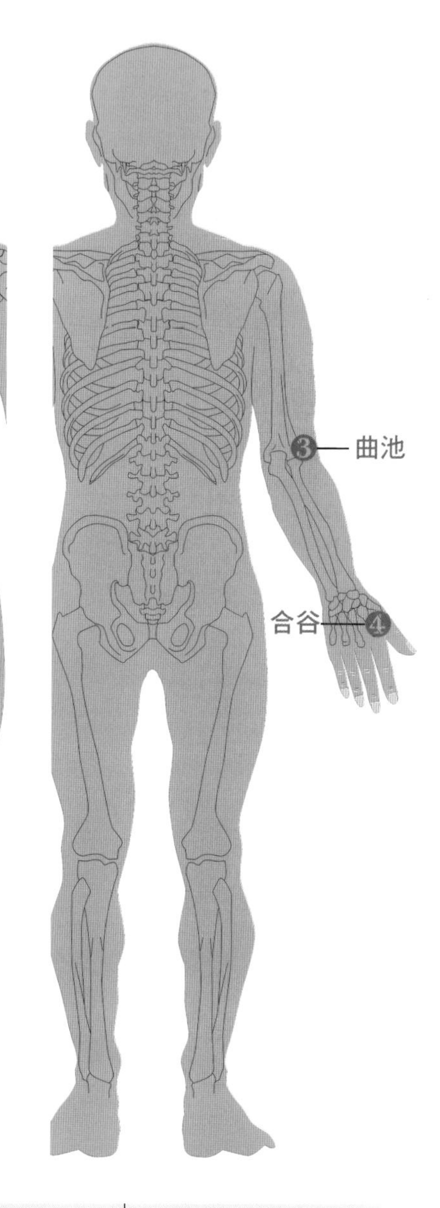

❶尺澤	❷少海	❸曲池	❹合谷
主治： 咳嗽、哮喘、扁桃腺炎、支氣管炎、肘臂疼痛麻木。	主治： 前臂麻木疼、痛淋巴結炎、精神分裂証心痛。	主治： 中風、偏癱、高熱、蕁麻疹、高血壓、扁桃腺炎、吐瀉。	主治： 感冒、顏面神經麻痺、中風偏癱、頭痛、牙痛、三叉神經痛、扁桃腺炎。

120

半身手部不遂（四）

治療方法

將電極片置於：❶曲池 ❷內關 ❸外關 ❹肩井

【建議處方】

❶ 3 ❷ 12 ❸ C2 ❹ B23

每日治療二次
10~20次
為一療程

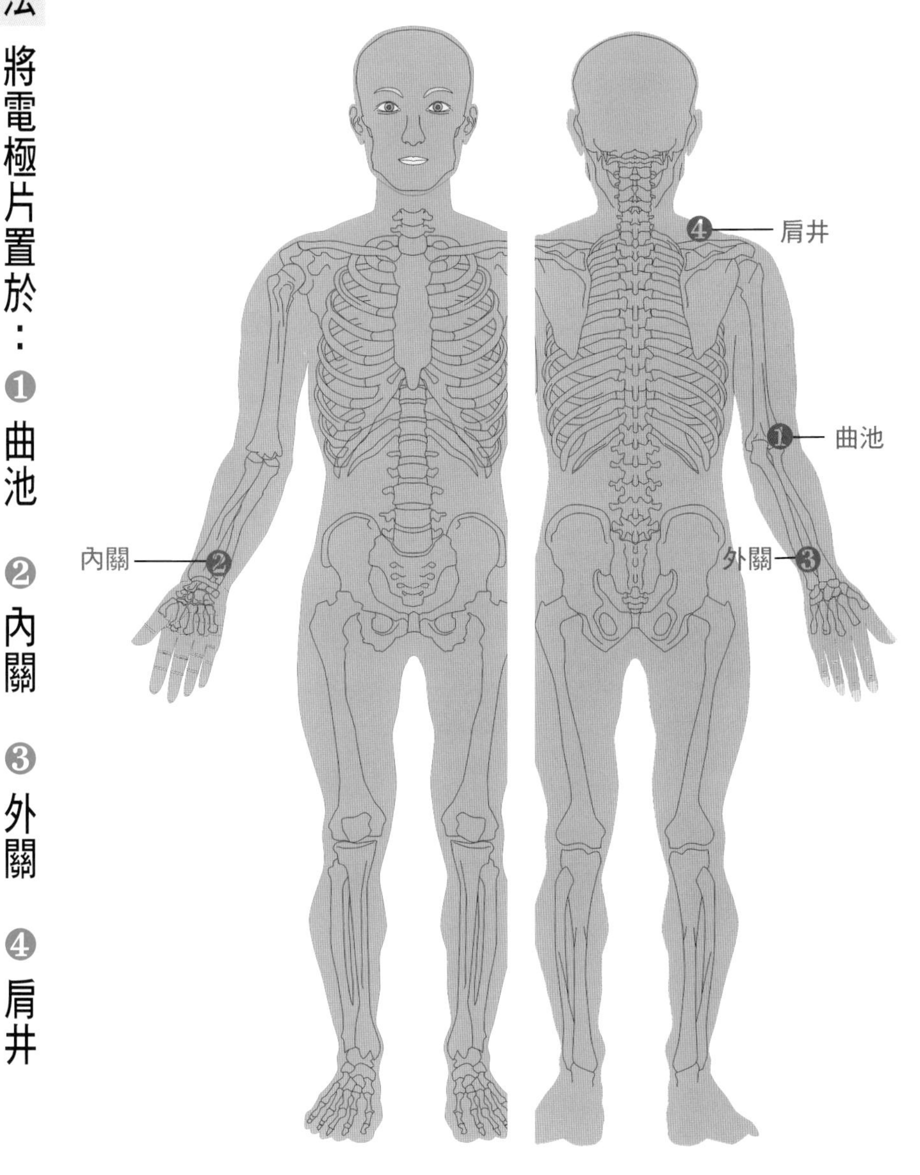

❶曲池	❷內關	❸外關	❹肩井
主治：中風、偏癱、高熱、蕁麻疹、高血壓、扁桃腺炎、吐瀉。	主治：心痛、心悸、胸悶、嘔吐、高血壓、胃痛、休克、痙攣。	主治：中風偏癱、肘腕疼痛麻木、感冒、腮腺炎、耳聾。	主治：肩背酸痛、頭項強痛、乳房病、小產。

121

半身足部不遂（一）

治療方法

將電極片置於：❶環跳 ❷委中 ❸陽陵泉 ❹足三里

【建議處方】

❶ C1 ❷ 12 ❸ B23 ❹ 3

每日治療二次
10~20次
為一療程

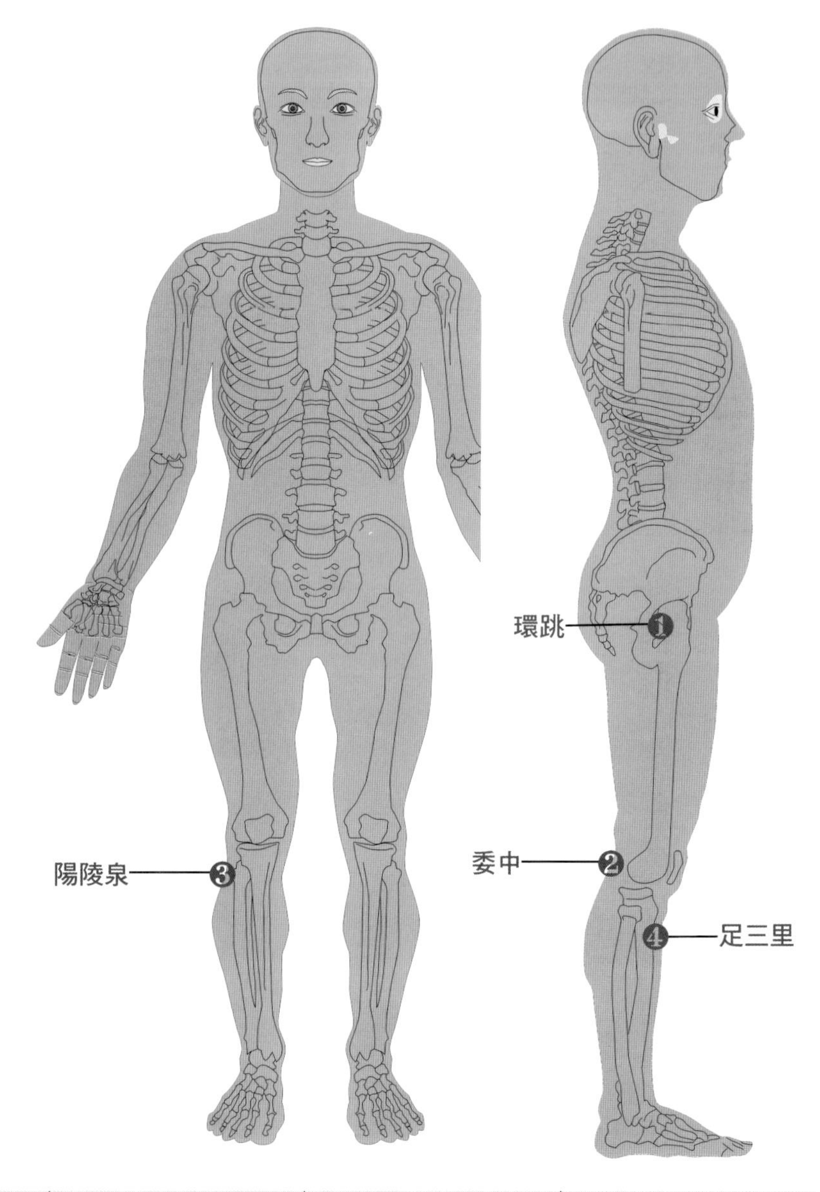

❶環跳	❷委中	❸陽陵泉	❹足三里
主治： 坐骨神經痛、臂部軟組織損傷、下肢癱瘓、腰痛。	主治： 急性腰扭傷、坐骨神經痛、中風偏癱、膝關節痛。	主治： 坐骨神經痛、肋間神經痛、下肢癱瘓、膽石病。	主治： 神經衰弱、急慢性胃炎、腸炎、中風偏癱、消化性潰瘍、闌尾炎。

122

半身足部不遂（二）

治療方法

將電極片置於：❶風市 ❷崑崙 ❸懸鐘 ❹陰市

【建議處方】

❶ 12 ❷ C2 ❸ B2 ❹ B23

每日治療二次
10~20次
為一療程

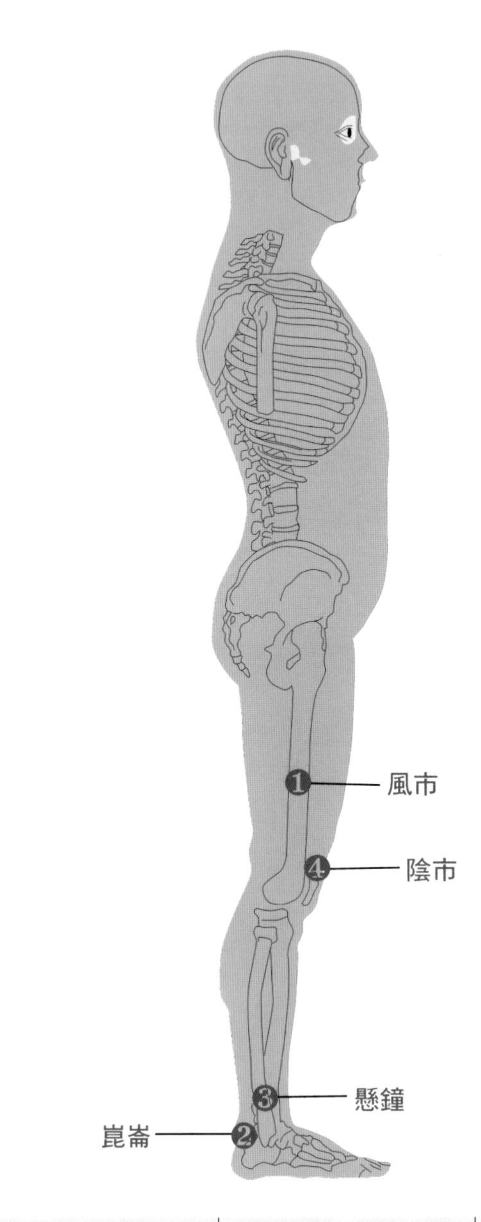

❶風市	❷崑崙	❸懸鐘	❹陰市
主治： 下肢癱瘓、 坐骨神經痛、 股外側神經炎、 蕁麻疹。	主治： 下肢癱渙、胎位不正、 坐骨神經痛、 甲狀腺腫大、 急性腰扭傷。	主治： 中風、偏癱、坐骨神經痛、落枕、頭痛。	主治： 下肢癱瘓、膝痛。

123

半身足部不遂（三）

治療方法

將電極片置於：❶湧泉 ❷太谿 ❸委中 ❹足三里

【建議處方】

❶ 1 ❷ 3 ❸ C3 ❹ 12

每日治療二次

10~20次

為一療程

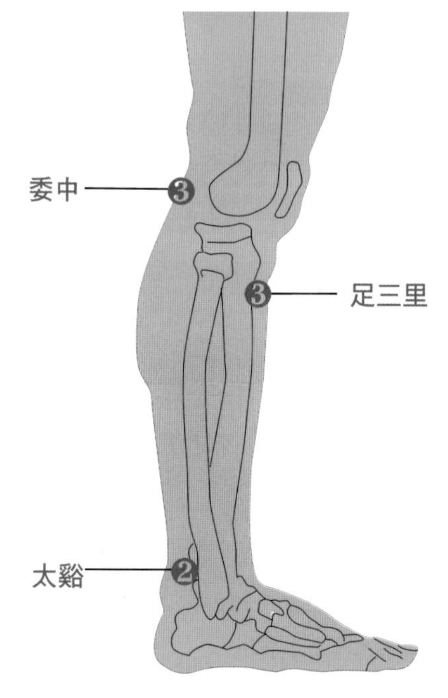

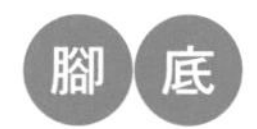

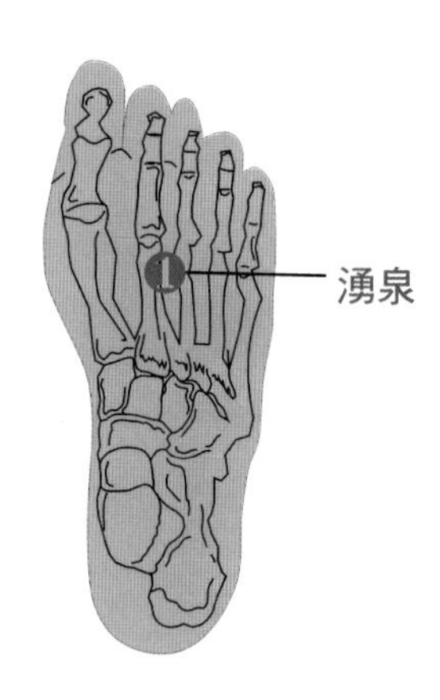

❶湧泉	❷太谿	❸委中	❹足三里
主治： 便秘、小便不利、昏眩、休克、高血壓、下肢癱瘓、精神分裂症。	主治： 足底痛、下肢痲痺、眩暈、失眠、慢性咽喉炎、牙痛。	主治： 急性腰扭傷、坐骨神經痛、中風偏癱、膝關節痛。	主治： 神經衰弱、急慢性胃炎、腸炎、中風偏癱、消化性潰瘍、蘭尾炎。

124

半身足部不遂（四）

治療方法 將電極片置於：❶足三里 ❷中封 ❸太沖 ❹陽陵泉

【建議處方】

❶ A1 ❷ B2 ❸ C1 ❹ 12

每日治療二次
10~20次
為一療程

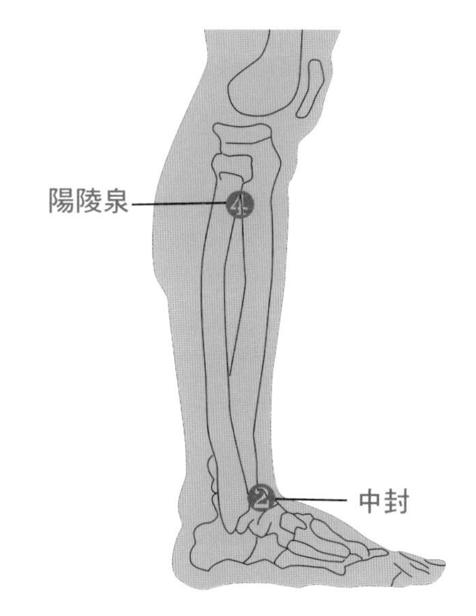

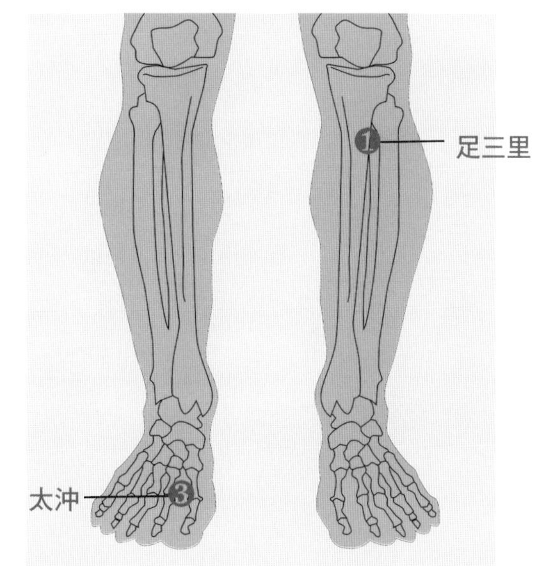

❶足三里	❷中封	❸太沖	❹陽陵泉
主治： 神經衰弱、急慢性胃炎、腸炎、中風偏癱、消化性潰瘍、蘭尾炎。	主治： 下肢酸麻、遺精、小便不利、疝氣。	主治： 神經衰弱、肝炎、高血壓、頭痛、眩暈、子宮出血、乳腺炎。	主治： 坐骨神經痛、肋間神經痛、下肢癱瘓、膽石病。

125 小兒麻痺後遺症(上肢癱瘓)

治療方法

將電極片置於：❶大椎 ❷肩髃 ❸曲池 ❹外關

【建議處方】

❶ B23 ❷ 3 ❸ C1 ❹ 1

每日治療二次
10~20次
為一療程

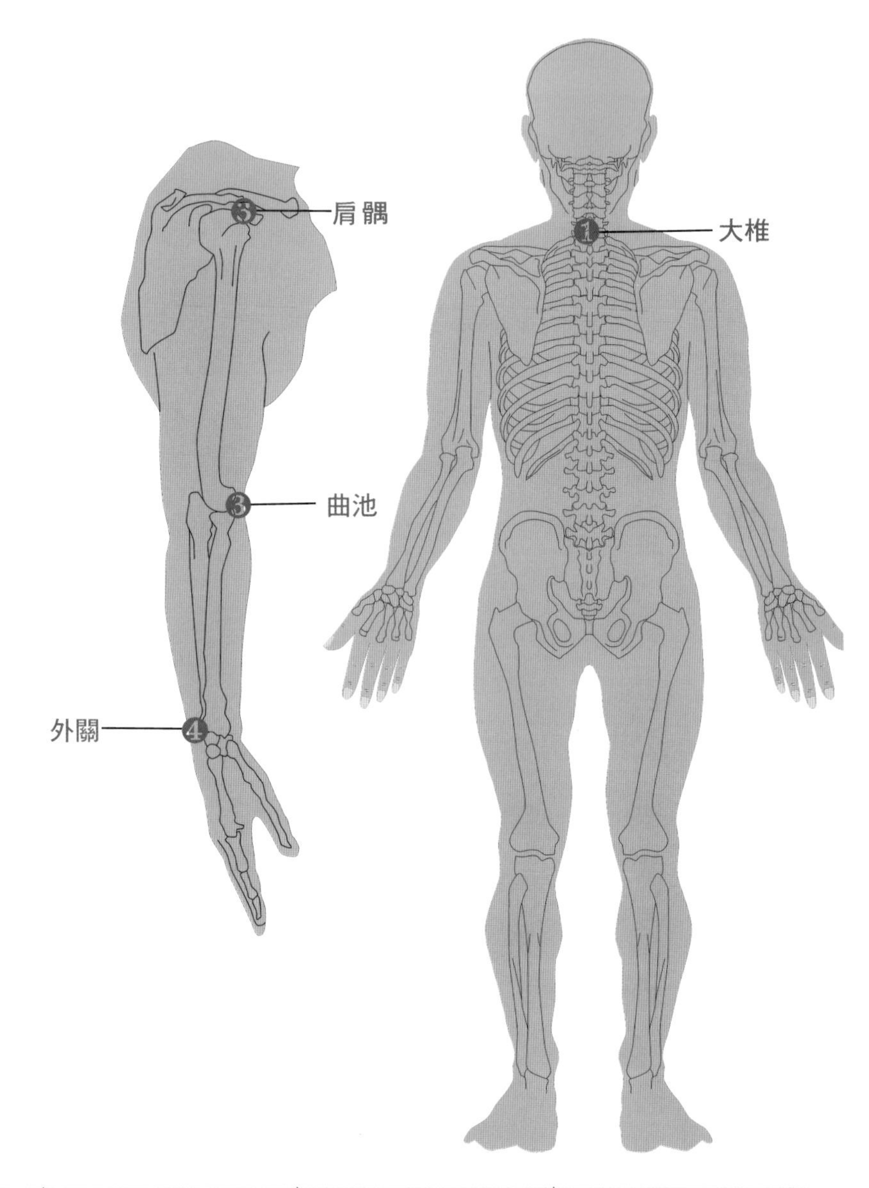

❶大椎	❷肩髃	❸曲池	❹外關
主治： 頸項強痛、發熱、感冒、支氣管炎、哮喘、中暑。	主治： 中風偏癱、高血壓、肩關節炎、蕁麻疹。	主治： 中風、偏癱、高熱、蕁麻疹、高血壓、扁桃腺炎、吐瀉。	主治： 中風偏癱、肘腕疼痛麻木、感冒、腮腺炎、耳聾。

126

小兒麻痺後遺症(下肢癱瘓)(一)

治療方法 將電極片置於：❶命門 ❷環跳 ❸委中 ❹足三里

【建議處方】

❶ B2 ❷ A2 ❸ C1 ❹ 12

每日治療二次
10~20次
為一療程

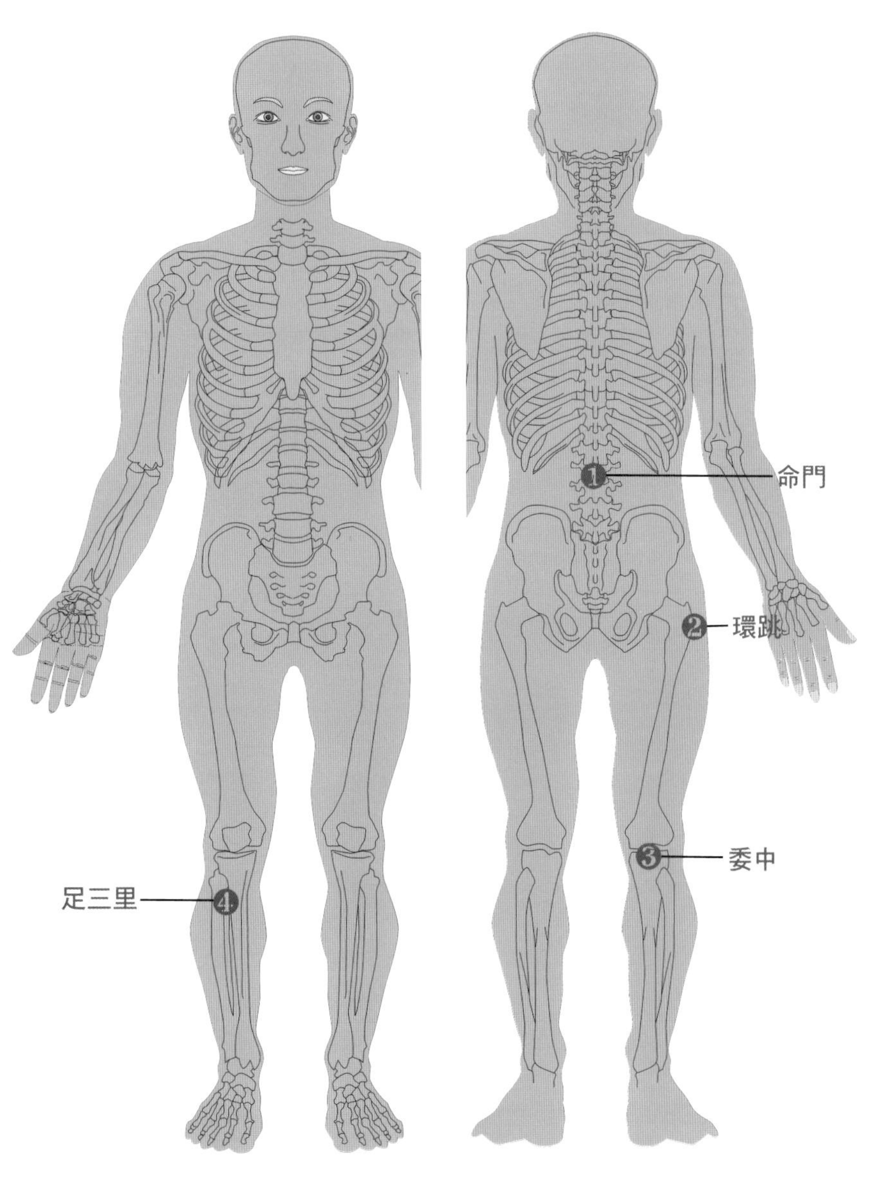

❶命門	❷環跳	❸委中	❹足三里
主治： 遺尿、盆腔炎、不孕症、下肢癱瘓、急性腰扭傷。	主治： 坐骨神經痛、臀部軟組織損傷、下肢癱瘓、腰痛。	主治： 急性腰扭傷、坐骨神經痛、中風偏癱、膝關節痛。	主治： 神經衰弱、急慢性胃炎、腸炎、中風偏癱、消化性潰瘍、蘭尾炎。

127 小兒麻痺後遺症(下肢癱瘓)(二)

治療方法

將電極片置於：❶命門 ❷環跳 ❸陽陵泉 ❹解谿

【建議處方】

❶ B1 ❷ A1 ❸ 3 ❹ 12

每日治療二次
10~20次
為一療程

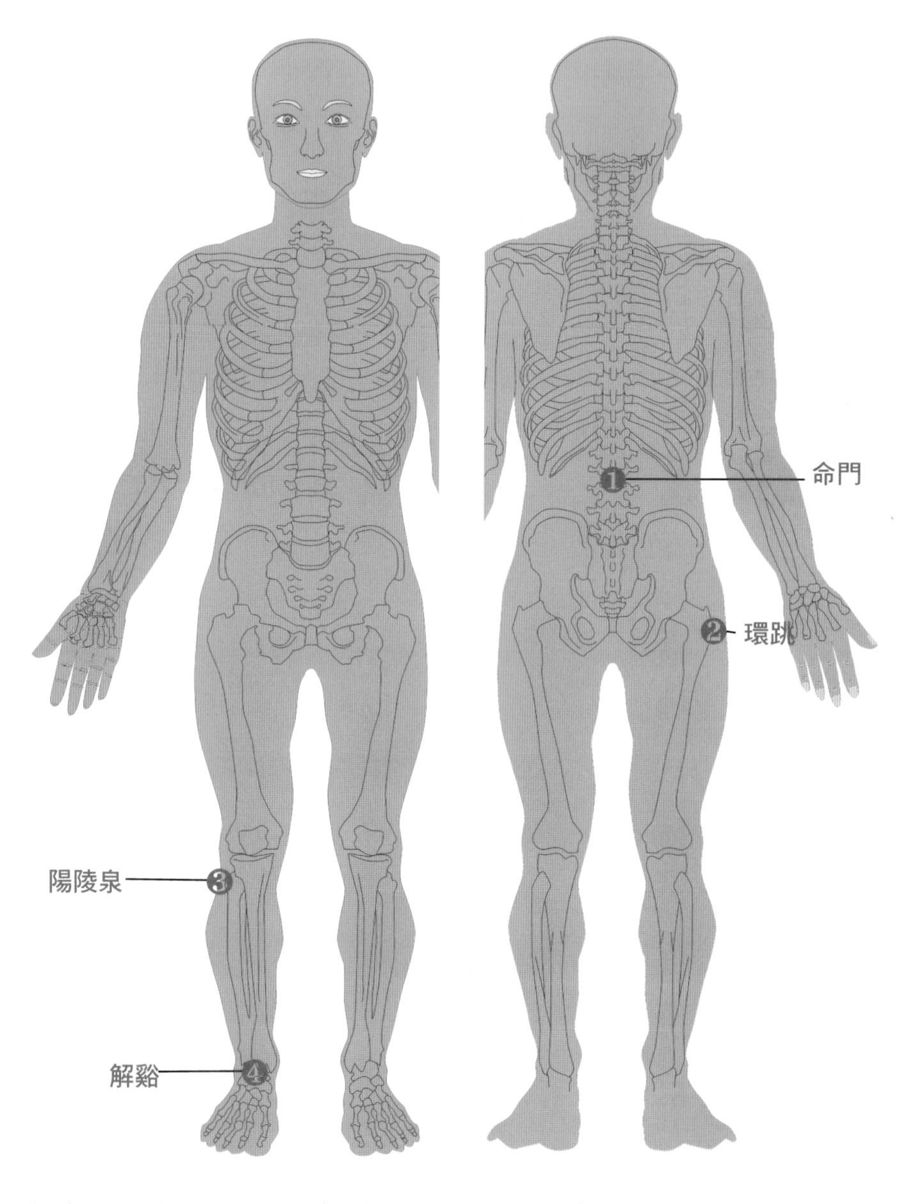

❶命門	❷環跳	❸陽陵泉	❹解谿
主治：遺尿、盆腔炎、不孕症、下肢癱瘓、急性腰扭傷。	主治：坐骨神經痛、臀部軟組織損傷、下肢癱瘓、腰痛。	主治：坐骨神經痛、肋間神經痛、下肢癱瘓、膽石病。	主治：心悸、失眠、健忘、癡呆、精神分裂。

128

上肢癱瘓

治療方法

將電極片置於：❶曲池 ❷肩髎 ❸肩髃 ❹阿是穴（痛點）

【建議處方】

❶ C1 ❷ B1 ❸ 1 ❹ C3

每日治療二次
10~20次
為一療程

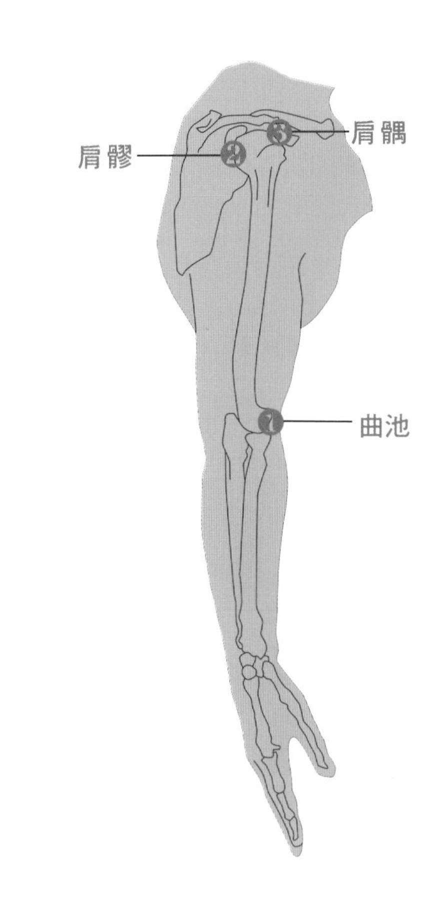

❶曲池	❷肩 髎	❸肩 髃	❹阿是穴
主治： 中風、偏癱、 高熱、蕁麻疹、高血壓、 扁桃腺炎、吐瀉。	主治： 肩痛攣痛、上肢癱瘓、 肩胛疾病。	主治： 中風偏癱、高血壓、 肩關節炎、蕁麻疹。	主治： 酸痛、麻木、舒筋活血。

129

下肢癱瘓

治療方法

將電極片置於：①委中 ②環跳 ③承山 ④腎俞

【建議處方】

① C2 ② B3 ③ 1 ④ C3

每日治療二次
10~20次
為一療程

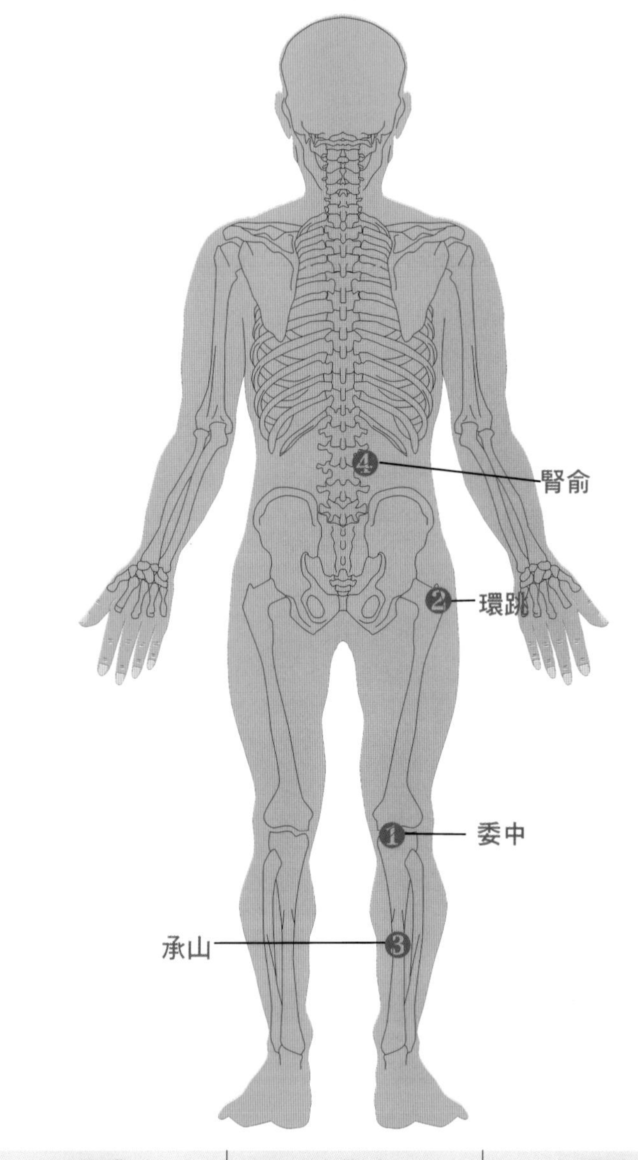

①委中	②環跳	③承山	④腎俞
主治： 急性腰扭傷、坐骨神經痛、中風偏癱、膝關節痛。	主治： 坐骨神經痛、臀部軟組織損傷、下肢癱瘓、腰痛。	主治： 坐骨神經痛、腿部肌肉勞損痙攣、痔瘡	主治： 腎炎腎、結石、尿道感染、腰部扭傷、腰腿痛。

130

小腿抽筋

治療方法

將電極片置於：❶承山 ❷陽陵泉 ❸委中 ❹阿是穴（痛點）

【建議處方】

❶ C2 ❷ B1 ❸ 2 ❹ C3

每日治療二次
10~20次
為一療程

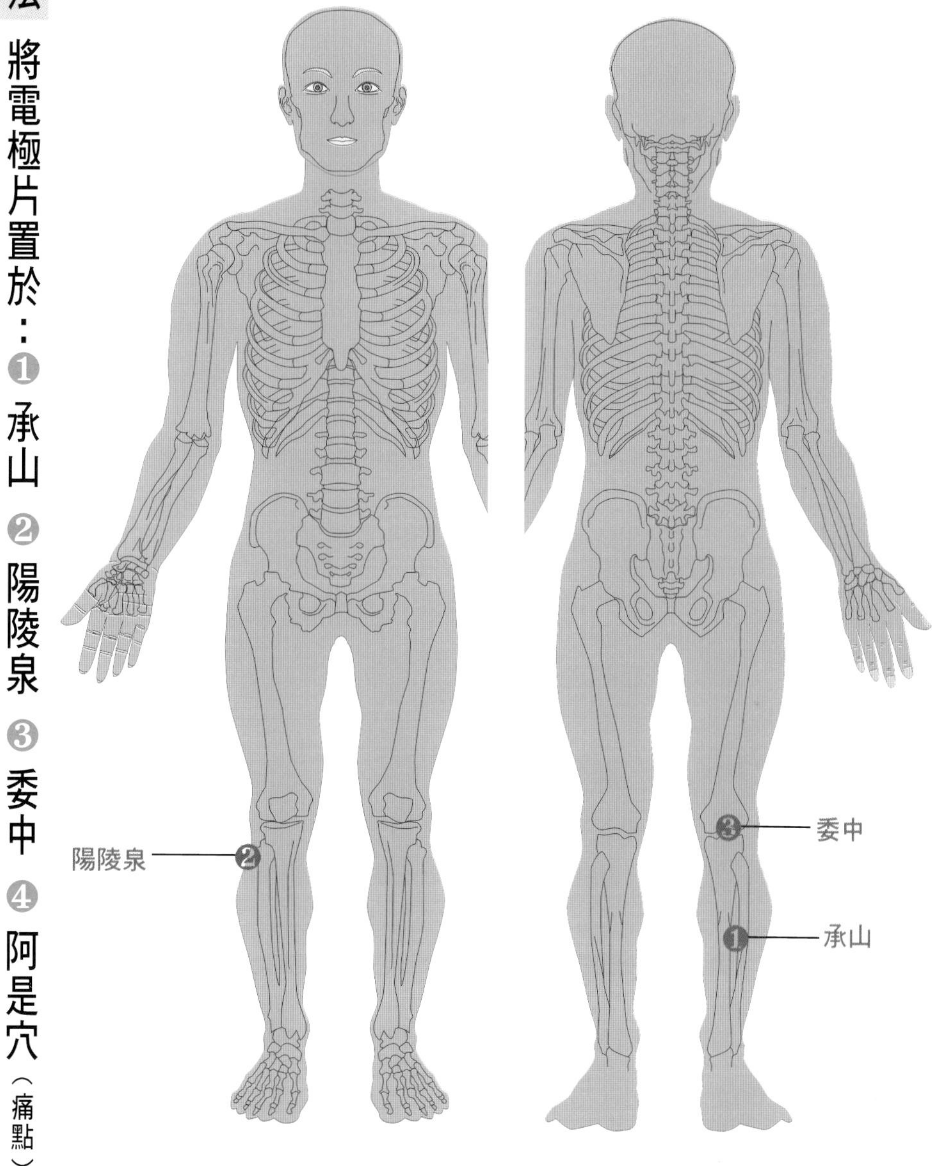

❶承山	❷陽陵泉	❸委中	❹阿是穴
主治： 坐骨神經痛、 腿部肌肉勞損痙攣、 痔瘡。	主治： 坐骨神經痛、肋間神經痛、下肢癱瘓、膽石病。	主治： 急性腰扭傷、 坐骨神經痛、 中風偏癱、膝關節痛。	主治： 酸痛、麻木、 舒筋活血。

131

五十肩、肩背酸痛

治療方法

將電極片置於：❶膏肓 ❷曲池 ❸合谷 ❹肩中俞

【建議處方】

❶ B ❷ B1 ❸ A ❹ C1

每日治療二次
10~20次
為一療程

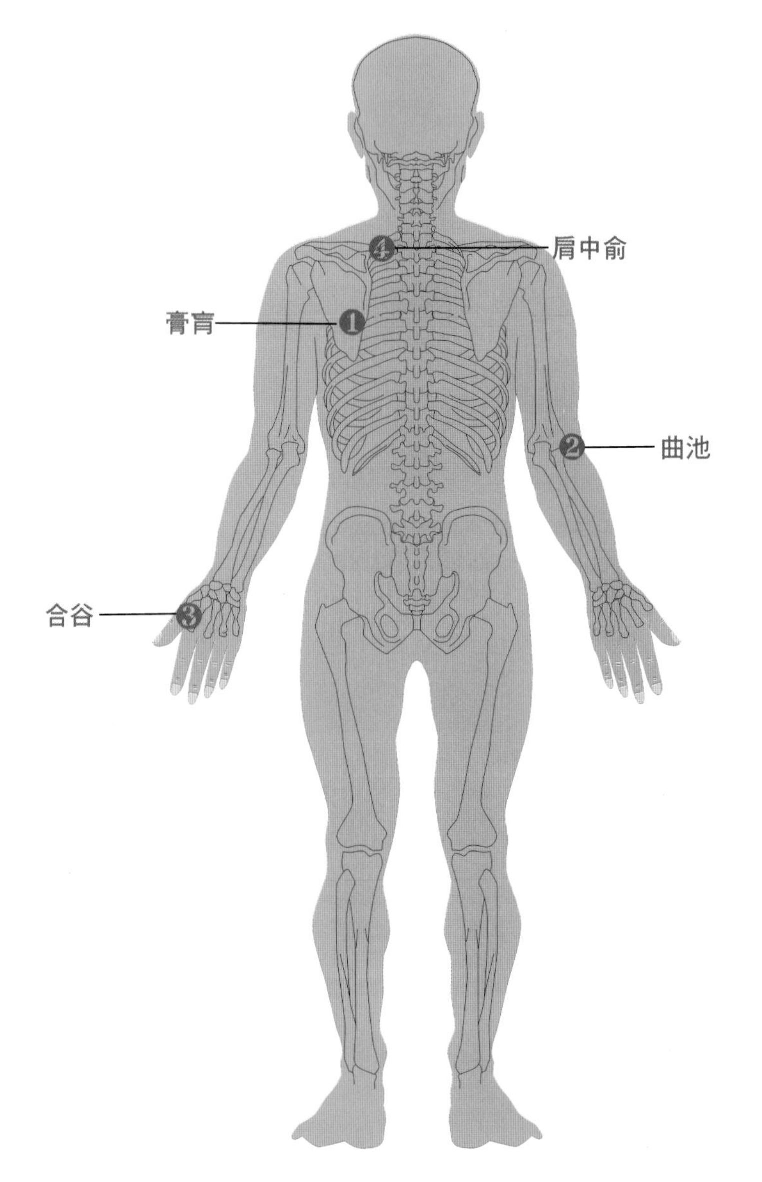

❶膏肓	❷曲池	❸合谷	❹肩中俞
主治： 久病體虛、肩背酸痛、咳嗽、肺癆、氣喘、健忘、遺精。	主治： 中風、偏癱、高熱、蕁麻疹、高血壓、扁桃腺炎、吐瀉。	主治： 感冒、顏面神經麻痺、中風偏癱、頭痛、牙痛、三叉神經痛、扁桃腺炎。	主治： 肩背疼痛、頸部疼痛、肩胛疾患、手麻。

132

手顫

治療方法

將電極片置於：❶ 曲澤 ❷ 陽池 ❸ 曲池 ❹ 阿是穴（痛點）

【建議處方】

❶ 1 ❷ B1 ❸ 2 ❹ C3

每日治療二次
10~20次
為一療程

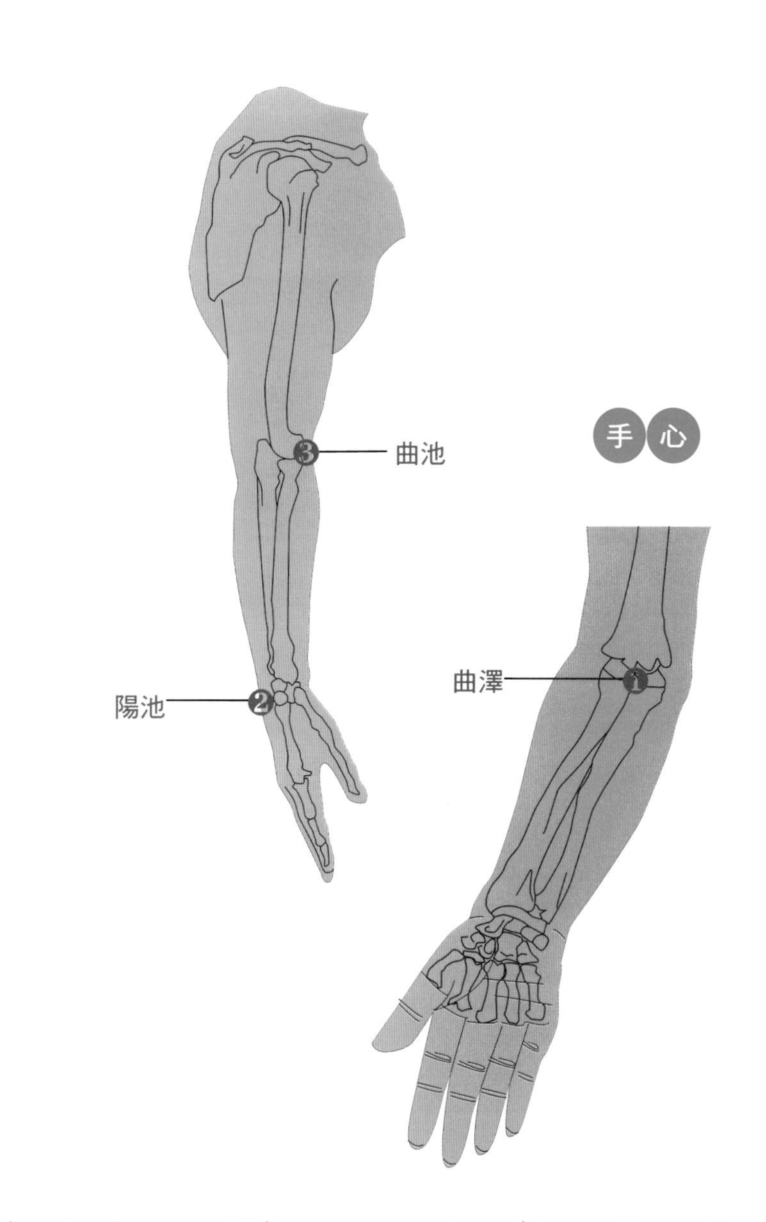

❶ 曲澤	❷陽池	❸曲池	❹阿是穴
主治：肘臂疼痛、麻木、手腕抽筋、中暑、急性腸胃炎、心痛、心悸。	主治：手腕疼痛、酸麻、手顫不穩。	主治：中風、偏癱、高熱、蕁麻疹、高血壓、扁桃腺炎、吐瀉。	主治：酸痛、麻木、舒筋活血。

133

手臂麻木

治療方法

將電極片置於：❶曲池 ❷肩髃 ❸陽池 ❹肩中俞

【建議處方】

❶ C1 ❷ B1 ❸ B ❹ C3

每日治療二次
10~20次
為一療程

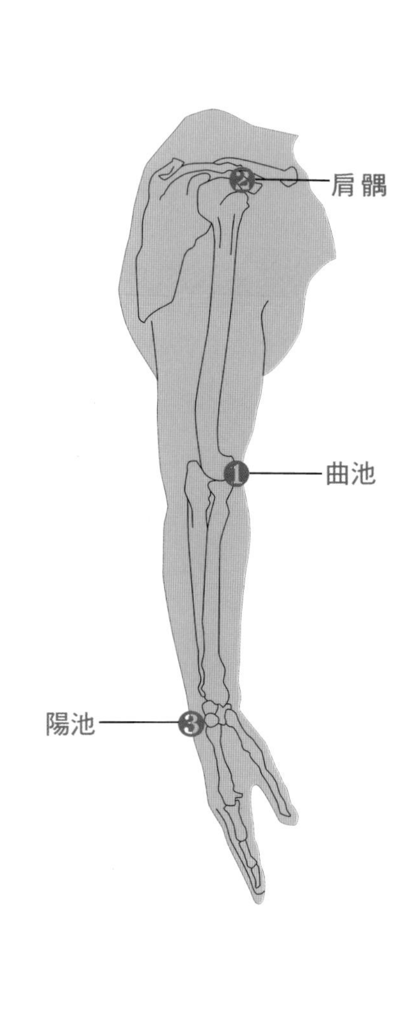

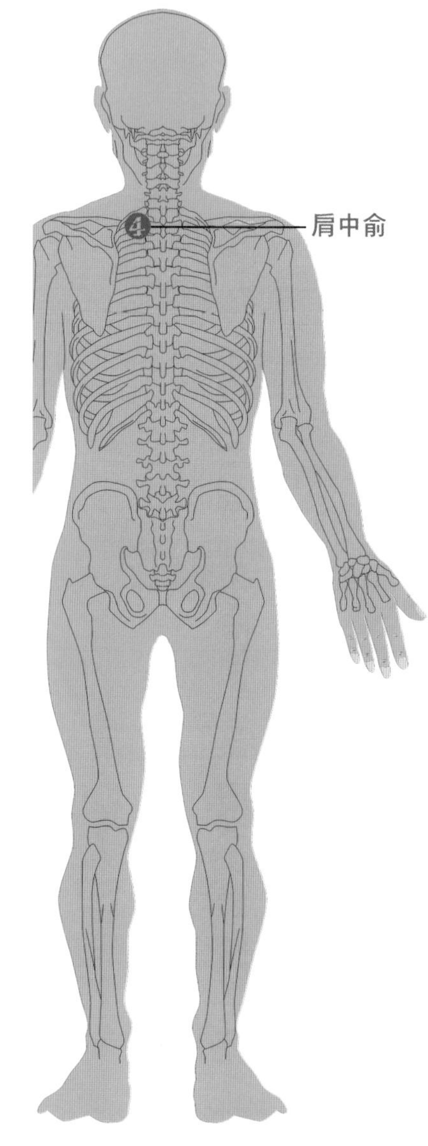

❶曲池	❷肩髃	❸陽池	❹肩中俞
主治： 中風、偏癱、高熱、蕁麻疹、高血壓、扁桃腺炎、吐瀉	主治： 中風偏癱、高血壓、肩關節炎、蕁麻疹。	主治： 手腕疼痛、酸麻、手顫不穩。	主治： 肩背疼痛、頸部疼痛、肩胛疾患、手麻。

134

肋間神經痛

治療方法

將電極片置於：❶風門 ❷肺俞 ❸膏肓 ❹阿是穴

【建議處方】

❶ 1 ❷ B2 ❸ C1 ❹ 12

每日治療二次
10~20次
為一療程

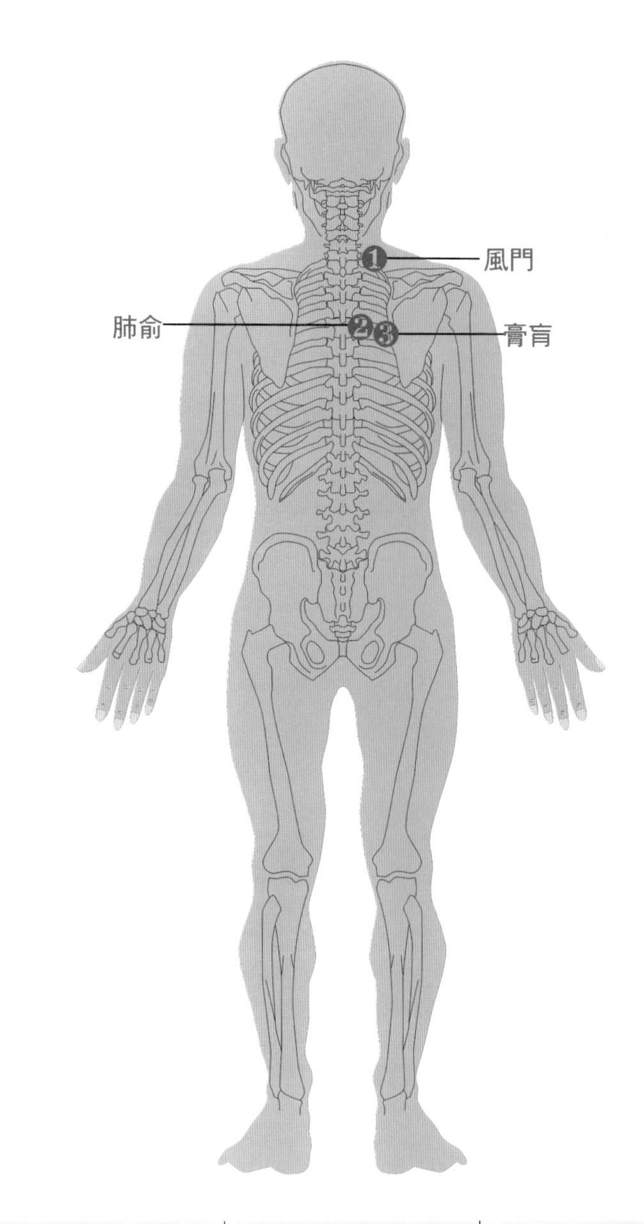

❶風門	❷肺俞	❸膏肓	❹阿是穴
主治： 傷風、感冒、咳嗽、胸悶、胸背疼痛。	主治： 肺炎、百日咳、支氣管炎、哮喘。	主治： 久病體虛、肩背酸痛、咳嗽、肺癆、氣喘、健忘、遺精。	主治： 酸痛、麻木、舒筋活血。

135

坐骨神經痛（二）

治療方法

將電極片置於：❶上膠 ❷中膠 ❸下膠 ❹白環俞

【建議處方】

❶ C1 ❷ B12 ❸ B3 ❹ A3

每日治療二次
10~20次
為一療程

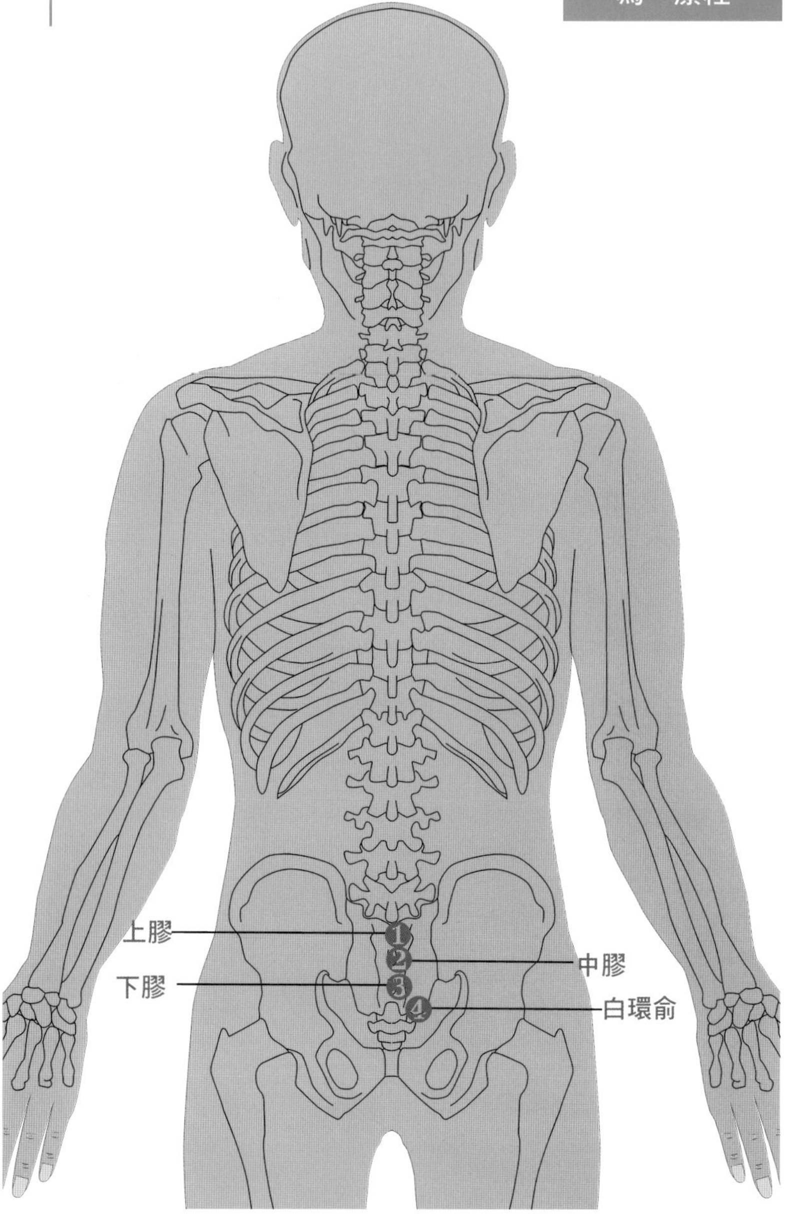

上膠
中膠
下膠
白環俞

❶上膠	❷中膠	❸下膠	❹白環俞
主治： 腰痛、坐骨神經痛、小便不利。	主治： 月經不調、小便不利、腰痛。	主治： 便秘、小便不利、白帶。	主治： 腰骨疼痛、遺精、月經不調、白帶。

136

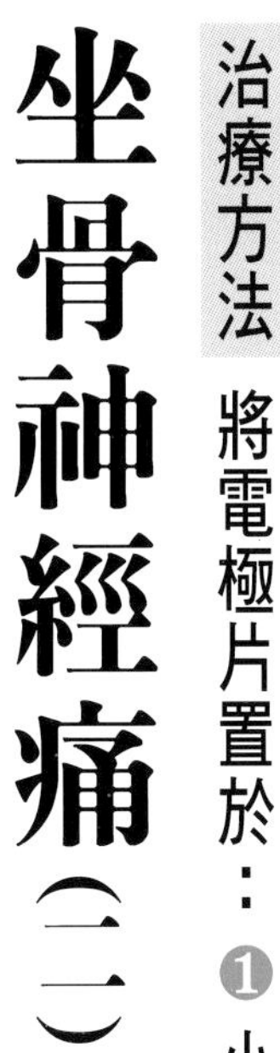

坐骨神經痛（二）

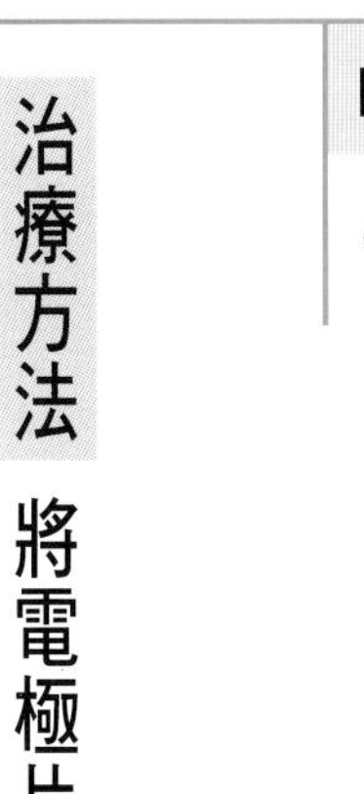

治療方法

將電極片置於：❶小腸俞 ❷膀胱俞 ❸胞肓 ❹秩邊

【建議處方】

❶ A1 ❷ A2 ❸ B3 ❹ B1

每日治療二次
10~20次
為一療程

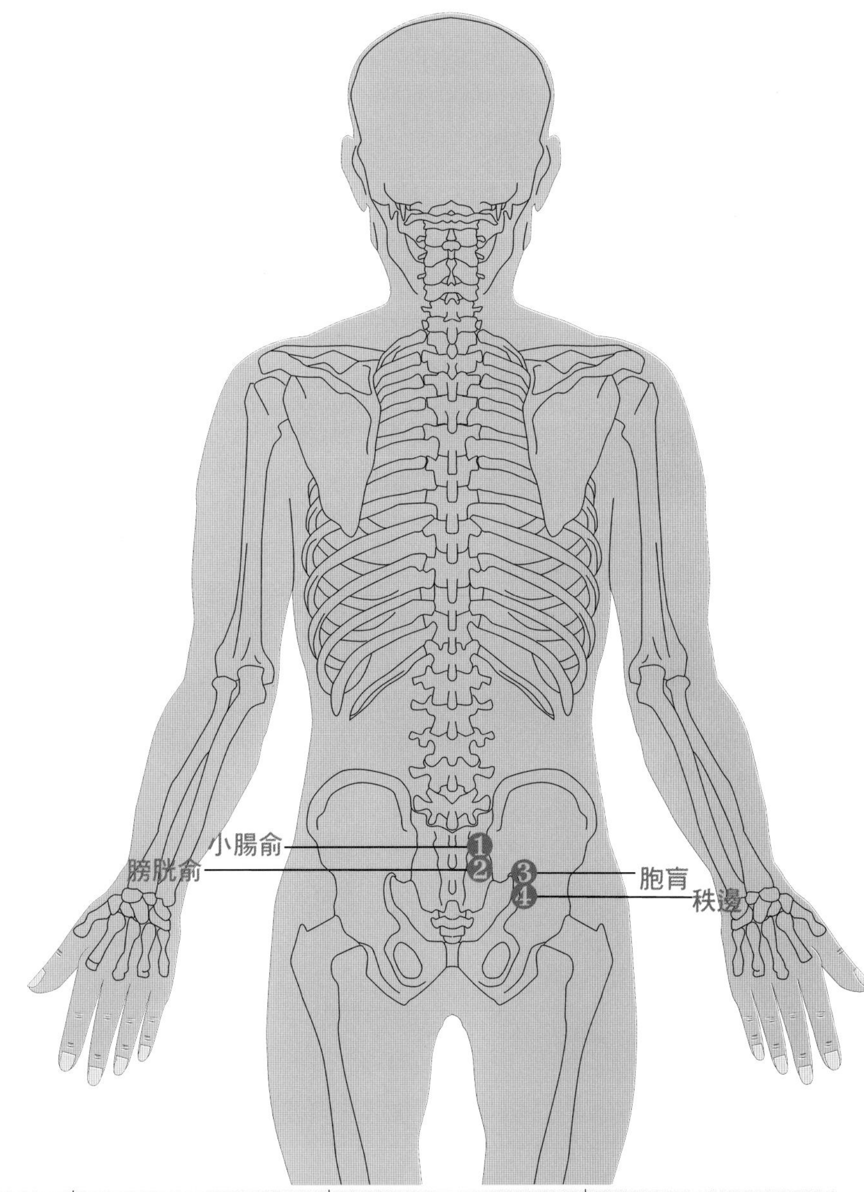

❶小腸俞	❷膀胱俞	❸胞肓	❹秩邊
主治： 腸病、便秘、腹瀉、腰痛、遺尿。	主治： 膀胱疾病、遺尿、腰痛。	主治： 坐骨神經、便秘、腰背疼痛。	主治： 坐骨神經痛、下肢癱瘓、陽萎、功能性射精不能、痔疾。

137

坐骨神經痛（三）

治療方法

將電極片置於：❶會陽 ❷承扶 ❸殷門 ❹委中

【建議處方】

❶ A ❷ C3 ❸ A2 ❹ B23

每日治療二次
10~20次
為一療程

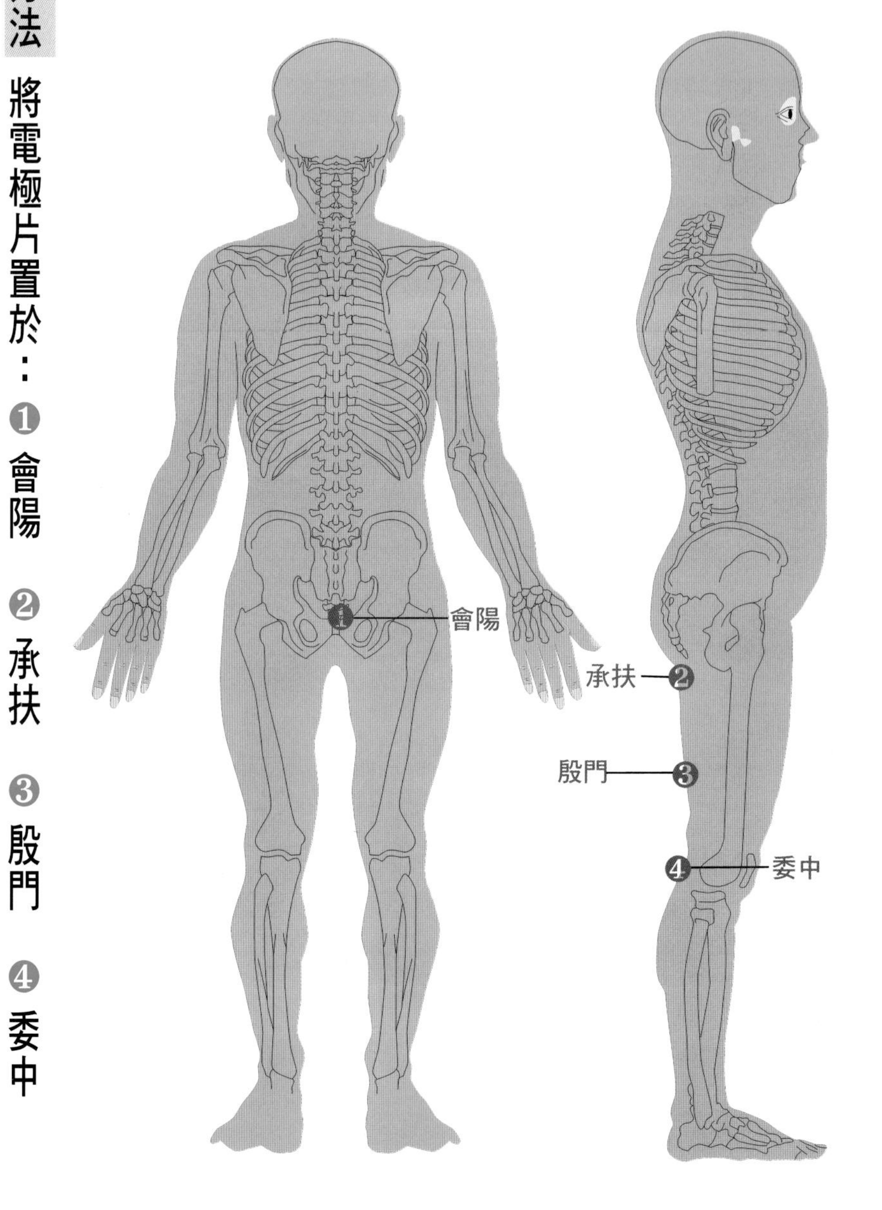

❶會陽	❷承扶	❸殷門	❹委中
主治： 坐骨神經痛、痔瘡、白帶、婦科疾病。	主治： 坐骨神經痛、下肢癱瘓。	主治： 腰痛、坐骨神經痛、下肢癱瘓。	主治： 急性腰扭傷、坐骨神經痛、中風偏癱、膝關節痛。

138

坐骨神經痛（四）

治療方法

將電極片置於：❶脾俞 ❷胃俞 ❸胃倉 ❹意舍

【建議處方】

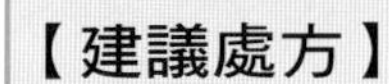

❶ B ❷ B12 ❸ A1 ❹ C2

每日治療二次
10~20次
為一療程

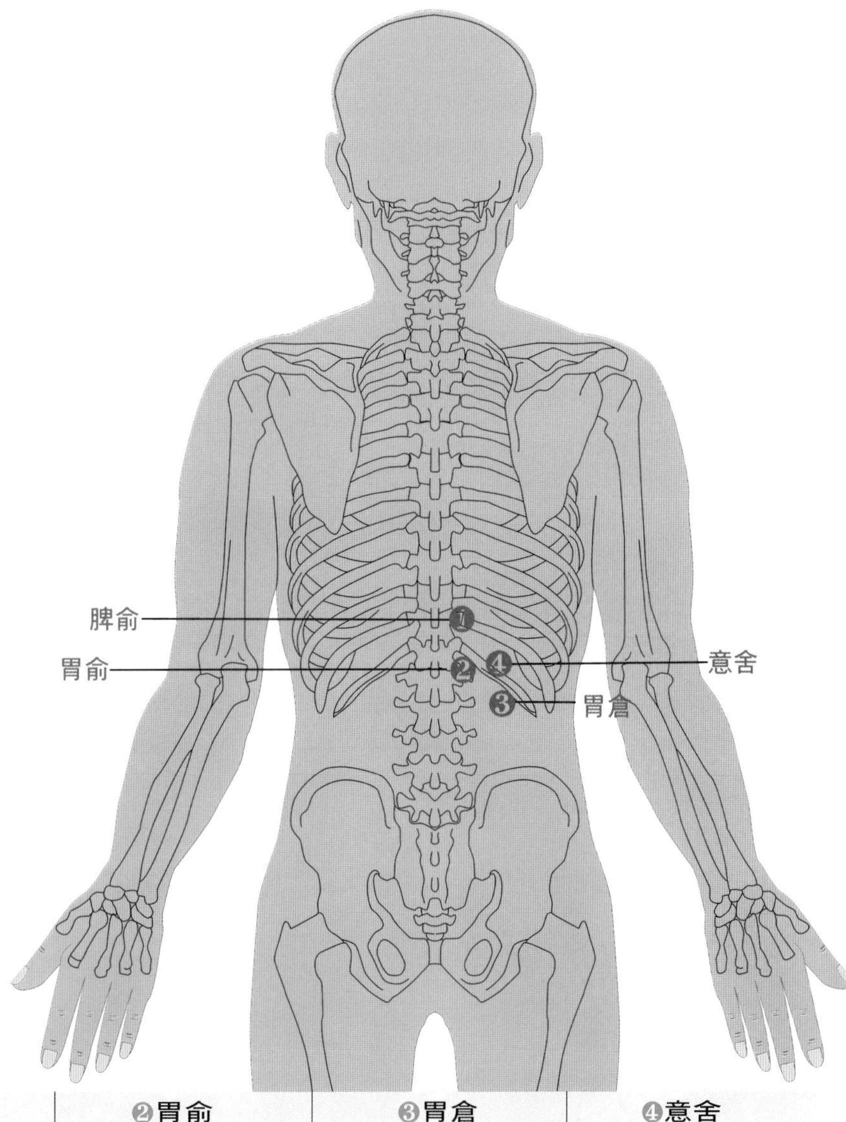

❶脾俞	❷胃俞	❸胃倉	❹意舍
主治： 中風、偏癱、高熱、蕁麻疹、高血壓、扁桃腺炎、吐瀉。	主治： 感冒、顏面神經麻痺、中風偏癱、頭痛、牙痛、三叉神經痛、扁桃腺炎。	主治： 神經衰弱、急慢性胃炎、腸炎、中風偏癱、消化性潰瘍、闌尾炎。	主治： 咳嗽、哮喘。

139

坐骨神經痛（五）

治療方法

將電極片置於：❶三焦俞 ❷氣海俞 ❸關元俞 ❹大腸俞

【建議處方】

❶ C ❷ B2 ❸ B1 ❹ B12

每日治療二次
10~20次
為一療程

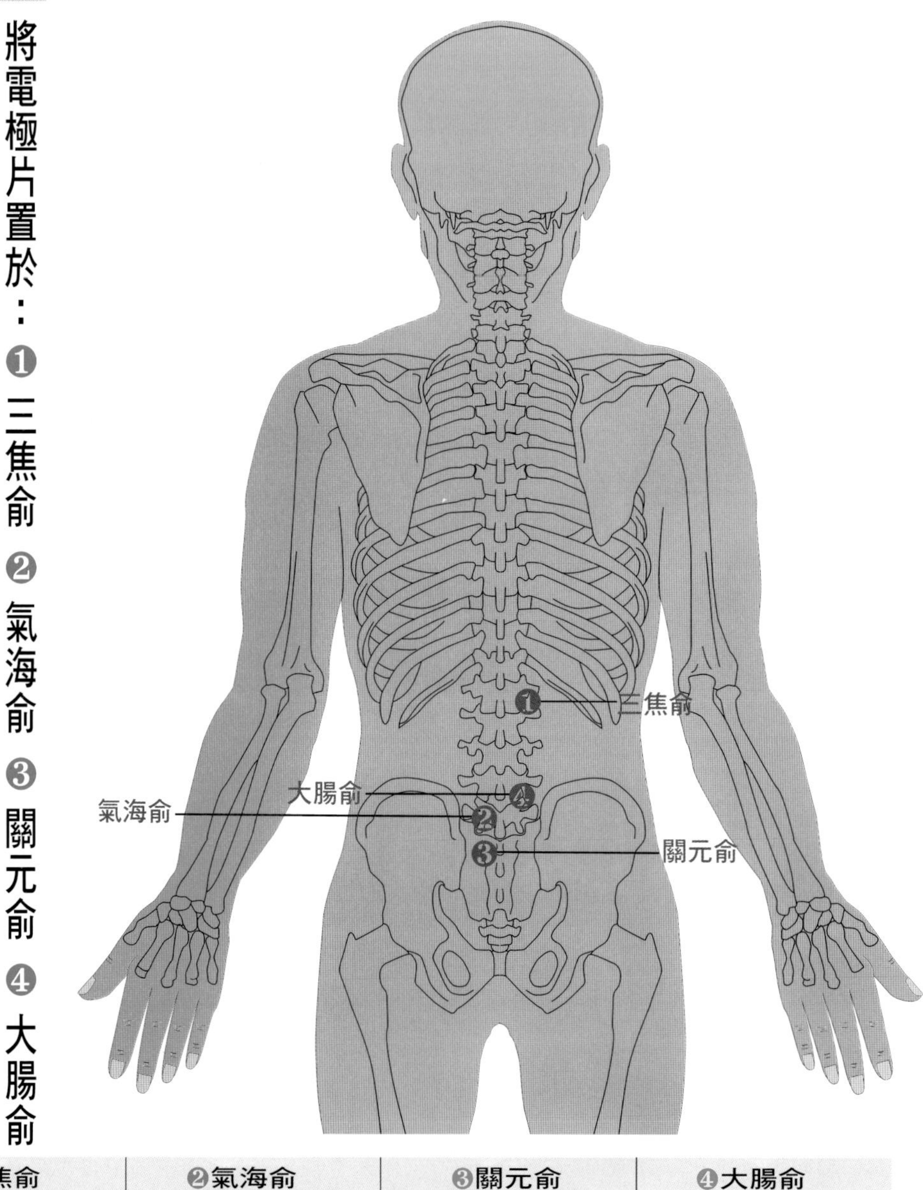

❶三焦俞	❷氣海俞	❸關元俞	❹大腸俞
主治： 腰貝酸痛、腸胃疾病、嘔吐。	主治： 腸胃病、經痛、腰痛、婦科病。	主治： 腰痛、坐骨神經痛、痔疾。	主治： 便秘、腰痛、腹瀉。

140

腰酸背痛

治療方法

將電極片置於：❶委中 ❷崑崙 ❸合谷 ❹足三里

【建議處方】

❶ 1 ❷ C1 ❸ C2 ❹ C3

每日治療二次
10~20次
為一療程

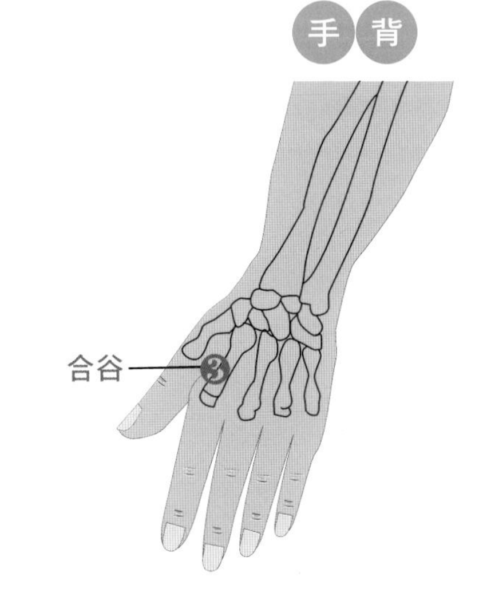

❶委中	❷崑崙	❸合谷	❹足三里
主治：急性腰扭傷、坐骨神經痛、中風偏癱、膝關節痛。	主治：急性腰扭傷、坐骨神經痛、頭痛、目眩、甲狀腺腫、胎位不正。	主治：感冒、顏面神經麻痺、中風偏癱、頭痛、牙痛、三叉神經痛、扁桃腺炎。	主治：神經衰弱、急慢性胃炎、腸炎、中風偏癱、消化性潰瘍、蘭尾炎。

141 腰背酸痛

治療方法

將電極片置於：❶腎俞 ❷命門 ❸氣海俞 ❹阿是穴（痛點）

【建議處方】

❶ C ❷ B1 ❸ B ❹ A1

每日治療二次
10~20次
為一療程

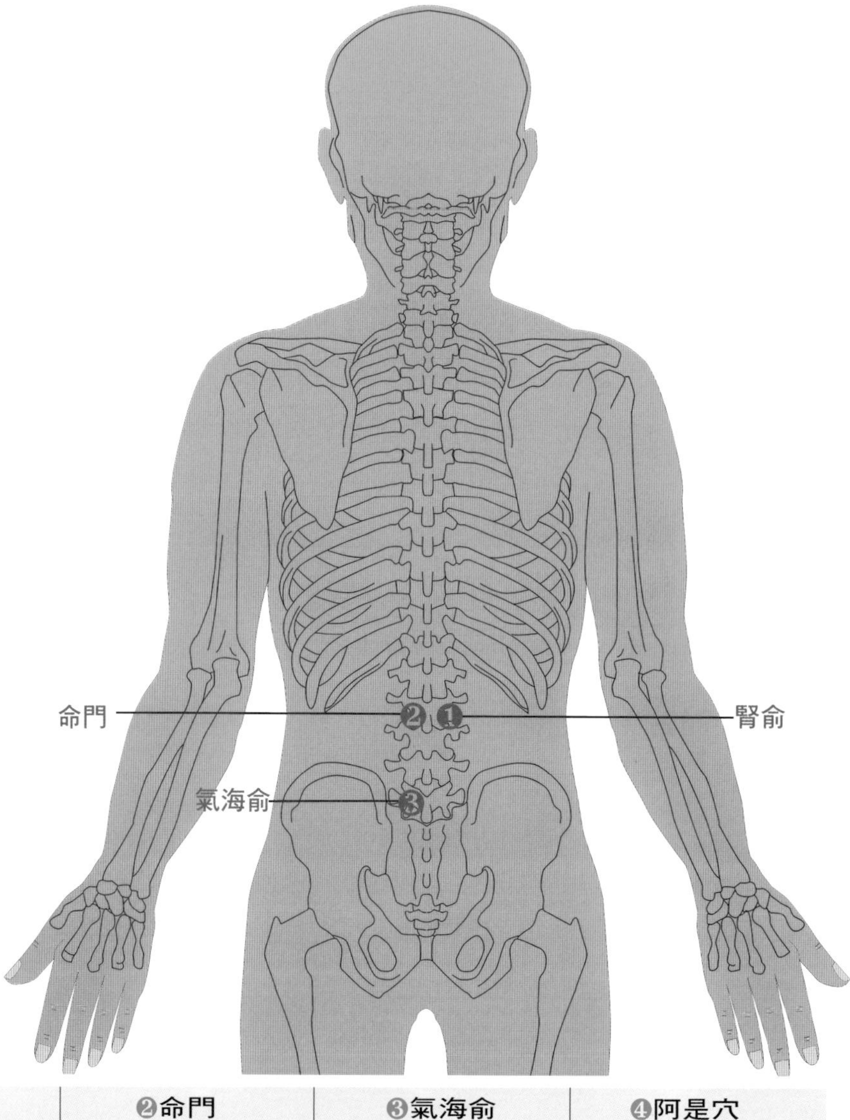

❶腎俞	❷命門	❸氣海俞	❹阿是穴
主治： 腎炎腎、結石、尿道感染、腰部扭傷、腰腿痛。	主治： 遺尿、盆腔炎、不孕症、下肢癱瘓、急性腰扭傷。	主治： 腰酸痛、經痛、腸疾、腹漲。	主治： 酸痛、麻木、舒筋活血。

142

退化性膝關節炎

治療方法

將電極片置於：❶內膝眼 ❷外膝眼 ❸委中 ❹委陽

【建議處方】

❶C2 ❷12 ❸A1 ❹1

每日治療二次
10~20次
為一療程

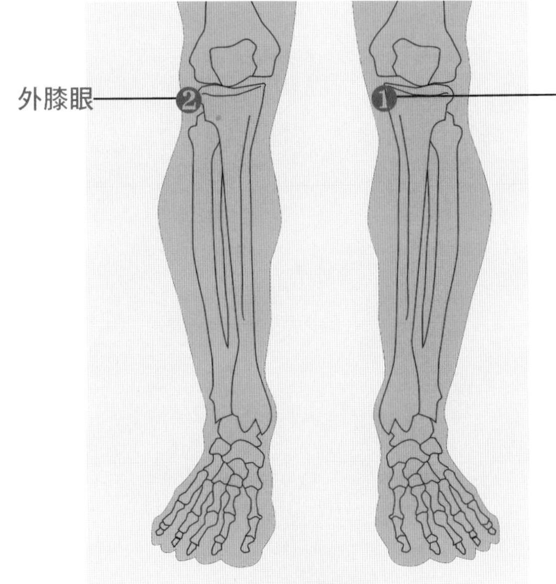

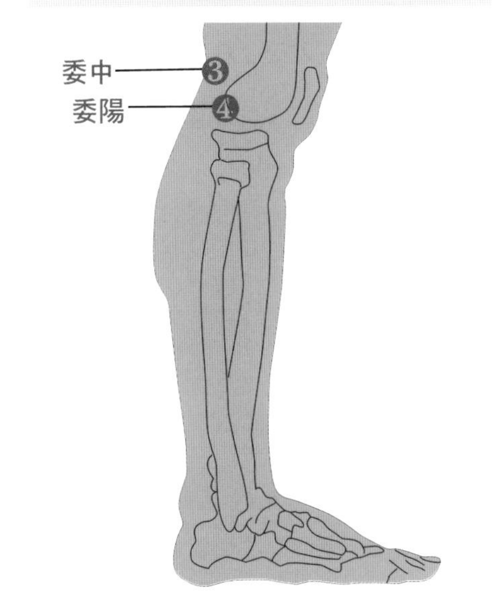

❶內膝眼	❷外膝眼	❸委中	❹委陽
主治： 膝關節腫痛、關節炎、中風偏癱。	主治： 膝關節腫痛、關節炎、中風、小腿酸痛。	主治： 急性腰扭傷、坐骨神經痛、中風偏癱、膝關節痛。	主治： 咳嗽、哮喘。

143

面癱

治療方法

將電極片置於：❶下關 ❷頰車 ❸地倉 ❹合谷

【建議處方】

❶ 1 ❷ 12 ❸ 3 ❹ C1

每日治療二次
10~20次
為一療程

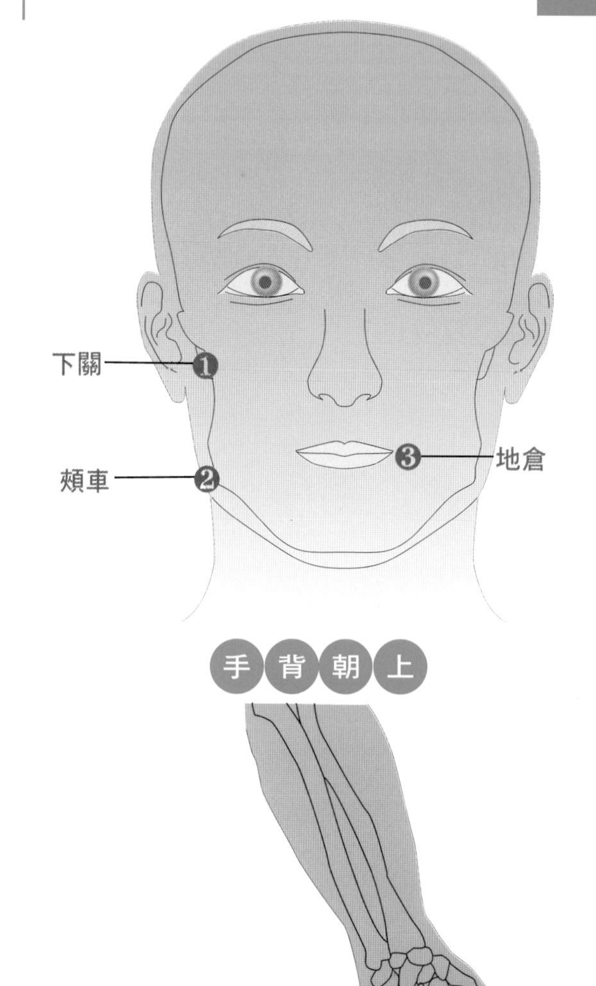

❶下關	❷頰車	❸地倉	❹合谷
主治： 下頷關節紊亂、耳聾、顏面神經麻痺、三叉神經痛牙痛。	主治： 顏面神經麻痺、三叉神經痛、下頷關節紊亂症、腮腺炎、牙痛。	主治： 顏面神經麻痺、三叉神經痛、流涎牙關緊閉。	主治： 感冒、顏面神經麻痺、中風偏癱、頭痛、牙痛、三叉神經痛、扁桃腺炎。

144

顏面神經麻痺

治療方法

將電極片置於：❶下關 ❷頰車 ❸聽宮 ❹地倉

【建議處方】

❶ 1 ❷ C1 ❸ C2 ❹ 3

每日治療二次
10~20次
為一療程

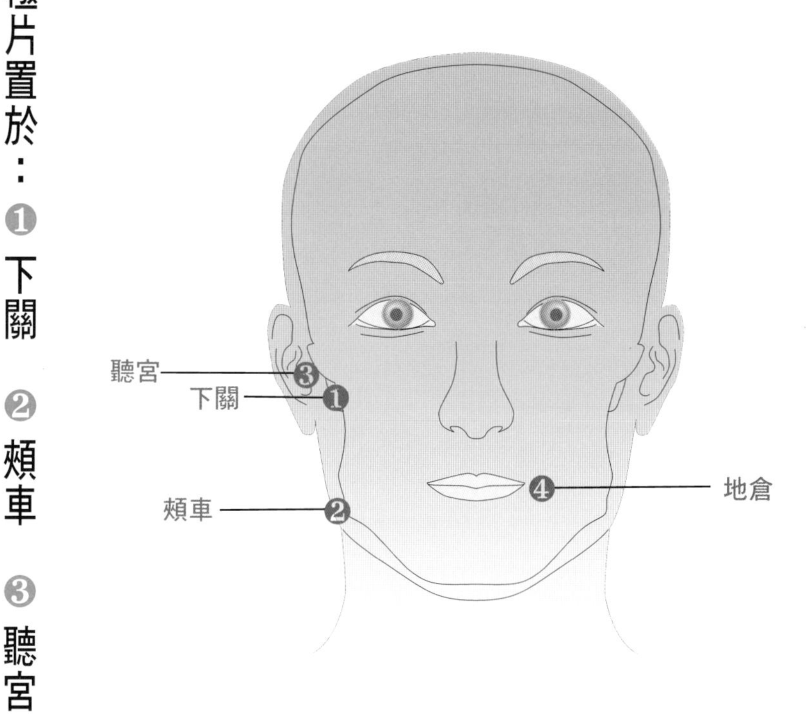

❶下關	❷頰車	❸聽宮	❹地倉
主治：下頷關節紊亂、耳聾、顏面神經麻痺、三叉神經痛牙痛。	主治：顏面神經麻痺、三叉神經痛、下頷關節紊亂症、腮腺炎、牙痛。	主治：耳聾、中耳炎、內耳性眩暈症。	主治：顏面神經麻痺、三叉神經痛、流涎牙關緊閉。

145

減肥——手臂(二)

治療方法

將電極片置於：❶青靈 ❷關元 ❸天樞 ❹肉多處

【建議處方】

❶ A1 ❷ A2 ❸ B2.3 ❹ B3

每日治療二次
10~20次
為一療程

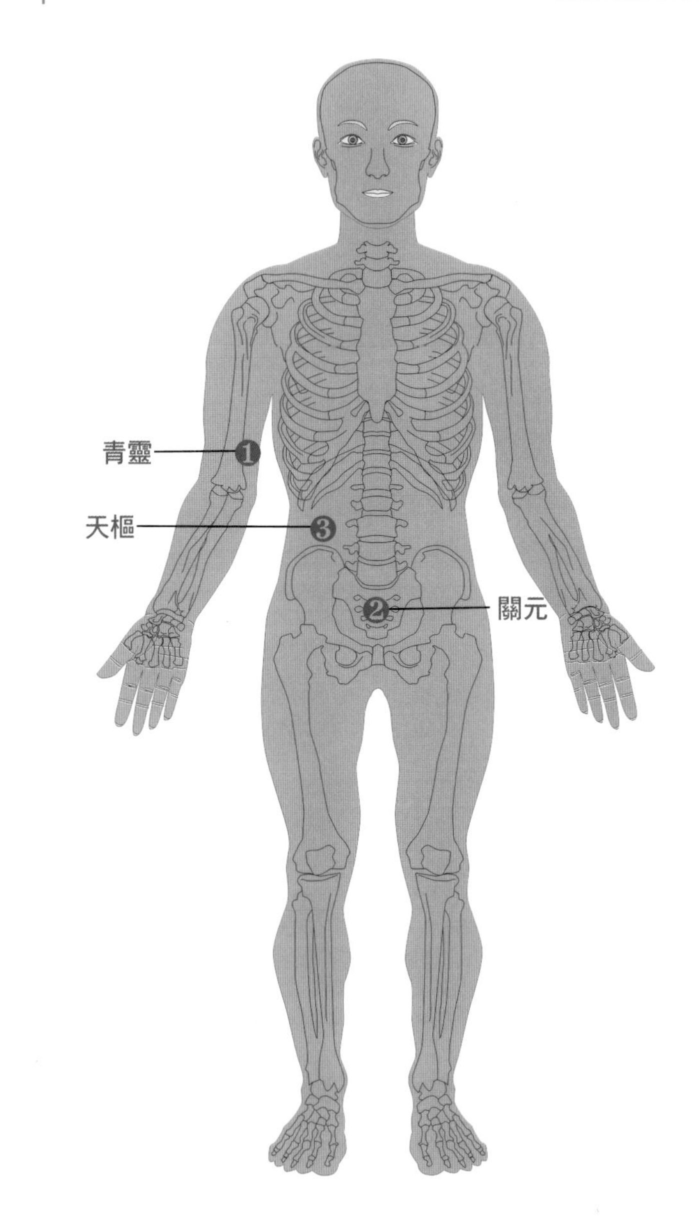

❶青靈	❷關元	❸天樞	❹肉多處
主治： 肘臂疼痛、肩背疼痛、肥胖。	主治： 腸病、抗衰症、陽萎、遺尿、子宮脫垂、尿淤留。	主治： 急慢性、腸炎、胃炎、闌尾炎、便秘、細菌性痢疾。	主治： 產生局部脂肪酶，讓局部脂肪分離。

146

減肥——大腿（二）

治療方法

將電極片置於：❶環跳 ❷承扶 ❸承山 ❹肉多處

【建議處方】

❶ B2 ❷ B12 ❸ C3 ❹ 12

每日治療二次
10~20次
為一療程

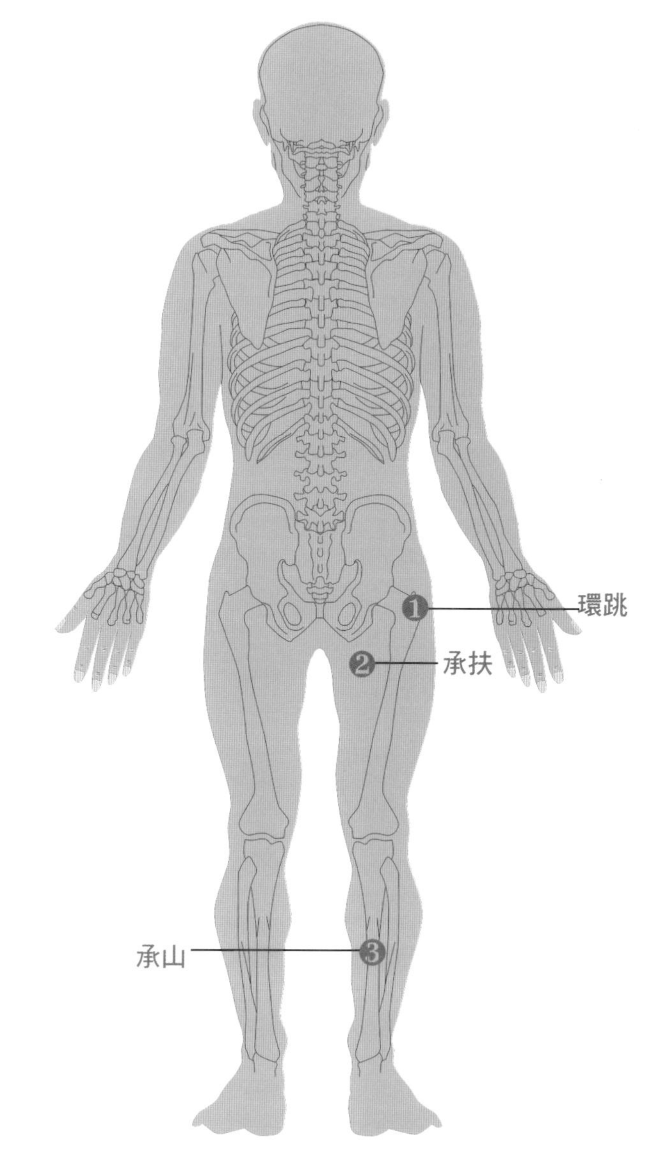

❶環跳	❷承扶	❸承山	❹肉多處
主治：坐骨神經痛、臂部軟組織損傷、下肢癱瘓、腰痛。	主治：坐骨神經痛、下肢癱瘓。	主治：坐骨神經痛、腿部肌肉勞損痙攣、痔瘡。	主治：產生局部脂肪酶，讓局部脂肪分離。

147

減肥——腹部(三)

治療方法

將電極片置於：❶大橫 ❷中脘 ❸氣海 ❹肉多處

【建議處方】

❶ B1 ❷ C1 ❸ B23 ❹ 3

每日治療二次
10~20次
為一療程

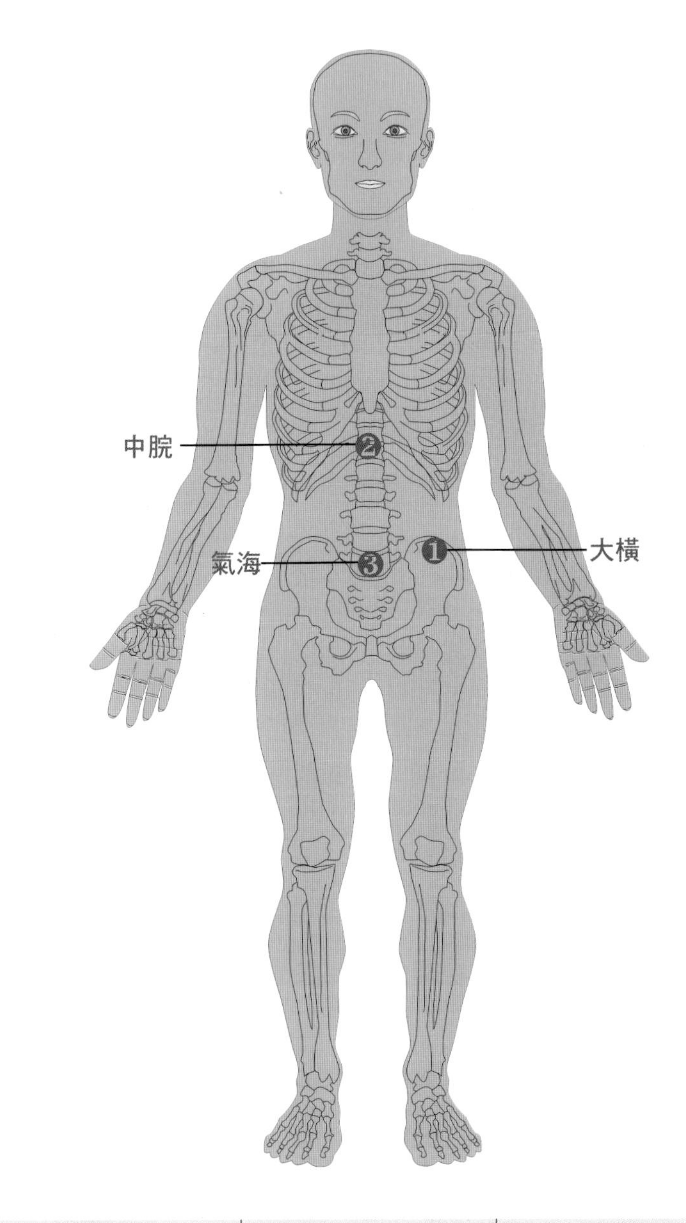

❶大橫	❷中脘	❸氣海	❹肉多處
主治： 膽道及腸道蛔蟲症、腹瀉、便秘。	主治： 急慢性腸炎、胃炎、消化性潰瘍、打呃、急性胰腺炎。	主治： 腹痛、腹漲、尿瘀留、胃下垂、經痛、子宮出血、子宮下垂。	主治： 產生局部脂肪酶，讓局部脂肪分離。

148

肥胖症(不運動肥胖)

治療方法

將電極片置於：❶尺澤 ❷列缺 ❸商丘 ❹陰陵泉

【建議處方】

❶ 3 ❷ 12 ❸ 1 ❹ C1

每日治療二次
10~20次
為一療程

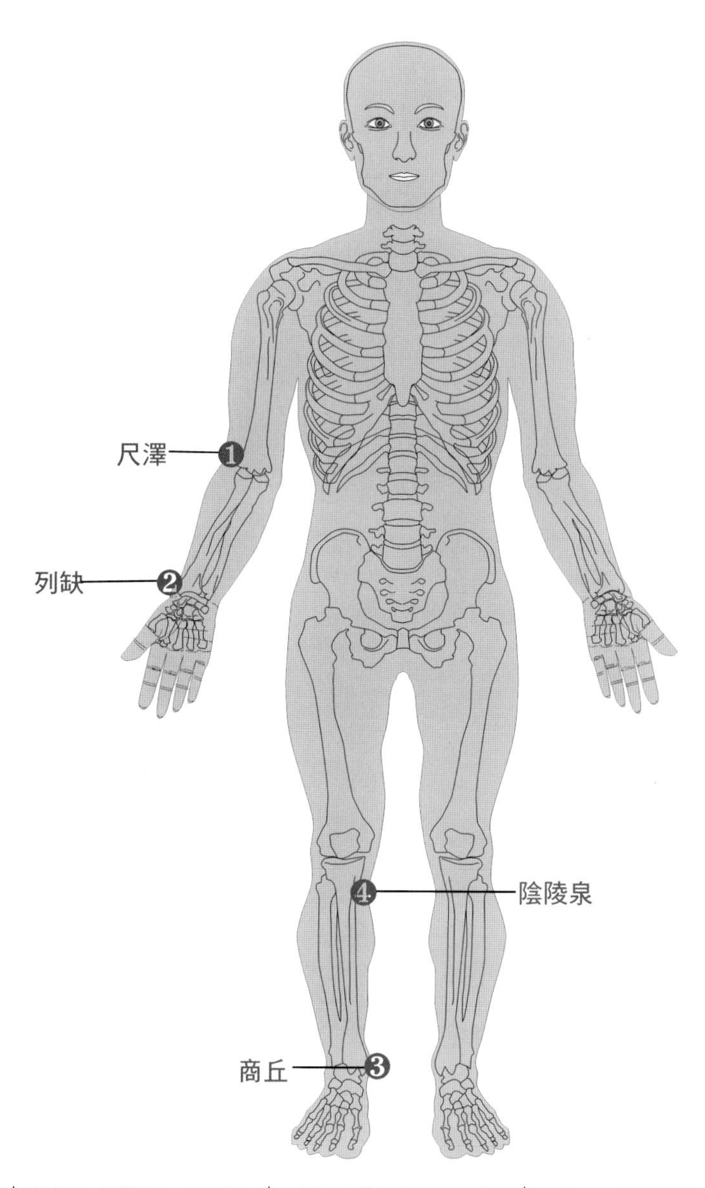

❶尺澤	❷列缺	❸商丘	❹陰陵泉
主治：咳嗽、哮喘、扁桃腺炎、支氣管炎、肘臂疼痛麻木。	主治：咳嗽、哮喘、頭痛、咽喉腫痛。	主治：腸胃炎、消化不良。	主治：尿瀦留、腸炎、腎炎、水腫、膝蓋小腿腫漲疼痛。

149

產後鬆弛症（一）

治療方法

將電極片置於：❶青靈 ❷關元 ❸風市 ❹地機

【建議處方】

❶ C1 ❷ 3 ❸ 1 ❹ 12

每日治療二次
10~20次
為一療程

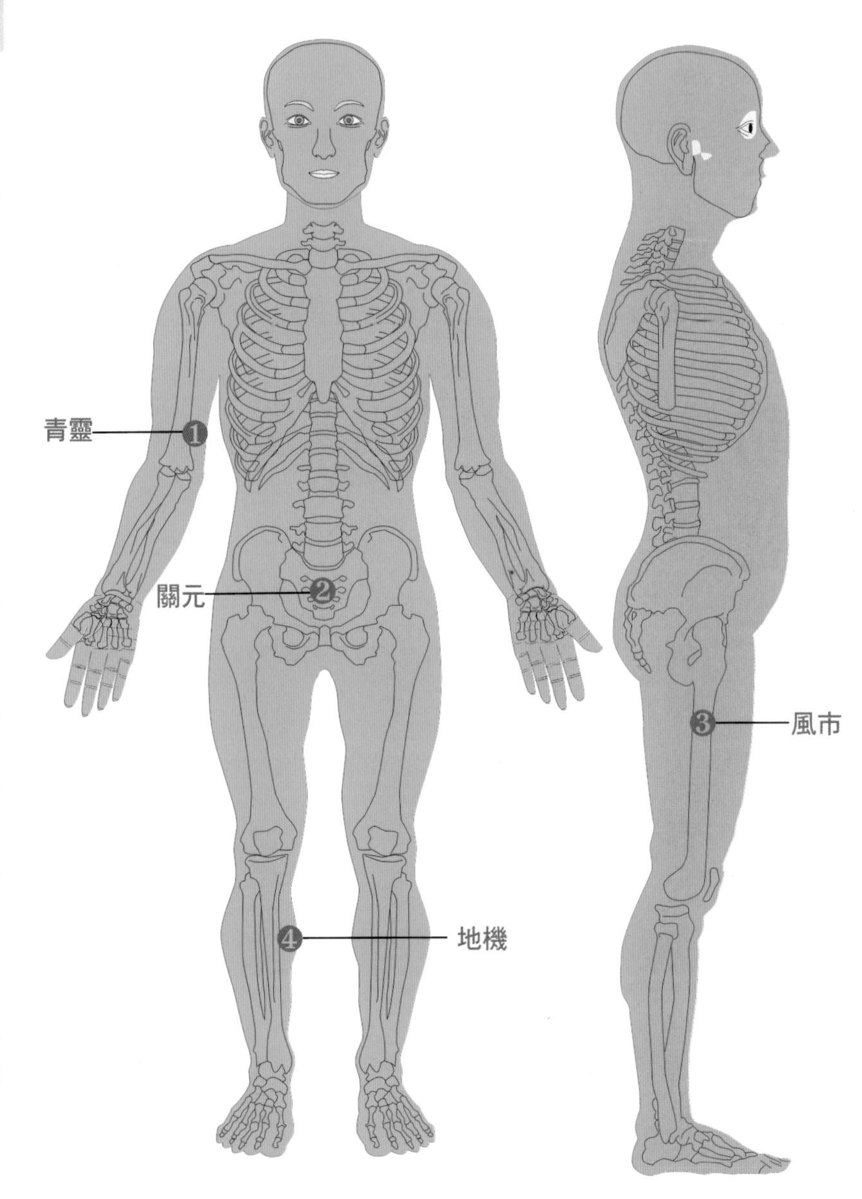

❶青靈	❷關元	❸風市	❹地機
主治： 肘臂疼痛、肩背疼痛、肥胖。	主治： 腸病、抗衰症、陽萎、遺尿、子宮脫垂、尿淤留。	主治： 下肢癱瘓、坐骨神經痛、股外側神經炎、蕁麻疹。	主治： 水腫、腿腫漲疼痛、腹漲痛、經痛、月經不順、子宮出血。

150

產後鬆弛症（二）

治療方法

將電極片置於：❶承扶 ❷關元 ❸天樞 ❹曲池

【建議處方】

❶ C3 ❷ C2 ❸ 1 ❹ B23

每日治療二次
10~20次
為一療程

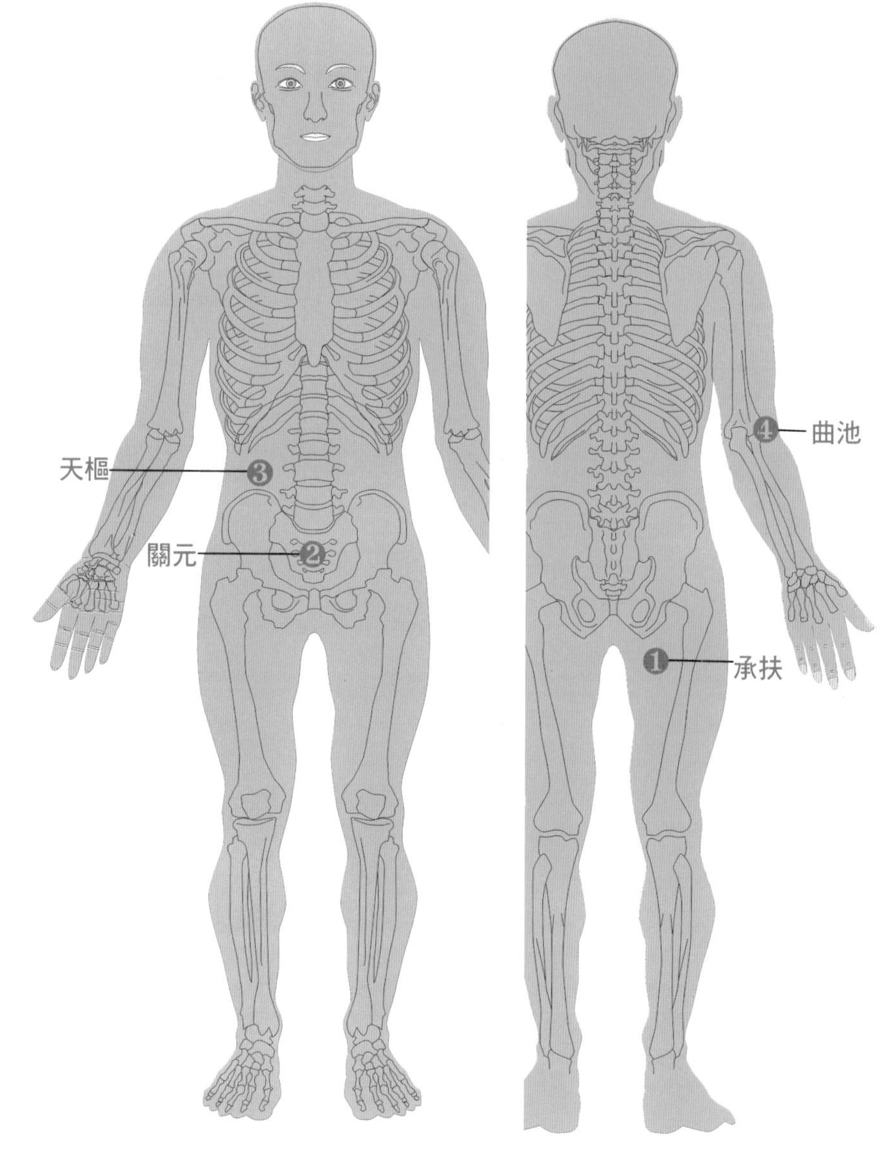

❶承扶	❷關元	❸天樞	❹曲池
主治：坐骨神經痛、下肢癱瘓。	主治：腸病、抗衰症、陽萎、遺尿、子宮脫垂、尿淤留。	主治：急慢性、腸炎、胃炎、蘭尾炎、便秘、細菌性痢疾。	主治：中風、偏癱、高熱、蕁麻疹、高血壓、扁桃腺炎、吐瀉。

附表一

Likon HANS

利康機各大醫院使用一覽表

地區	醫院	醫院
澎湖	澎湖醫院	惠民醫院
台東	馬偕醫院	
花蓮	慈濟醫院	
宜蘭	和信診所	慶餘堂中醫診所
	員山榮民醫院	六福中醫醫院
	蘭陽民生醫院	
基隆	基隆長庚	新昆明綜合醫院
	第一聯合門診	楊光復健診所
	華碇中醫診所	華泰中醫診所
	弘安醫院	
台北	台大醫院	台北醫學院
	台大藥理研究所	台北長庚
	中興醫院	三軍總醫院
	和平醫院	台安醫院
	國立台北護專	萬芳醫院
	馬偕醫院	振興醫院
	博仁綜合醫院	宏恩醫院
	中華開放醫院	中山醫院
	漢方中醫院	忠孝醫院
	市立慢性病防治醫院	市立療養院
	師範學院保健組	台北體專
	楠桐外骨科	超群整型外科
	中華民國籃球協會	永和耕莘醫院
	景美綜合醫院	天祥醫院
	仁明醫院	仁愛醫院
	關渡醫院	榮民總醫院
	萬華醫院	漢明中醫診所
	板新醫院	健民整骨保健中心
	廣達健康中心	達摩養生協會
	玠杏中醫	欣佑中醫診所
	天醫診所	啟聰學校

	高金產中醫	滋合堂中醫聯合診所	承安聯合診所
	馬斯特診所	祥明診所	康寧安養中心
	財團法人恩主公醫院	安寧照顧基金會	板橋中興醫院
	永和復康醫院	中祥醫院	板橋德全醫院
	德昇醫院	德全醫院	三重祐民醫院
	宏仁醫院	樹林仁愛醫院	樹林醫院
	土城廣川醫院	婦幼醫院	郵政醫院
	淡水馬偕醫院		
新莊	懷生醫院	新仁醫院	益民醫院
	春生堂健康中心	慈惠健康中心	全泰中醫
林口	林口長庚	體總北部林口訓練中心	
	林口長庚醫學暨工程學院		
桃園	省立桃園醫院	敏盛醫院	龍潭敏盛分院
	大園敏盛醫院	楊梅怡仁醫院	桃新醫院
	中華民國腫瘤護理學會	桃園聖保祿醫院	聯合復健醫院
	壢新醫院	中壢佑民醫院	南崁聯祥醫院
	八德復健醫院	中壢天祥醫院	
新竹	十方整復所	佑生醫院	慈惠健康中心
	新竹醫院	宏恩醫院	榮總醫院
	新仁醫院	黃醫院	新生醫院
苗栗	弘大醫院	永泰醫院	苑里李綜合醫院
	省立苗栗醫院	頭份劉醫院	
台中	和合診所	國軍醫院	台中醫院
	大甲李綜合醫院	台中友仁醫院	老人醫療保健醫院
	弘光技術學院附設老人醫院		中台醫護技術學院
	中國醫藥學院附設醫院	得康診所	德行中醫診所
	崇務堂脊椎神經中心	榮健整復中心	菩提醫院
	沙鹿童綜合醫院	佳園中醫診所	
彰化	員林郭綜合醫院	安寧基金照顧中心	彰化秀傳醫院
	彰化第一醫院	博仁骨科	彰基醫院
	鄭外骨科診所	廣慶堂氣功點穴中心	世安堂中國醫藥

附表一

Likon HANS 利康機各大醫院使用一覽表

地區	醫院	醫院
	道安醫院	陳增智中醫院
雲林	北港媽祖醫院	延安慈愛中醫診所
	安安醫院	北斗鎮源農民醫院
嘉義	佑凌牙醫診所	聖馬爾定醫院
	仁友醫院	陳文勝醫院
	基督教醫院	羅大恩小兒科
	羅大維牙科診所	林綜合醫院
台南	國立成功大學附設醫院	
	國軍醫院	仁慈綜合醫院
	新樓醫院	仁愛之家
	台南醫院	
高雄	高雄醫學院(附設中和紀念醫院)	
	高雄長庚醫院	高雄凱旋醫院
	高雄勞工醫院	高雄聖和醫院
	高雄民生醫院	高雄博正醫院
	惠仁醫院	
	聖若瑟醫院	聖功醫院
	信義醫院	宏仁醫院
	榮生醫院	鳳山長生醫院
	邱綜合醫院	高雄永和綜合醫院
	高雄李內科醫院	高雄聖友醫院
	高雄中央健保局(聯合門診中心)	
	旗山醫院	重仁骨科醫院
	原祿骨科醫院	恆茂中醫院
	徐生龍中醫院	安心堂中醫院
	誠德中醫院	知安中醫院
	同慶中醫院	濟代中醫院
	林義晃中醫院	蕭穎士中醫院
	廣濟中醫院	隆德中醫院
	省立屏東醫院	

附表二

LiKon HANS 中頻調制儀的療效統計

利康脈沖調制中頻機治療各種疾病的療效統計

疾病	例數	痊癒	顯效	進步	無效	痊癒顯效率	痊癒有效率
軟組織損傷（肌肉扭挫傷、勞損、落枕等）	600	227	183	159	31	68.3%	94.8%
頸腰椎病骨關節炎	273		135	122	16	49.5%	94.1%
肩周炎	95	14	39	37	5	55.8%	94.7%
坐骨神經痛	73	11	22	31	9	45.2%	87.7%
喉炎	56	19	11	18	5	56.6%	90.6%
瘢痕肥厚粘連	28	3	9	14	2	42.9%	92.9%
咽炎	26	2	9	12	3	42.3%	88.5%
面神經痲痹	23	9	7	6	1	69.6%	95.7%
肌肉注射後硬結	22	6	9	7		68.2%	100%
神經性頭痛	18	7	6	4	1	72.2%	94.4%
聲帶病	18	6	5	6	1	61.1%	94.4%
網球肘	15	5	2	3	5	46.7%	66.7%
周圍神經損傷	14	4	1	8	1	35.7%	92.9%
上額竇炎	12	3	5	3	1	66.7%	91.7%
關節痛	11	4	1	6		45.5%	100%
慢性附件炎	11	4	3	4		63.6%	100%
腱鞘炎	28	10	6	9	3	57.1%	89.3%
其它	83	23	17	36	7	48.2%	91.6%
合計	1403	357	470	485	91	58.9%	93.5%

附表三

Likon HANS 中頻調制儀的使用範圍

◎ 本產品經獲發明專利：發明第124832號

◎ 本產品在全省安寧病房普獲使用，並有千家以上醫院、診所之復健科、疼痛科、骨科、外科採用，如台大、北醫、高醫、榮總、長庚醫院等。

◎ 本產品為脈沖調制中頻，是一種最新型的中頻電流，並兼具低頻電流的特性，在整體的電療基礎上有良好的繼承性，故其透入比阻抗處理、電流有效值的優勢，滿足了很多新的要求。

適用症狀：

調整自律神經功能，強化呼吸系統促進胃腸蠕動，解除便秘，促進血液循環新陳代謝，解除神經痛、肌肉痠痛、月經疼痛、更年期障礙、美容、臉部按摩、減肥、運動傷害、腰酸背痛、關節炎、風濕痛、指壓穴道、中風復健、五十肩、坐骨神經痛、骨刺、止痛、消腫、消炎、手腳冰冷。

下列情形與病症不宜使用：

1.本機不能用於裝有心律調諧器的病人。

2.本機不適用於孕婦、惡性腫瘤、急性傳染病、活動性結核及有出血之顧慮時（女性月經出血不在此限）。

3.心臟病的人需經醫生檢查允許才能使用本機。

4.在頸部區域使用時，請遵照專業人員指示。

常用低、中頻電療治療試驗參數對照

波形	序號	電流名稱 有效值	輸出電壓	治療電流	等效阻抗	透入比
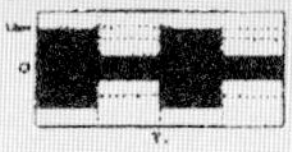	1	脈沖調制 中頻電流	11.3	19.9	568	0.38
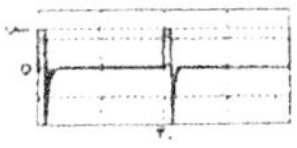	2	低頻脈沖 電　流	3.15	1.74	1815	0.11
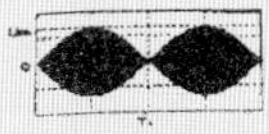	3	正弦調制 中頻電流 (向量干擾波)	9.00	13.2	680	0.32
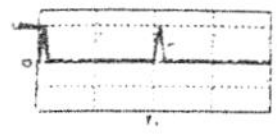	4	感應電 電　流	2.61	1.03	2524	0.082
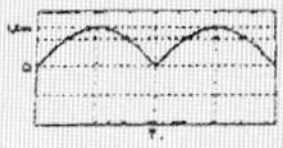	5	間動電 電　流	14.1	3.02	4685	0.044

對照試驗條件：

1. 輸出電壓幅度相等，Um＝20V。
2. 低頻頻率F1＝100Hz，T1＝10ms。

   中頻頻率：Fo＝5000Hz。
3. 使用同一電極。
4. 作用同一人體，同一部位。

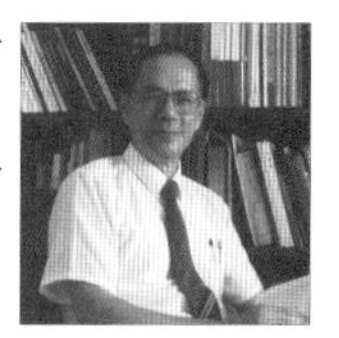

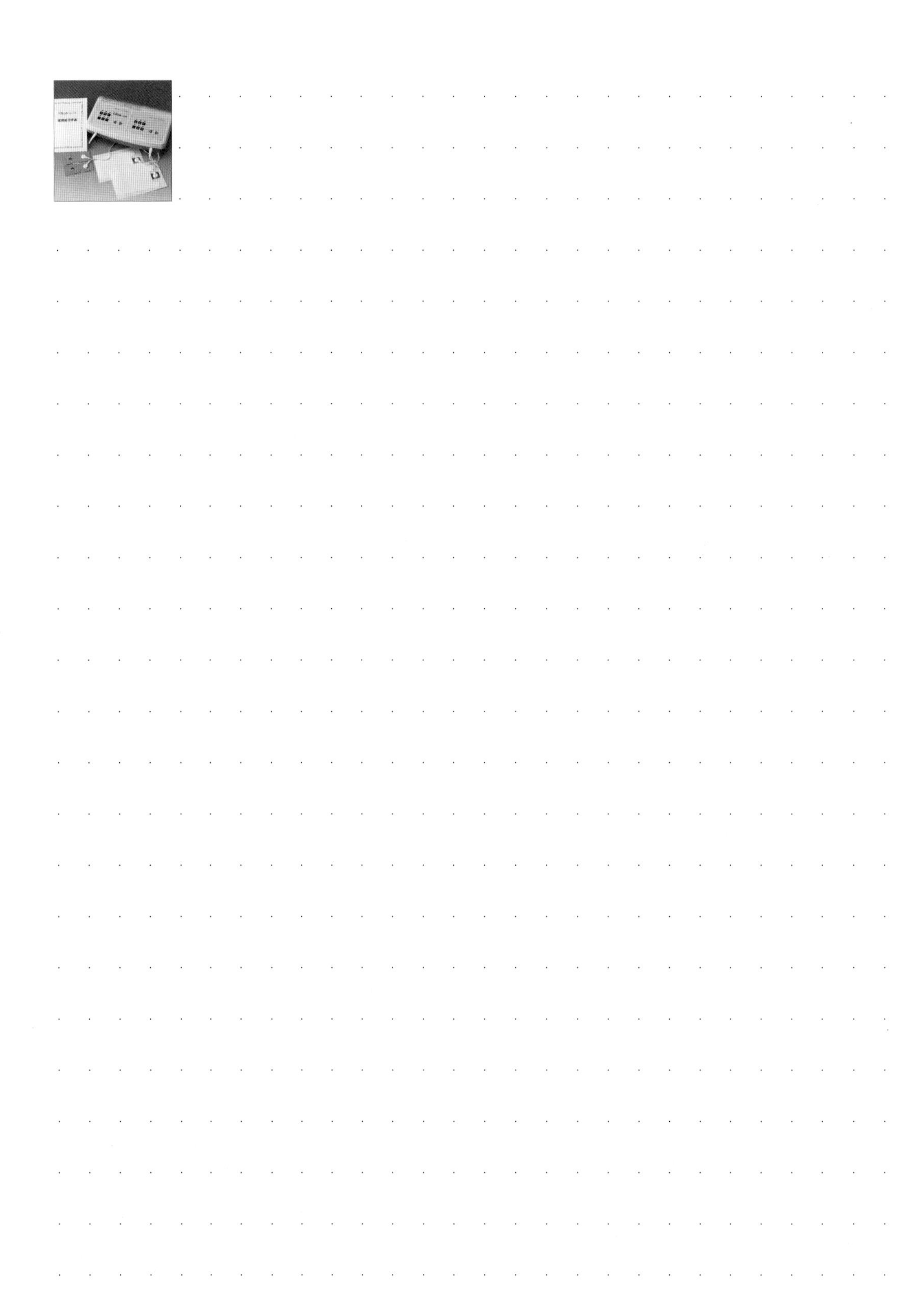

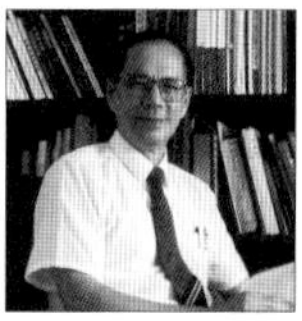

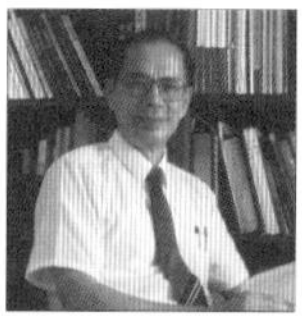

國家圖書館出版品預行編目資料

無針針灸療法 / 張瑞彬作. -- 臺北市 : 集元,
2003〔民92〕
面； 公分

ISBN 957-29100-0-0（平裝）

1. 電療法 2. 經穴

418.97 92018640

■總 部 集元科技有限公司
■總 代 理 漢鍶科技股份有限公司
■地 址 台北市建國北路二段127號7樓
■服務專線 （02）2517-1378
■傳 真 （02）2517-1410

■體驗中心 韓教授科技健康中心
■台 北 台北市建國北路二段121號3F
■服務專線 （02）2517-1380
■桃 園 中壢市福州一街188號
■服務專線 （03）433-5511

■作 者 張瑞彬
■出 版 集元有限公司
■負 責 人 張書銘
■代理發行 漢鍶科技股份有限公司
■負 責 人 張瑞彬
■地 址 台北市建國北路2段127號7F
■電 話 （02）25032033
■傳 真 （02）25011571
■定 價 600元
■出版日期 2003年11月
■I S B N 957-29100-0-0